외래진료 포인트!

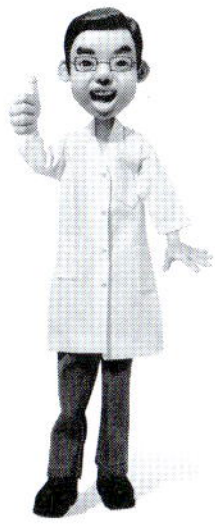

진단과 처방을 위한 상식·비상식

외래진료 포인트!

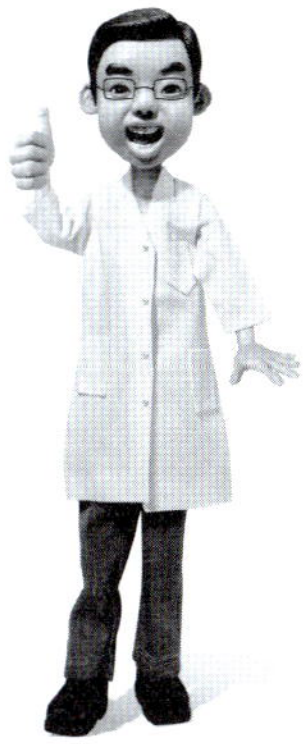

진단과 처방을 위한 상식·비상식

Sadamu Okada, Hidehito Horinouchi

최환석 감수

윤상아 옮김

신흥메드싸이언스

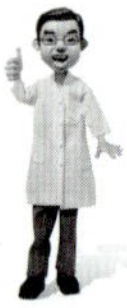

외래진료 포인트!
진단과 처방을 위한
상식·비상식

2012년 05월 01일 발행

지 은 이 : Sadamu Okada, Hidehito Horinouchi
감　　수 : 최 환 석
옮 긴 이 : 윤 상 아
발 행 인 : 홍 성 혁
발 행 처 : **신흥메드싸이언스**
편　　집 : 노 인 향
디 자 인 : 오 영 란

주　　소 : 서울시 영등포구 양평동 3가 15-1번지
월드메르디앙 비즈센터 501호
등록번호 : 제318-2007-000077호
전　　화 : 02) 2165-8670~4
팩　　스 : 02) 2165-8675
홈페이지 : www.shmed.co.kr

I S B N : 978-89-6498-023-1　　93510
정　　가 : 35,000원

역자 소개

감수 최 환 석

- 가톨릭대학교 의과대학 졸업
- 가톨릭대학교 가톨릭중앙의료원 가정의학과 전공의 수료
- 가톨릭대학교 의과대학 대학원 의학박사
- 미국 바이오피드백 연수
- 호주 국립노화연구소 연수
- 現 가톨릭대학교 의과대학 가정의학/통합의학교실 주임교수(겸임)
- 現 가톨릭대학교 성모병원 가정의학과 과장
- 現 대한보완통합의학회 학술이사
- 現 대한가정의학회 통합의학 특별위원회 위원장
- 現 임상건강증진학회 스트레스 전문이사

학회활동

- 대한가정의학회 학술위원
- 호주 국립노화연구소 협력회원
- 대한가정의학회 통합의학특별위원회 위원장
- 대한가정의학회 간행이사
- 대한보완통합의학회 간행이사, 연수이사

옮긴이 윤 상 아

- 이화여자대학교 의과대학 졸업
- 가톨릭중앙의료원 인턴 수료
- 가톨릭대학교 서울성모병원 가정의학과 레지던트 수료
- 가톨릭대학교 서울성모병원 임상강사

학회활동

- 대한가정의학회 정회원

감수의 글

전공의 수련 과정 중에 힘들었던 것은 환자의 치유에 대한 부담감이었지만, 항상 떠오르는 기억은 회진 시간이 아니었나 생각된다. 교수님과의 동반 회진이 환자의 문제 해결을 위한 절호의 기회였음에도 끊임없이 던져지는 질문들은 전공의인 나에게 무지무지한 스트레스로 다가왔었다. 함께 환자를 담당하는 다른 전공의도 마찬가지여서 무서웠던 교수님 회진 전날에는 병동에 나란히 앉아 푸념을 해댔던 기억이 새롭다. 밤 늦도록 교과서를 뒤지면서 회진을 준비하지만 막상 회진 시의 참담함이란. 나중에 '… secret…' 이란 포켓북을 발견하고 얼마나 기뻐했던지.

우리는 의과대학 교육 과정을 통해 어마어마한 양의 최신 의학 지식을 습득하게 된다. 그렇지만 막상 환자를 대하면 생각지도 못한 것으로 고민하게 되는 경우가 있다. 환자가 호소하는 다양한 문제들, 이 순간 결정해야 하는 결단의 순간들. 의사로서의 전문 지식이 필요한 것이 아니라 상식과 지혜가 요구되는 순간은 젊은 의학도에게 큰 부담으로 다가온다.

이 책은 교과서에도 없는 지혜와 tip들을 제시한다. 더구나 부담 없이 읽을 수 있도록 쉽게 설명되어 있다. 생각지도 못했던 다양한 질문을 던지고 답해준다. 책을 읽노라면 마치 주치의 역할을 하던 전공의 시절로 돌아간 듯하다. 그때 이 책이 있었다면 참 좋았을 것이라 생각하며, 후배들에게 일독을 권한다. 이 책은 내과계 전공를 위한 지침서로 발행되었지만 의과대학생에게도 좋은 정보를 제공해 줄 것이다.

이 책은 다양한 의학 분야에 대한 요약된 지식을 제공한다. 자신의 전문과목에 몰두하느라 소홀히 한 타 분야에 대한 의학 지식을 쉽게 습득할 수 있기에, 내 곁에 둘 또 하나의 책으로 의사 동료들에게도 권하는 바이다.

2012년 4년 5일

가톨릭대학교 의과대학 가정의학교실/통합의학교실

주임교수 **최 환 석**

역자 서문

의사라는 단어를 국어사전에서 찾아보면 의술과 약으로 병을 치료, 진찰하는 것을 직업으로 삼는 사람이라고 되어 있다. 그 '의사'라는 이름으로 살아온 지 이제 8년째 접어들었다. 감히 어디 내놓을 수 없는 짧은 경력이지만 내 생애 4분의 1이 되는 세월이다. 그 세월동안 나는 어떠한 의사로 살아왔을까. 처음 의사가 되어야지라고 마음을 먹었던 때가 초등학교 3학년 때인 것으로 기억한다. 그 시절 누구나 그렇듯 아픈 사람 치료해주는 훌륭한 의사선생님이 되고 싶었다. 지금의 나는 과연 훌륭한 의사선생님인가. 훌륭한 의사선생님이 어떠한 의사선생님인지 알고 있는가.

의술과 약으로 병을 치료하고 진찰하는 사람. 이 간단한 정의는 생각보다 간단하지 않다. 병이 아닌 아픈 사람을 치료하고자 한다면 이는 더 복잡해진다. 질병의 치료는 의술과 약이 한다. 그러나 사람은 의술과 약만으로 치료되지 않는다. 우리가 만나는 아픈 사람들은 누구 하나 똑같지가 않다. 그들이 처해 있는 상황은 그들의 수만큼이나 다양하기에 진정 사람을 치료하는 의사가 되고자 한다면 환자에 대해 알아야 하고 고려해야 할 것들이 엄청나게 많고, 그것을 얻기 위한 많은 관심과 노력이 필요하며, 얻어진 정보를 올바로 해석하고 적질한 치료방법을 찾는 것이 중요하다.

의학적 지식을 전해주는 책은 많이 있다. 그러나 환자와의 첫 의료면담부터 사전지시서(living will)까지, 전공의의 수면에서 복장까지, 의사들의 체면치레와 관습으로 인한 부조리까지 짚어주는 책은 흔하지 않다. 이 책은 우리가 흔히 놓치기 쉬운 중요한 의학적 지식뿐 아니라 의과대학 시절부터 인턴, 전공의를 거치면서 늘 겪게 되지만 쉽게 배울 수 없는 다양한 문제들에 관해 짚어주고 조언해준다. 일상감각과 현실감각을 잃어버린 사회성 없는 의사로서 겪게 되는 문제를 환자와 가족의 입장에서 바라볼 수 있게 한다. 우리가 치료하고자 하는 사람을 이해하고 고려하는 것이 어떤 것인가를 생각하게 한다. 환자가 진정 의사에게 바라는 바가 무엇인지, 의사로서 환자를 위해 할 수 있는 최선의 것이 과연 무엇인지에 대해 고민하게 해준다. 이 책이 나와 같이 사람을 치료하는 의사가 되기를 희망하는 많은 동료와 선후배들에게 현재의 나를 되돌아보는 계기가 될 수 있기를 바란다.

2012년 4월

윤 상 아

저자 서문

2001년에 출판된 본서 제1판은 큰 호평을 얻어 의학서 분야에서 베스트셀러가 되었습니다. 그 후 7년이 지난 지금, 그 내용을 한층 새롭게 개정해 제2판을 상재하게 되었습니다.

의학정보가 범람하는 가운데 정말로 임상에 도움이 되는 '임상지식'을 내놓겠다는 신념과, 교과서적 지식의 정리가 아닌 임상의학의 지식·상식의 본질을 다루겠다는 굳건한 의지는 이번에도 변함이 없습니다. 말 그대로 현장에서 유용한 '자르면 피가 나오는' 식의 지혜를 모은 책입니다.

본 병원은 임상연수병원의 메카로서 자리매김하며 임상교육 분야에서 실적을 쌓아 왔습니다. 또한 저희는 스태프, 동료, 시니어 레지던트, 치프 레지던트, 주니어 레지던트들과 함께 밀도 있는 토론을 하며 OJT(on the job training)를 실시하고, 수시로(내과에서는 매월 40회 이상의) 교육 컴퍼런스를 개최하고 있습니다. 이러한 임상교육의 현장에서 '알고 있을 법한 내과 레지던트의 상식·비상식 제2판'이 탄생하게 되었습니다.

이번 개정판 집필에 있어서도, 진료와 레지던트 교육에서 현재 가장 활동적인 스태프와 시니어 레지던트가 참여해 주었습니다. 본서는 기초 상식 48개, 비상식 28개 그리고 상식 468개의 3장으로 구성되어 있습니다. 상식 부분이 중심이 되며, 이번에는 새롭게 소화기외과, 종양이 첨가되어 순환기, 소화기내과, 소화기외과, 호흡기, 감염증, 내분비·대사, 교원병, 혈액, 신장, 신경, 정신건강의학, 일반, 종양, 완화 치료의 14개 분야로 구성되어 있습니다. 비상식 부분도 전면 새롭게 개정했으며, 기초 상식 부분도 더욱 비중 있게 다루었습니다.

여기서 상식이라 함은 본 병원 내과 스태프가 레지던트에게 바라는, '첫 3년간의 연수 중 반드시 배워두었으면 하는' 내과임상 분야에서 가장 기본이 되는 상식입니다. 즉, 내과의라면 누구라도 기본적으로 갖추고 있어야 하는 상식인 것입니다.

각 항목은 제목과 해설(일반증례)로 구성되어 있습니다. 제목은 'Q ⇒ A'의 형태로 간결하게 정리했습니다. 'O와 X가 나타나면? ⇒ △를 의심한다.'와 같이. 〈우선 제목의 Q를 보고 생각한다. 곧바로 A를 확인해 해설(증례)을 읽고 이해한다. 마지막으로 한 번 더 제목을 읽고 기억한다.〉 이것을 반복하면 효과적으로 내과임상의 기초를 몸에 익히게 될 것입니다. 가능하면 제목의 Q와 A를 알고 있는 상태에서 누군가에게 Q의 'O와 X가 나타나면 무엇을 의심한다?' 라는 질문을 받는다면 당신에게도 상대방에게도 학습효과는 만점이 될 것입니다.

편집은 Okada(岡田)와 시니어 레지던트인 Horinouchi(堀之内)가 담당했습니다. 본서에 의해 독자가 내과임상의 기초를 이해하고 나아가 일상적인 진료, 임상교육, 수험대책 등에 조금이라도 도움이 될 수 있다면 편집자로서는 이만한 기쁨이 없을 것입니다.

끝으로 제1판에 이어 이번에도 많은 도움을 주신 Miwa(三輪)서점의 Satoshi Aoyama(青山 智) 사장과 Noboru Oshima(大島 登) 씨에게 진심으로 감사의 말씀을 드립니다.

2008년 가을

편집책임자 **Sadamu Okada(岡田 定)**

목차

제 1 장

기초 상식 48

진단편

1 의료면담의 세 가지 목적은?

▶ ① 정보수집, ② 의사 · 환자 관계 수립, ③ 카운슬링

해설

1) 의료면담의 목적에는 ① 진단이나 치료에 필요한 정보를 수집하는(병력 청취) 것 뿐만 아니라, ② 바람직한 의사 · 환자 관계를 수립하고, ③ 카운슬링적인 치료효과를 얻는 것에도 있다.
2) ①의 병력 청취에서는 진단에 필요한 정보의 70~90%가 얻어진다.
3) 의료면담 시에는 ① 의학지식 뿐만 아니라, ② 응접이나 대화, ③ 카운슬링 기술도 필요하다.

2 의료면담 시작 직후는 무엇이 가장 중요?

▶ 주의 깊게 듣는 것

해설

1) 환자는 언제나 자신의 변명이나 불안한 기분을 들어주길 바란다. 따라서 의료면담 시작 직후에는 환자의 이야기를 잘 들어주도록. 적어도 처음 1~2분간은 입은 다물고 귀를 기울이도록 하자.
2) 듣는다는 것은 의외로 어렵다. 바쁘게 돌아가는 임상 현장에서는 더욱이 스스로가 성급한 질문이나 설명을 해버리고 만다. 주의하도록 하자.
3) 일단 주의 깊게 듣고 나면, 나중에 가서는 자연스레 보다 많은 정보를 얻을 수 있다. 환자는 '이 선생님은 이야기를 잘 들어주는구나' 라고 느끼며 덕분에 신뢰관계도 좋아지게 된다.
4) 이야기를 잘 하는 사람은 많아도 이야기를 잘 들어주는 사람은 많지 않다.

3 의료면담 시 환자의 고통을 알게 되면?

▶ 공감하는 기분을 전하도록.

해설 1) 의료면담 시 환자의 고통이나 불안을 알게 되면 곧바로 공감하는 기분을 전하도록 하자. '그렇습니까? 그것 참 많이 힘드셨겠군요.' 하고.

2) 이러한 따뜻한 공감의 말 한마디가 환자에게는 큰 위로가 될 것이다.

4 환자의 건강 상태를 확인하기 위해서는?

▶ 식욕, 배변, 수면, (운동)

해설 1) 건강하게 생활하는 데에는 먹는 일, 배설하는 일, 잠자는 일, 운동하는 일이 기본적으로 중요하다.

2) 식욕이 있는가, 배변에 문제는 없는가, 잘 자는가, 몸을 잘 움직이고 있는가 하는 문제들은 건강 상태를 확인하는데도 중요한 정보가 된다.

5 병의 원인을 찾은 뒤에 환자의 생활 습관에서 주목해야 할 점은?

▶ 음식, 기호, 스트레스, 수면, 운동

해설 1) 인간이 왜 병이 드는지 그 근본적인 원인은 아직 잘 해명되지 않고 있으나, 그의 생활 습관과 밀접한 관련이 있는 것은 분명한 사실이다. 식생활, 알코올이나 담배 등의 기호 식품, 인간관계나 일에서 비롯되는 스트레스, 수면의 양과 질, 적절한 운동 등 생활 습관을 파악하는 것이 무엇보다 중요하다.

2) '환자에게는 건강의 사각형, 즉, 휴식, 음식, 신선한 공기 그리고 운동이 필요하다.' 윌리엄 오슬러

6 전의의 진단은 그대로 신용해도 좋다?

▶ 아니다.

해설 1) 자신보다 앞서서 환자를 진찰한 의사(전의)의 진단이 언제나 옳다고는 할 수 없다. 예를 들어, 전의의 진단 중에는 정보가 부족한 상황에서 임시로 내려진 진단도 있기 때문이다.

2) 전의의 진단을 전적으로 신뢰하기보다는, 전의로부터 받은 검사자료나 치료경과를 나름대로 잘 정리, 확인한 뒤에 자신이 내릴 진단을 다시 한 번 생각해 볼 필요가 있다.

3) 병리학의 조직 진단 및 방사선과의의 엑스레이 진단에 대해서도 그 결과를 절대시하는 것은 무척 위험한 일이다. 한정된 정보 아래에서 내려진 진단은 종종 잘못된 경우가 많다.

4) 흔히 '후의는 양의'라고 한다. 후의의 입장에 있으면 전의보다 정보량이 많다는 점에서 보다 쉽게 정확한 진단이나 치료를 하는 것이 가능하기 때문이다.

7 당신이 내린 검사는 전부 필요?

▶ 분명히 불필요한 검사가 있다.

해설 1) 레지던트는 환자에게 필요 이상으로 검사를 받게 하는 경우가 많다. 병태를 잘 모르니 결국 다발적으로 불필요한 검사까지 받게 하는 것이다.

2) 상급 의사에게도 책임은 있다. 상급 의사는 검사의 과잉을 지적하기 보다는 '그 검사는 했어?'라며 검사의 추가를 요구하는 경우가 더 많다.

3) '그 검사는 정말로 진단에 도움이 되는가?', '그 검사의 결과에 따라 치료방침이 바뀌는가?'라고 자문한 뒤 검사 항목을 작성해야 한다.

8 감별진단 시 제일 먼저 진단 내려야 하는 질환은?

▶ 가능성이 높은 질환 그리고 간과하면 중대한 결과를 초래하는 질환

해설

1) 감별진단 시에는 가능성이 높은 질환부터 진단 내려야 한다. 레지던트의 경우에는 이것이 상당히 어렵다. 극히 드문 질환과 널리고 널린 질환이 동급으로 머릿속에 들어 있기 때문이다. 한편, 임상 현장에서는 '가능성의 유무' 보다는 '가능성의 높낮이' 에 대한 질문이 더욱 중요하다.
2) 감별진단 시 제일 먼저 진단 내려야 하는 또 다른 질환은 놓치면 중대한 결과를 초래하는 질환이다. 드물긴 해도 간과하는 순간 환자의 예후가 절대적으로 불리해지는 것이다.

치료편

1 감기에 가장 좋은 치료는?

▶ 보온, 수분 보충, 수면

해설

1) 감기에 가장 좋은 치료는 보온, 수분 보충, 충분한 수면이다. 결코 감기약이 아니다. 항생제는 더더욱 아니다. 생활 습관 면에서의 지도가 무엇보다 중요하다.
2) '내과의는 약에, 외과의는 메스에 너무 의존한다.' 라는 비판을 들으면 몹시 겸허해진다. 감기의 원인 바이러스에 효과가 있는 약은 없다. 감기약은 감기 증상을 완화시키기만 할 뿐 근본적인 치료제가 아니다.
3) 사람들은 감기뿐만 아니라 종류를 불문하고 어떤 병에 걸렸어도 얼마 못 가 약으로 해결하려는 경향이 있다. 이보다는 인간의 몸이 갖고 있는 자연치유력을 좀 더 이끌어 내도록 하자.
4) '의사의 제1의무는 약을 먹지 않도록 대중을 교육시키는 것' 윌리엄 오슬러

2 치료를 실시할 때의 세 가지 목표는?

▶ ① 병의 치유, ② 연명, ③ QOL의 개선

해설

1) 병의 치료 목표는 언제나 병의 치유에만 한정되지 않는다. 치유의 가능성이 없는 악성 종양은 많고, 양성질환에서도 때때로 치유가 불가능한 경우가 있기 때문이다. 치료에 의해 치유까지는 바라지 않더라도 연명은 가능한 경우가 많다. 또 연명의 가능성은 없어도 QOL의 개선은 언제나 가능하다.
2) To cure sometimes, to relieve often, to comfort always.
3) 환자에게 실시하고 있는 치료의 목표가 치유인가, 연명인가, QOL의 개선인가를 언제나 염두에 두고 있어야 한다.
4) 치유의 가능성이 있는 급성 백혈병의 경우 화학 요법 후 호중구가 100/mcL 이하라면, 발열이 없어도 격리해서 항생제를 투여한다. 한편, 재발을 반복하고 생명 예후가 불량한 급성 백혈병이라면 상황은 어떨까? 이 경우에는 호중구가 100/mcL 이하라고 해도, 본인이 희망하는 한 그 위험성을 충분히 이해시킨 뒤 외출을 허락하도록 한다.

3 담당 환자에게 10종류 이상의 약이 처방되고 있다. 모두 필요?

▶ 아마도 몇 종류의 약은 불필요

해설

1) 다양한 질환을 갖고 있는 환자에게 10종류 이상의 약을 처방하고 있지는 않은가? 처방내린 각각의 약에는 물론 의미가 있을 것이다. 그러나 정말로 그 모든 약이 필요한 걸까? 사실, 대부분의 경우에 그 중에서 몇 가지는 제외시키는 것이 가능하다.
2) 특히, 약의 부작용이나 상호작용을 고려한다면 약의 종류는 가능한 한 줄이는 편이 좋다.

4 원인불명의 호산구증가, 부종, 태만감, 발열, 오심의 원인은?

▶ 약의 부작용을 의심한다.

해설 1) 약의 부작용은 실로 다양하며 생각지도 못한 증상이나 소견으로 나타난다. 원 질환에서 설명되지 않는 증상이나 소견을 보게 되면, 우선은 약의 부작용부터 의심하도록 하자.

2) 원인불명의 경도의 호산구증가증 → 의사로부터의 처방약 이외의 시판약이나 한방약, 보충제, 건강식품
고령자의 하지부종 → 요통에 대한 NSAIDs
고령자의 전신권태감 → 강압제에 의한 혈압저하
감염증 치료 중 계속되는 발열 → 항생제에 의한 약물열
감염증 치료 중 오심, 식욕부진 → 항생제에 의한 위장장애

5 표준 치료(치료 지침)의 수명은?

▶ 5.8년

해설 1) 미국의 Agency of Healthcare Research and Quality에 등록되어 있던 지침 17개를 평가한 결과, 표준 치료 수명의 중간값은 5.8년이었다.

2) 의학은 항상 진보한다. 6년 전에는 표준 치료였던 치료가 지금은 부적절한 치료로 평가받는 경우가 더러 있는 것이다.

출처 Shekelle PG, ortiz E, et al : Validity of the Agency for Healthcare Research and Quality clinical practice guidelines : how quickly do guidelines become outdated? JAMA 286 (12) : 1461–1467, 2001

6 표준 치료는 어떤 조건하에서 수정하는가?

▶ 연령(고령자), 수행도, 장기장애, 환자 및 가족의 희망

해설
1) 표준 치료라고 해도 환자의 조건에 따른 치료의 수정이 불가피하다.
2) 고령이며, 수행도(performance status)가 좋지 않고 장기장애 등이 있다면, 치료의 강도를 낮출 필요가 있다. 또 환자 및 가족의 동의가 없다면, 표준 치료라고 해도 적응이 되지 않는다.

7 성차의료(gender medicine)란?

▶ 성별 차이에 기초하는 병을 연구함에 따라 질병을 진단 · 치료 · 예방하는 의료

해설
1) 성차의료(의학)란, 남녀비가 압도적으로 어느 쪽으로 치우쳐 있는 병태, 발생률은 거의 같아도 남녀 간에 임상적인 차이를 보이는 것, 아직까지도 생리적 · 생물학적인 해명이 남성 또는 여성에서 늦어지고 있는 병태, 사회적인 남녀의 지위와 건강과의 관련 등에 대한 연구를 진행해 나가며 그 결과를 질병의 진단, 치료법, 예방조치에 반영하는 것을 목적으로 하는 말 그대로 의료적인 혁명을 뜻한다.
2) 일본에서도 2001년도부터 '성별 차이에 기초한 의료'를 실전에서 응용하는 여성외래가 늘어나고 있는 추세이다.

8 고령자의 악성 종양. 치료에 의해 관해되었으나 그 직후에 급변. 무슨 일이 일어난 걸까?

▶ 급성 심근경색이나 급성 뇌혈관장애

해설
1) 고령자에서는 악성 종양의 치료에 성공했어도 갑작스럽게 심근

경색이나 뇌혈관장애로 인해 치명상을 입는 경우도 드물지 않게 발생한다.

2) 원 질환의 치료를 위해 입원했어도 전신관리가 불충분하다면(충분하다고 여겨도), 생각지도 못한 혈관합병증으로 급변하는 경우가 있다.

3) 일본인의 사망원인에는 ① 암, ② 심질환, ③ 뇌혈관장애, ④ 폐렴 등이 있다. 2003년도의 연간사망자 수는 암 31만 명, 심질환 16만 명, 뇌혈관장애 13만 명, 폐렴 10만 명이다. ①~④ 중 어느 질환을 치료 중에 있더라도, 다른 세 개 중 어떤 질환이 언제 어떻게 합병할지 알 수 없는 것이다.

증례 80세 남성.
심방세동 외에 특별한 과거력은 없다. 악성 림프종이 발견되어 화학 요법을 실시했다. 화학 요법이 효과가 있어 중증 감염증도 극복하고 악성 림프종은 완전 관해가 되었다. 드디어 다음 날 퇴원을 하게 되면서 본인과 가족 모두가 기뻐했다. 그런데 그날 밤 환자는 혼수상태에 빠졌다. CT로 판명한 결과 광범위한 뇌출혈이 그 원인이었다. 림프종은 관해가 되었으나 갑작스러운 뇌출혈로 남성은 사망에 이르고 말았다.

9 고령자의 악성 종양. 젊은 사람과 마찬가지로 강력한 치료는 피해야만 하는가?

▶ 반드시 그렇지는 않다.

해설 1) 고령자의 악성 종양 치료 시에는 확실히 다수의 합병증이 발생하지만, 고령자라는 이유만으로 처음부터 강력한 치료를 포기해서는 안 된다. 최근 고령자의 혈관 연령은 10년 전에 비해 15세 정도 젊어졌다고 하는 보고가 있다. 고령자라고는 해도 연령과는 상관없는 개별성이 있어 젊은 사람과 마찬가지로 강력한 치료도 가능한 경우가 있다.

2) 강력한 치료에는 분명히 그만한 위험이 따르지만, 이러한 치료에 의해 처음으로 관해가 가능해져 이것이 나아가 치료나 연명, QOL의 개선으로 연결되는 경우도 있다.

3) 고령자의 치료는 젊은 사람보다도 그 위험성을 잘 고려한 뒤에 보다 개별적으로 대응할 필요가 있다.

10 절대적으로 예후가 불량한 고령자에 대한 연명 치료는 무의미?

▶ **반드시 그렇지는 않다.**

해설 1) 절대적으로 예후가 불량한 고령자에 대한 연명 치료에는 일반적으로는 의학적 적응은 없다고 생각된다. 그러나 환자의 의향이나 가족이 원한다면 또 반드시 그런 것만은 아니다.

2) Jonsen 등은 임상적 치료의 본질적인 특징을 나타내는 4개 항목(① 의학적 적응, ② 환자의 의향, ③ QOL, ④ 환자를 둘러싼 주위의 상황)을 명확하게 밝히며, 이 4개 항목을 모든 증례에서 검토하도록 하고 있다.

증례 87세 남성.

심야에 긴급입원. 백혈구 20만/mcL의 급성 골수성 백혈병이며 Hyperleukocytic syndrome에 의한 호흡부전, DIC, 중증 감염증을 합병. 화학 요법을 시작했으나 종양융해증후군도 병발해 인공호흡관리 및 투석이 필요한 위중한 상태가 되었다. 절대적으로 예후가 불량한 고령자 백혈병이며 ICU에서의 적극적인 연명 치료를 어디까지 계속하는가가 문제였다. 몇 번이나 가족과 상담을 했으나 가족은 줄곧 연명 치료를 원했다. 입원한 지 약 2주 후에도 다장기부전은 계속되었으나 호흡부전이 개선되어 호명에 조금씩 반응하는 상태가 되었다. 이윽고 인공호흡기를 제거하는 것까지 검토되었다. 가족과의 상담에서 '발관 후, 상태가 나빠져도 재삽관은 하지 않는' 조건으로 발관을 하게 되었다. '이제 더 이상 무리한 연명은 원하지 않겠으나, 마지막으로 한 번만 아버지와 대화를 나누고 싶다' 고 하는 합의에서였다. 그리고 발관을 했다. '아버지, 듣고 계시죠? 관을 빼서 다행이네요.' 라는 가족들의 말을 들으며 이전까지 생기가 없었던 환자가 눈을 뜨고 얼굴에 표정을 드러냈다. 가족은 무척 감탄해하며 눈물을 흘렸다. 이처럼 절대적으로 예후가 불량한 고령자에 대한 연명 치료도 의미는 있다.

11 입원 후 와상만 하는 고령자. 필요한 것은?

▶ 재활 치료

해설 1) 입원하면 환자는 침대 생활만을 강요받는다. 안정할 필요가 없는 환자라도 종일 와상해 있는 경향이 있다. 이렇게 된다면 몸도 마음도 정말로 병이 들게 될 것이다. 특히 고령자의 경우는 체력이 떨어져 이후로도 병상 생활을 하게 될 수도 있다.

2) 불필요한 와상은 가능한 한 피해야 한다. 절대 안정을 취해야 하는 경우를 제외하고 재활 치료를 적극적으로 고려하고 스스로 움직일 수 있는 환자는 입원 중이라도 적극적으로 몸을 움직이게 하자.

3) '병태가 조금 개선되면 재활 치료' 가 아니라, '입원한 그날부터 재활 치료' 라는 점을 명심하도록 하자.

12 위약 효과는 어느 정도?

▶ 약 30%

해설 1) 위약 효과는 본래 약리작용이 없는 약에 의해 일어나는 효과를 말하며 치료효과(+)도 있고 부작용(−)도 있다.

2) 이미 1954년에 약리학적 효과가 없는 약을 진통제로 투여해도 30%의 환자가 진통 효과를 경험했다는 보고가 있었다. 일반적으로 위약 효과는 1/3이라고 일컬어지며, 민간 요법이나 건강식품도 위약 효과에 의존하는 경향이 많다. 1993년에는 위약의 투여에 의해 환자의 14.3%에서 간장애가 발생했다고 하는 부작용에 관련된 보고도 있었다.

3) 병의 치료 후에 위약 효과는 절대적으로 여겨져, 이것을 이용하지 않는 곳이 없을 정도이다. 병은 신체적인 요인과 정신 · 심리적인 요인이 얽혀있다. 의사의 '이 새로운 약은 효과가 아주 좋습니다.', '이번 치료는 예상 외로 결과가 좋습니다.' 라고 하는 짤막한 한마디가 위약 효과를 만들어 내는 것이다.

4) 의사 자신이 기대하는 만큼 얻어진 치료효과를 환자와 함께 기

빼한다면, 위약 효과 또한 나타날 것이다.

13 치료가 어려운 질환에 대한 치료 원칙은?

▶ 쉽게 포기하지 말자. 분명 어딘가에 획기적인 치료법이 있을지도 모르기 때문이다.

해설 1) 치료가 어려운 질환은 아주 많다. 그러나 그러한 많은 수의 불치병이 마지막에는 치유가 가능해진 것도 사실이다. 당신이 알고 있는 치료법이 효과가 없다고 해서 쉽게 포기하지 말자. 획기적인 치료가 이 세상 어딘가에 존재할지도 모를 일이기 때문이다.

증례 1990년에 급성 전골수구성 백혈병(APL)이 발병한 37세 남성.
통상적인 화학 요법을 통해 관해가 되었으나 치료 종료 반년 후 재발. 다시 치료를 실시해 재관해가 되었으나 곧 두 번째 재발. 당시에 APL에 대한 치료효과는 의문시되고 있었으나 ATRA(레티노인산)를 입수해 사용한 결과, 세 번째 관해. 그런데 1995년에 세 번째 재발. 이것으로 끝인가 하고 생각했다. 그러나 지인을 통해 중국에 건너가 치료를 받게 한 결과, 네 번째 관해. 10년이 지난 지금도 그 관해를 유지하고 있다. 나중에야 중국에서 이용되고 있던 치료법은 아비산제제였음이 밝혀졌다. 아비산(트리세녹스®)은 일본에서는 2004년 12월에 도입되어 현재는 APL 재발 시 1차선택제가 되고 있다. 분명 이 세상 어딘가에 획기적인 치료가 존재하고 있는 것이다.

14 악성 종양의 치료. 치유가 기대되는 동안에는 완화 치료는 불필요?

▶ 그렇지 않다. 기어 변속에서 병행으로.

해설 1) 치유 가능성이 없는 질병에 언제까지고 '치유를 목표로 하는 치료' 를 고집해 'QOL을 높이는 완화 치료' 로 생각을 바꾸지 못하는 것에는 분명 문제가 있다.

2) 최근에는 이렇게 기아 변속적인 사고방식의 변화가 권장되고 있으며, 치유가 기대되는 조기부터 '치유를 목표로 하는 치료'와 'QOL을 높이는 완화 치료'를 병행하는 것이 또한 바람직하게 여겨지고 있다. '기아 변속에서 병행으로'인 것이다.

임상의편 ▼

1 레지던트는 수면을 할애해 수련에 몰두해야만 하는가?

▶ 그렇지 않다. on과 off의 페이스 분배가 중요하다.

해설 1) 〈쇠뿔도 단김에 빼라.〉 레지던트 시절은 의사의 일생을 좌우하는 아주 중요한 시기이다. 임상 수련에 몰두해야 하는 것은 당연한 일이다.

2) 그러나 아무리 젊고 건강해도 수면을 할애하는 등의 무리한 일정이 계속된다면 판단력이 둔해지고 덩달아 집중력도 떨어진다. 이것은 의료사고의 원인이 되기도 한다. 과로로 인해 몸과 마음을 병들게 하는 것은 절대 좋지 못하다.

3) 의료업계에서 프로를 꿈꾸는 이상, 자신의 건강을 관리하는 일도 그만큼 중요하다. on과 off의 페이스 분배를 잘 고려하도록 한다.

2 퇴원 기록지나 진단서는 나중에 천천히 쓰면 된다?

▶ 그렇지 않다. 가능한 한 빨리 작성하자.

해설 1) 현재 퇴원 기록지나 진단서 작성을 소홀히 하고 있지는 않은가? 퇴원 기록지나 진단서는 결코 나중에 천천히 써도 좋을 문서가 아니다. 가능한 한 빨리 작성해 두어야 하는 공식적인 문서인 것이다.

2) 입원 중에는 담당의가 있으니 괜찮지만 퇴원 후는 기록지가 없으면 담당의 외에는 그 환자의 파악에 시간이 걸린다. 만일, 환자가 퇴원 후 급변해 ER로 옮겨진 상황에서 기록지가 없다고 한다면 그 낭비되는 시간만큼 의료의 질은 떨어지고 마는 것이다.

3) 의뢰 받은 진단서를 바로 작성하지 않으면 환자는 큰 곤란을 겪게 된다. 진단서가 없으면 회사나 학교에 보고할 수 없고, 보험금도 지불받지 못한다. 그렇게 되면 병원의 원무과 직원들이 환자로부터 불평을 듣게 되고 만다.

4) 당신에게는 산처럼 쌓인 일이 있다. 그 산처럼 쌓인 일들 중에서 병원 기록지나 진단서의 작성은 우선순위가 상당히 높다고 할 수 있다.

3 습득한 지식 · 기능을 보다 확실하게 하는 비결은?

▶ 다른 사람에게 가르쳐주는 것

해설

1) 임상 수련에서는 수동적으로 가르침을 받는 것만으로는 수련의 질은 높아지지 않는다. 습득한 지식 · 기능을 실제로 사용해 볼 필요가 있는데, 또한 그것을 보다 명확한 것으로 하기 위해서라도 다른 사람에게 가르쳐주는 일이 중요하다.

2) 다른 사람에게 가르쳐주는 일만큼 학습 효과가 높아지는 것도 없다.

3) See one, do one, teach one.

4 담당 환자는 당신의 환자인가?

▶ 당신의 환자가 아니다. 병원의 환자이다.

해설

1) 레지던트인 당신은 담당 환자에게는 가장 가까운 의료자이다.

그렇다고 해도 '당신의 담당 환자는 당신의 환자' 라는 말은 절대 아니다. 말하자면 그들은 어디까지나 병원의 환자이다.

2) 의료팀 중에서 레지던트는 환자 정보를 가장 빨리, 가장 많이 아는 것이 가능한 위치에 있기 때문에, 환자 정보에 있어서 매우 중요한 인물이다.
3) 따라서 레지던트는 병원을 대표해서 환자를 위해 병원이 갖고 있는 힘을 최대한 이용해야 한다. 이를 위해 레지던트는 지도의 · 전문의 · 다른 의료 스태프에게 적극적으로 도움을 구할 필요가 있다.

5 환자에게 설명한 직후, 환자는 의사의 설명내용을 어느 정도 기억하고 있을까?

▶ 60%

해설

1) 외래진찰실에서 진찰을 받고 10~80분 후 환자는 설명내용의 60%밖에 기억하지 못한다(40%는 잊어버린다)는 보고가 있다.
2) 또 의사의 처방약에 대한 설명내용의 60%는 환자에게는 잘못 이해되고 있다는 보고도 있다.
3) 이것은 환자가 놓여있는 상황을 고려한다면 당연한 일인지도 모른다. 병원이라고 하는 비일상적인 환경, 신체적으로 괴로운 상태, 불안한 정신상태, 의사에 대한 경외심 등이라고 하는 환자의 특수한 상황을 고려해야 한다.
4) 환자에게는 가능한 한 친절하고 알기 쉽게 설명하도록 하자. 말만 늘어놓는 설명이 아니라, 가능하면 나중에 확인이 가능한 문서나 사진, 일러스트, 영상 복사 등 다양한 방법을 이용하도록 한다. 이러한 방법들은 마음만 먹으면 손쉽게 이용이 가능하다.

6 사전동의(informed consent)는 환자에게만?

▶ 중요 인물에게도 필요

해설

1) 사전동의는 환자 본인에게 얻는 것이 기본이다. 그에 앞서서 가족에게 병명을 알리거나 가족에게만 치료 방침을 논의해 결정하는 것은 규정 위반이다.
2) 그러나 환자에게만 사전동의를 하는 것은 불충분하다. 특히 환자의 생명과 관련될 때는 더욱 그러하다. 더불어 가족의 입장도 고려해야 한다. 누구보다도 가족에게 있어서 환자는 둘도 없는 소중한 사람이기 때문이다.
3) 환자의 생명과 관련되는 중대한 이야기를 할 때는 이후에 한 번 더 환자의 중요 인물(가족)에게 같은 이야기를 반복하도록 하자.

등례

40세 남성.

예후가 불량한 악성 림프종. 본인의 강력한 요청으로 외래에서의 화학 요법을 계속해 왔다. 당초, 치료는 효과가 있는 것처럼 보였으나 서서히 치료저항성이 생겨 병이 악화되었다. 본인에게는 병 상태의 위독성을 몇 번이고 설명했고 환자를 최대한 이해시키려 노력했다. 그는 독신으로 형제는 없고 나이 드신 양친은 멀리 사시기 때문에 외래는 언제나 혼자였다. '걱정을 끼치고 싶지 않다' 고 하며 자신의 병에 대해 어떤 말도 전하지 않았다고 한다(나중에 그렇다고 알게 되었다). 어느 날, 이 남성은 병이 악화되어 구급차로 응급실에 운송되었다. 당시에는 모친이 함께 있었다. 아들의 범상치 않은 상태에 무척 놀란 모습이었다. 그리고 모친에게 환자의 위중한 병 상태를 설명했다. 모친으로부터 '병은 나을 것이라고 생각했는데…', '어떻게 이렇게 될 때까지 한 마디도 해주지 않았나요?' 라는 말을 들었다. 이것은 질문이라기보다는 힐문에 가까웠고, 말하자면 분노의 표출과도 같았다. 모친의 분노를 머금은 애절한 목소리가 지금도 귓전에 남아있다. 이처럼 사전동의는 본인뿐만 아니라 가족도 분명히 해당된다는 사실을 명심해야 한다.

7 **'의사의 상식은 환자의 ○○○. 환자의 상식은 의사의 ○○○'에서 ○○○는?**

▶ 비상식

해설 1) 임상 수련에 몰두하다 보면 자연스레 세상 물정에는 어두워진다. 이후에도 수련이나 연구생활이 가혹할 정도로 이어진다면 의사는 결국에는 우물 안 개구리가 되고 만다.
2) 의사는 세간의 상식이나 세상 돌아가는 일에서 뒤처질 때가 많다. 이처럼 의료 분야 밖에 알지 못하는 의사의 상식이란 환자에게는 비상식이 되고, 반대로 세상 물정에 밝은 환자의 상식이 의사에게는 비상식이 되는 경우가 있다.
3) 의료현장을 조사한 역사학자 로스만은 이렇게 말했다. '의사에게는 현실감각과 일상감각이 없다.'

8 **순간순간이 고통스러운 환자가 의사인 당신에게 바라는 점은?**

▶ 뛰어난 의료적 능력, 의사소통 기술, 인간적인 배려심

해설 1) 환자는 질환이나 장애에 의해 신체적, 정신적, 사회적 나아가 경제적인 면에서 몹시 고통 받고 있다.
2) 환자는 의사인 당신에게 뛰어난 의학적 능력은 물론이고 나아가 의사소통 기술이나 인간적인 배려심을 기대한다.
3) 환자는 의사에게 '병을 치료해 주었으면', '잘 이해할 수 있도록 설명해 주었으면', '희망을 품을 수 있도록 해 주었으면', '자신의 불안한 기분을 이해해 주었으면' 하는 등의 이해를 바란다.
4) Medicine is an art based on science. art는 science에 대해 생활적, 행동적, 사회적, 정동적이며, 병이 아닌 인간, 영혼을 그 대상으로 한다.

9 인간의 사망률은?

▶ 100%

해설 1) 인간도 동물인 이상 반드시 죽는다. 때문에 인간의 사망률은 100%이다.

2) 3대 질환이라고 일컬어지는 악성 종양, 허혈성 심질환, 뇌혈관 장애에 대한 최종적인 치료목표는 무엇일까? 단순히 '치료' 일까? 그러나 병을 치료한다고 해도 결국에는 또 다른 새로운 병이 생겨 인간은 언젠가 반드시 죽게 된다.

3) 인간에게 있어서 인생 최대의 목적은 결코 장수가 아니다. 장수보다는 얼마나 알차게 인생을 살아나가는가가 더욱 중요하기 때문이다.

4) 병을 신체적 문제로만 보지 말고, 정신적, 사회적, 영혼적인 문제로 보도록 하자. 병의 치료목표는 신체적 문제의 해결뿐만 아니라, 정신적 · 사회적 · 영혼적인 문제 해결(성장)에도 있기 때문이다.

5) Medicine is an art based on science.

10 레지던트는 고령자의 생각을 이해하는 것이 어렵다. 왜?

▶ 자신은 젊고 건강하기 때문에.

해설 1) 레지던트는 모두 젊고 건강하다. 그렇기 때문에 고령자의 육체적인 괴로움이나 죽음에 대한 생각을 실감하는 일에는 언제나 어려움을 겪는다.

2) 고령자는 죽음이 가까워졌다고 해도 반드시 죽음을 두려워하고 있는 것은 아니다. 죽음을 받아들일 준비를 하고 있는 고령자도 많다. 편안한 죽음이 어서 찾아오기를 기대하고 있는 고령자도 더러 있다. 따라서 고령자의 장례식은 그렇게 어둡지 않다. 그들은 배우자가 죽어도 의외로 덤덤한 편이다.

3) 젊은이는 자신이 죽는다고는 생각하지 않는다. 죽는다고는 해도 그것을 먼 미래의 일로 여긴다. 어떤 사람의 죽음에 맞닥뜨려도 자신에게는 절대 일어나지 않는 다른 사람의 일이라고만 생각해버린다. 그러나 고령자에게 있어서 죽음은 매우 가까운 이야기이다. 이러한 고령자와 젊고 건강한 당신 사이에는 꽤 큰 차이가 있다. 이 점을 잘 인식해두길 바란다.

11 의사로서 인간의 '생로병사'에 관여하는 것으로 당신에게 기대되는 점은?

▶ 인간으로서 어떻게 살아나가야 하는가.

해설

1) '생로병사'는 불교의 가르침 중 하나이며, '인생은 고통이다'는 것을 의미한다. '태어나' '늙고' '병'이 들어 '죽음'을 맞이한다고 하는 인생의 흐름은 인간의 마음처럼 되지 않는 것 투성이기 때문이다.
2) 의사는 인간의 '생로병사'에 직접적으로 관여한다. 환자를 건강하게 하려고 그의 삶에 관여하는 이 과정은 의사에게 '환자에게 어떻게 접근해야 하는가' 혹은 '의사로서 어떻게 살아가야 하는가'에 대해 한 번쯤 생각하게 하는 계기가 된다. 이는 나아가 '한 명의 인간으로서 어떻게 살아가야 하는가'에 대해서도 진지하게 생각할 수 있는 시간이 된다.
3) 의사의 일이란 극히 도전적인 일이다. 인간의 '생로병사'에 관해서는 이처럼 평범한 한 인간으로서의 삶의 방식, 인생관, 사생관이 중요시된다.

의료인편

1 오늘은 담당 환자 A의 생일이다. 어떻게 할 생각인가?

▶ A의 병실에 찾아가 '생일, 진심으로 축하드립니다' 라고 말하자.

해설 1) 그리고 간호사나 다른 스태프에게도 이 사실을 알려 모두가 환자의 생일을 축하해줄 수 있도록 하자.
2) 누군가가 자신의 생일을 기억하고 축하인사를 건넨다면 누구라도 크게 기뻐할 것이다.
3) 힘든 병원생활을 견뎌내고 있는 환자 A도 담당의인 당신이나 간호사 모두로부터 생각지도 못하게 '생일, 진심으로 축하드립니다' 라는 말을 듣는다면 분명 무척 기뻐할 것이다.

2 당신의 담당 환자에게만 CD 장염이 자주 발생한다. 의심되는 것은?

▶ 당신이 원인인 원내감염

해설 1) 원내감염이라고 하면 MRSA 등의 다제내성균이 특히 유명하나 CD(*clostridium difficile*)에 의한 원내감염은 간과되는 경우가 많다.
2) CD 장염은 경증의 설사부터 장폐색, 소화관천공에 이르기까지 폭넓은 소화기 증상을 나타내고 때때로 직접적인 사인이 되기도 한다. 반드시 위막성 장염이 되는 것은 아니며 재발하는 경우도 많다.
3) CD의 배양에는 혐기성 배양이 필요하다. CD는 의료진의 손가락을 포함하는 의료시설의 환경 속에서 장기 생존해 원내감염의 원인균이 된다. 알코올이나 히비텐 소독은 효과가 없다. 깨끗이 손을 씻는 일이 무엇보다 중요하다.

4) '당신의 담당환자에게만 CD 장염이 빈발하는 경우'에는 당신을 매개로 한 원내감염일 가능성이 있다. 더 이상의 감염을 막기 위해 가장 중요한 일은 손을 깨끗이 씻는 일이다. 의료행위를 실시하기 전후에는 반드시 깨끗하게 손을 씻도록 하자.

3 의학지식을 배우고 경험을 쌓는다. 이에 앞서는 일은?

▶ 끊임없이 생각하는 것, 직관력을 기르는 것

해설 1) 교과서에서 아무리 많은 지식을 배웠어도 뛰어난 임상의는 결코 되지 못한다. 의사로서 임상 현장에서 경험을 쌓는(OJT, on the job training) 일이 절대적으로 중요하다.

2) 의학의 진보는 빠르다. 의과대학에서 6년간 배웠던 지식은 곧 낡은 지식이 되어 버린다. 80대에 죽는다고 가정해 그때까지 의사를 계속한다고 하면 60년간, 의사로서의 배움을 계속해 나갈 필요가 있다. Not 6 years, but 60 years.

3) 의학지식을 순간순간 업데이트하고 임상경험을 쌓는다. 그것만으로는 또 불충분하다. 항상 생각할 필요가 있다. 교과서가 언제나 정확한 진단과 치료를 가르쳐주는 것은 아니다. 증례 하나하나를 지식과 경험에 기초해 생각할 필요가 있다. 그렇게 하다보면 뛰어난 직관력도 같이 길러지게 된다.

4 병원별 구명률의 차이는 무엇에 의해 발생하는가?

▶ 병원 스태프간의 의사소통

해설 1) 미국 동부 연안지역의 교육병원 14곳을 대상으로 구명률의 차이를 조사했다. 그 결과, 구명률 차이의 원인은 의료기술이 아닌 병원 스태프 간의 의사소통에 있었다고 한다. 즉, 이것은 병원의 팀 의료가 효과적으로 작동하지 않으면 환자의 사망률이 높아진다는 것을 의미한다.

2) 의사는 팀 의료의 중심적인 역할을 담당하는 경우가 많으나, 의사 한 명으로는 부족하다. 간호사를 비롯해 병원의 많은 스태프들과의 협동 작업이 불가결하다. 그 때문에 무엇보다 중요한 것은 서로 간에 양호한 의사소통을 하는 것이다.

3) 팀 의료는 레지던트 · 의사이기 이전에 평범한 한 인간으로서 다른 사람과의 신뢰관계가 효과적으로 구축되고 있는가가 그 핵심이 된다.

5 하인리히 법칙이란?

▶ 1 : 29 : 300 법칙(중대한 사고 1건, 가벼운 사고 29건 그리고 미연에 사고를 방지한 예 300건)

해설

1) 하인리히 법칙을 의료사고에 적용시켜 보면, 중대한 사고(accident)가 1건이라면, 가벼운 사고(incident)가 29건, 사고를 미연에 방지한 사고(near accident)가 300건 있다고 한다.

2) 1999년 미국의 보고(to err is human)에 따르면 의료사고에 의한 사망자 수는 전미에서 연간 4.4~9.8만 명으로 추정되었고, 이에 따라 의료사고사는 사망원인 8위에 올랐다고 한다. 이것은 교통사고사(4.3만 명)나 유방암사망(4.2만 명) 등보다 높은 수치이다.

3) 하인리히 법칙을 적용하면 전미에서 연간 100~300만 명이 가벼운 의료사고, 1,000~3,000만 명이 near accident에 처하고 있는 상황이다. 일본에서도 상황은 마찬가지이다.

4) 이 중 incident와 accident를 가능한 한 모아서 분석해 중대한 사고를 미연에 방지하는 시스템을 만드는 것이 필요하다. 즉, 개인의 실패담을 집합시켜 보다 안전한 조직의 시스템을 만드는 것이다.

6 임상윤리의 4분할의 4개 항목은?

▶ ① 의학적 적응, ② 환자의 의향, ③ QOL, ④ 주위상황

해설 (치료편 10 참조)

1) 임상윤리의 5개 원칙은 ① 상대방의 이익이 되도록 한다, ② 상대방에게 해를 끼치지 않는다, ③ 상대방의 자율성을 존중한다, ④ 정의 및 공평을 유지한다, ⑤ 인간으로서 평등한 관계를 유지한다이다.
2) 원칙은 위와 같다고 해도 일상적인 임상 현장에서는 의사 개인의 윤리관이나 가치관의 영향도 큰 편이기 때문에, 윤리상의 복잡한 문제를 다루는 일은 말처럼 쉽지가 않다.
3) 이러한 윤리상의 문제를 정리 · 판단 · 분석하는 데에 Jonsen 등이 제안하고 있는 임상윤리의 4분할의 사고방식이 유용하다.
4) 그 4개의 항목이라 함은 ① 의학적 적응(은혜, 무해한 원칙), ② 환자의 의향(자기결정의 원칙), ③ QOL(행복추구의 원칙), ④ 주위상황(공정과 효용의 원칙)을 말한다.

7 임종 시기. 환자의 치료와 더불어 중요한 것은?

▶ 가족의 치료

해설 1) 임종 시기에서 환자는 의식이 없고, 고통으로부터 해방된다. 그러나 가까운 가족은 '고통스럽지는 않을까, 언제 그 시기에 도달하는 걸까' 라고 하며 마음이 잘 가라앉지 않는다.
2) 임종 시기에 환자의 치료와 더불어 중요한 것이 가족에 대한 치료이다. 옆에서 간호하는 가족이 너무 지치지 않고 환자의 죽음에 대해 마음의 준비를 할 수 있도록 배려할 필요가 있다.
3) '혈압이 낮아져 하악호흡의 상태에 있기 때문에 다른 가족에게도 빨리 이 사실을 알릴 필요가 있습니다.', '환자는 이제 더 이상 고통을 느끼고 있지 않습니다.', '그래도 아직 청각만은 살아있어서 귀에서 하는 이야기는 들릴지도 모릅니다.', '지금까지

잘 견뎌 오셨네요.' 등과 같이 가족에 대한 치료도 잊어서는 안 된다.

8 인간의 죽음을 결정하는 3개의 요소는?

▶ ① 사인의 병, ② 받고 있는 치료, ③ 지금까지의 생활방식

해설

1) 인간의 죽음은 3개의 요소로 결정된다. ① 어떤 병으로 죽는가, ② 어떤 치료를 받았는가, ③ 지금까지 어떤 생활방식을 취해왔는가.
2) 위 내용은 일본에서 처음으로 호스피스의 개념을 도입한 임종간호(terminal care)의 선구자 카시와키 테쯔오(栢木 哲夫)씨가 한 말이다.
3) 더불어 '인간은 살아온 방식 그대로 죽는다.' 라고 하는 말도 있다.

9 우주물리학에서는 이 세계가 성립하기 위해 최소한 몇 차원이 필요하다고 하는가?

▶ 11차원

해설

1) 우주물리학에서는 이 세계가 성립하기 위해서는 최소한 11차원이 필요하다고 한다. 5차원의 존재는 리사 랜들(Lisa Randall) 박사에 의해 물리학적으로 증명된 상태이다.
2) 우리들이 현재 살고 있는(그렇다고 믿고 있는) 3차원의 세계는 차원이 낮기 때문에 시간과 공간의 제약이 있다. 그러나 혹시 차원을 올라가는 것이 가능하다면 1시간 후, 1,000년 후를 자유롭게 왕래하는 것이 가능하게 되고 그에 따라 거리도 제약을 받지 않게 된다. 결국 '영원' 이라고 하는 말 자체에 의미가 없어져, 3차원적으로 표현한다면 '영혼은 영원하다' 가 된다.

사회인편

1 메라비안 법칙이란?

▶ 양자 간의 메시지는 7%가 언어로, 38%가 청각으로, 55%가 시각으로서 전해진다.

해설

1) 메라비안 법칙이란 심리학자 알버트 메라비안이 1971년에 제창한 법칙이다.
2) 원래는 감정이나 태도에 따라 모순된 메시지가 발생할 때 그것을 받아들이는 방법에 대한 법칙이다. 이야기의 내용 등 언어 정보가 7%, 어조나 이야기의 속도 등 청각 정보가 38%, 겉모습 등 시각 정보가 55%의 비율로 인간의 행동이 타인에게 영향을 미친다고 한다. 현재는 이 내용이 한 걸음 더 나아가 '사람은 겉모습이 가장 중요하다. 이야기의 내용보다도 이야기를 하는 사람의 기술이 중요하다.' 는 식으로 확대해석 되고 있다.
3) 법칙의 진위는 둘째 치고, '사람은 말하는 내용도 중요하지만, 말하는 방법이나 겉모습도 굉장히 중요하다.' 라는 사실에는 틀림이 없는 것 같다.

2 사회인으로서 다른 사람을 대할 때 기본이 되는 것은?

▶ 단정한 몸가짐으로 인사하는 것

해설

1) 위의 1에서 언급한 대로 겉모습을 잘 정돈하는 것은 분명 중요하다. 특히 몸가짐을 단정히 하고 산뜻하게 인사하는 것은 사회인으로서 다른 사람을 대할 때의 기본인 것이다.
2) 레지던트 생활은 눈코 뜰 새 없이 바쁘다. 방심하면 '수염은 삐죽삐죽 길고, 하얀 와이셔츠는 구김이 가고, 슬리퍼를 질질 끌고

다니는' 모습으로 금세 변해버리고 만다. 그러나 이런 모습을 보며 '응. 열심히 하고 있구나, 훌륭한 선생님이구나.' 라고는 도저히 생각할 수 없다.

3) 단정한 몸가짐으로 산뜻하게 인사하는 것만으로도 당신의 인상은 한층 더 좋아지게 된다.

3 다른 사람에게 웃는 얼굴로 인사를 받고 싶다면?

▶ 먼저 다른 사람에게 웃는 얼굴로 인사를 하자.

해설

1) 사람은 웃는 얼굴이 가장 아름답다. 다른 사람에게 웃는 얼굴로 인사를 하면 반사적으로 상대방도 웃는 얼굴로 인사를 한다. 슬며시 미소 짓는 것만으로도 예상 외로 환한 미소가 돌아와 놀랐던 적은 없는가?

2) 웃는 얼굴에는 신비로운 힘이 있다. 웃는 것만으로도 혹은 웃는 얼굴을 보는 것만으로도 행복한 에너지가 마구마구 생기는 것이다.

3) 얼굴을 떠올리면 항상 웃게 되는 사람, 당신의 주변에는 있습니까?

4 미팅이나 컨퍼런스에서 항상 지각하는 사람은?

▶ 모두의 시간을 빼앗는 '시간도둑'

해설

1) 미팅이나 컨퍼런스에 항상 늦는 사람이 있는 반면에, 언제나 시간 맞춰 와서 회의가 시작되기를 기다리고 있는 사람이 있다.

2) 항상 늦는 사람은 자신이 다른 사람의 귀중한 시간을 빼앗고 있다는 사실을 깨닫지 못한다. 말하자면 그는 모두의 시간을 빼앗는 '시간도둑' 인 셈이다.

3) 항상 늦는 사람은 항상 바쁘기 때문이 아니다. 단지 시간약속을 잘 지키지 않는 것뿐이다. 바로, 습관의 문제인 것이다.

5 의료소송을 막기 위한 5개의 포인트는?

▶ ① 말투, ② 사전동의, ③ 설명내용의 기재, ④ 보고 · 연락 · 상담, ⑤ 일관성

해설

1) 의료소송을 막는다는 것은 환자 및 환자의 가족과 두터운 신뢰관계를 쌓는 것을 의미한다.
2) 의료소송을 전문적으로 다루는 변호사가 의료소송을 막는 5개의 포인트를 소개하고 있는데, 그 내용은 ① 평소의 말투에 주의한다, ② 사전동의(informed consent, IC)를 시간을 들여 꼼꼼히 실시한다, ③ 설명내용을 요령 좋고 또 정확하게 기재한다, ④ 보고 · 연락 · 상담을 철저히 한다, ⑤ 일관성 있는 대응을 한다이다.

6 환자와의 신뢰관계에 어떤 문제를 느낀다면?

▶ ① 환자의 이야기를 경청하며, ② 더 많은 대화를 나누고, ③ 늘 환자의 입장에서 생각하도록.

해설

1) 의료인은 '환자를 위해서' 라고 하며 자신들이 할 수 있는 것을 자신들의 판단으로만 실행에 옮기는 경우가 많다. 환자가 정말로 어떻게 느끼고 생각하고 있는지 확실히 모른다는 뜻이다.
2) 환자와의 관계에서 마음이 잘 통하지 않고, 대화가 원만하지 못하다고 느낄 때는 환자 본인의 이해가 부족하기 때문일지도 모른다. 이런 경우에는 우선 ① 시간을 들여 환자의 생각을 경청하고 이해하려 애쓰도록 하고, 다음에는 ② 자신들의 생각을 잘 설명해 다시 한 번 환자와 이야기를 나누도록 하고, 마지막으로 ③ 모든 내용을 종합해 환자의 입장에서 치료의 방법을 수정하도록 한다.
3) '환자를 위해서' 가 아니라 환자의 입장에 서서 모든 것을 고려하도록 하자.

증례 76세 여성.

악성 림프종의 백혈병화로 입원. 치료저항성이 있으며 림프종의 종양열이나 통증이 빈번하게 발생했다. 완화적 화학 요법과 다양한 대증요법으로 증상을 계속 조절해 왔다. 전시 중에 죽음을 각오한 적도 있어 '죽음에 대한 두려움은 없다' 고 했다. 완전하게 나을 수 없다는 사실을 알면서도 언제나 밝게 웃으며 지내왔다. 외출을 반복하며 신변정리를 했고, 대가족이 모여 마지막이 될지도 모르는 식사를 하기도 했다. 그 후 언제나 밝게 웃으며 생활하던 환자의 얼굴에 어떤 불만스러운 표정이 떠올랐다. 이야기를 잘 들어보니 '이제 약은 더 이상 먹고 싶지 않다' 는 이유에서였다. 연명이나 증상완화를 고려한 투약이었음에도, 이제는 연명하는 것은 의미가 없어졌고 약을 먹는 것 그 자체가 오히려 고통스럽다는 것이었다. 이런 이유로 그때까지 환자에게 투약되던 약을 모두 중지시켰다. 그렇게 하자 언제나 밝게 웃던 환자의 모습으로 돌아왔다. 마지막까지 정말로 편안해 보였다. 다시 한 번 말하지만 '환자를 위해서' 가 아니라 환자의 입장에서 모든 것들을 고려해야 한다.

제2장

비상식 28

순환기

1 만성 심부전에 대한 강심제는 장기 예후를 개선한다??

▶ 오히려 생명 예후를 악화시킨다.

해설 1) 심부전의 급성기 치료에 있어서 강심제는 중요하다. 도파민, 도부타민의 카테콜라민 제제나 혈관확장작용을 갖는 PDE Ⅲ 저해제(milrinone, olprinone)는 순환의 개선에는 불가결한 약제들이다.

2) 한편, 만성기에 강심제의 경구투여는 오히려 생명 예후를 악화시킨다. 강심제의 경구투여 사용법은 이후 다시 바뀔 가능성이 있으나, 적어도 단독으로 장기간 사용은 피해야 한다.

2 만성 두통이 있는 고령자에게 고혈압(180/95 mmHg)이 있다면 그 즉시 혈압을 낮춘다??

▶ 그럴 필요 없다.

해설 1) 신경증상이나 장기장애가 없다면, 급하게 강압을 시도할 필요는 없다.

2) 맥압이 크고, 동맥경화가 더해진 고령자 고혈압일 수 있다.

3) 순간적으로 수축기혈압이 200 mmHg을 넘었어도 당황하지 말도록.

4) 고령자 고혈압의 특징은 수축기형 고혈압이 많은(고립성 수축기형 고혈압) 것과 더불어 백의(성) 고혈압의 빈도가 높다는 데에 있다.

5) 계속되는 수축기 고혈압은 치료하는 편이 좋다. 강압에 의해 뇌졸중이나 관동맥질환의 위험률이 저하된다고 한다(표).

6) 고령자의 강압은 젊은 사람에 비해 보다 천천히 진행한다. 적어도 2~4개월에 걸쳐 목표로 하는 혈압에 도달하게 하자.

고령자의 수축기 고혈압 치료 성적(SHEP)

		치료군	위약군	상대위험률
혈압	관찰기	171/77	170/76	
	5년 후	43/68	155/72	
	전뇌졸중	5.2%	8.2%	0.64
	관상동맥질환	4.4%	5.9%	0.73
	전심 · 혈관질환	12.2%	17.5%	0.68

출처 Black HR, Curb JD, et al : Systolic hypertension in the elderly program. Hypertension 17 (suppl 2) : 1-171, 1991

소화기내과

3 내시경은 일반적인 검사이기 때문에 사전동의는 불필요??

▶ 그렇지 않다. 사전동의가 필요하다.

해설 1) 내시경 검사의 사전동의 필요성은 25년이나 전부터 계속해서 지적받아 왔으며, 일본소화기내시경학회의 지침에도 기술되어 있다.

2) 내시경 검사 시 우발증 · 합병증이 일어날 확률을 구두 및 서면으로 설명하는 것은 의사의 의무이다.

⇒ 소화기내과편 5 참조(p.91)

4 복통을 호소하는 환자에게는 우선 진통제를 사용한다??

▶ 아직 진단이 확정되지 않은 복통 환자에게 진통제를 무턱대고 사용해서는 안 된다.

해설

1) 진통제를 부주의하게 사용하게 되면 통증이 불명확해져, 진단이 늦어지게 된다.
2) 복통을 호소하고 있는 환자를 눈앞에 두고 진단을 계속하는 것은 언뜻 봐도 불합리한 일이다. 그러나 치료의 원칙은 기초질환을 치료해 환자의 고통을 경감하는 것에 있고, 그렇다고 해도 이를 위해 무턱대고 진통제를 사용하는 것은 주의할 필요가 있다.
3) 진통제의 사용을 필요로 하는 위독한 상태의 경우라면 응급처치가 필요한 응급 질환을 의심해 볼 필요가 있다.
4) 복통의 정도와 신체 소견 사이에 해리가 있는 경우는 정신 신체 의학적 질환도 염두에 둔다.
5) 반대로 필요 이상의 감별진단에 시간을 소비해 통증 치료가 늦어지는 일은 없어야 한다.

5 급성 충수염은 확정 진단하고 난 뒤 치료를 시작한다??

▶ 확정 진단을 내릴 수 없다고 해도 몹시 의심된다면 치료를 시작한다.

해설

1) 급성 충수염은 병력, 신체 소견, 각종 검사 등을 종합해도 확정 진단을 하는 것이 곤란하다. 강하게 의심된다면 치료를 시작해야만 한다.

⇒ 소화기내과편 8 참조(p.92)

소화기외과

6 담석이 있다면 수술 적응??

▶ 그렇지는 않다. 수술 적응은 ① 당뇨병 병존, ② 합병증을 동반한 담석, ③ 커다란 결석, ④ 도자기담낭 등의 경우만이다.

해설 1) 담석이 있다고 해서 모두 수술 적응이 되는 것은 아니다.

2) 무증상이라도 수술 적응이 있는 것은 ① 당뇨병 병존, ② 합병증을 동반한 담석, ③ 커다란 결석(3 cm 이상), ④ 도자기(porcelain)담낭 등.

⇒ **소화기외과편 1 참조(p.103)**

호흡기

7 I형 호흡부전과 II형 호흡부전. 산소흡입의 목표는 모두 PaO_2 80 mmHg 이상??

▶ 전자는 그렇지만, 후자는 그렇지 않고 PaO_2 60 mmHg 전후

해설 1) I형 호흡부전은 저산소혈증과 대상성 과환기 상태이며 고농도의 산소흡입을 실시한다. 목표는 PaO_2 80 mmHg 이상이며 SaO_2 96% 이상으로 한다.

2) II형 호흡부전은 폐포저환기가 원인이며 'CO_2 나르코시스'의 예방이 중요하다. 저농도의 산소흡입에서 치료를 시작하고 목표는 PaO_2 60 mmHg 정도, SaO_2 90~95% 정도로 한다.

⇒ **호흡기편 7, 9 참조(p.114, 115)**

8 아스피린 천식 환자에게 솔루코테프®를 점적??

▶ 사용해서는 안 된다. 솔루코테프®는 중독 발작을 유발할 위험이 있다.

해설 1) 아스피린 천식 환자에게는 산성 NSAIDs는 금기시된다. 염기성 NSAIDs의 티라아미드 염산염(소란탈®), 에마존(펜토일®)은 비교적 안전하게 사용 가능하다.

2) 아스피린 천식 환자는 NSAIDs 이외의 물질에 대해서도 과민반응을 갖는 경우가 많고, 의약품에서는 호박산에스테르형 스테로이드제를 들 수 있다. 하이드로코티손산 에스테르나트륨(솔루코테프®, 삭시존®)이나 프레드니솔론호박산 에스테르나트륨(수용성 프레드닌®), 메틸프레드니솔론호박산 에스테르나트륨(솔루메드롤®)에 대해서도 약 75~90% 정도의 과민성을 갖는다. 이러한 약제가 치료의 목적으로 투여되는 경우에 심각한 발작을 일으킬 가능성이 있다.

3) 인산에스테르형태 스테로이드제는 아스피린 천식 환자에서도 과민반응을 일으키는 경우는 없다고 하며, 베다 메다손(린데론®)은 안전하게 사용 가능하다.

4) 아스피린 천식 환자에게 수용성 프레드닌®은 금기이지만, 경구 프레드닌은 호박산이 포함되어 있지 않기 때문에 안전하게 투여가 가능하다.

⇒ **호흡기편 28 참조(p.125)**

감염증 ▼

9 배양으로 검출된 균은 원인균??

▶ 그렇지만은 않다.

해설 1) 배양으로 검출된 균이 원인균이라고는 확정할 수 없다.

2) 예를 들면, 객담의 배양으로 기도의 상재균(α 연쇄구균, *candida* 등)이 검출되었어도 폐렴의 원인균이라고는 생각하기 어렵다. 염증으로부터 MRSA가 검출되어도 폐렴의 원인균이 아닌 경우도 많다.

⇒ **감염증편 9 참조(p.156)**

10 치료저항성의 결핵에 대해서는 새롭게 1제를 첨가한다??

▶ 그렇지 않다. 반드시 2제 이상의 유효한 항결핵제를 추가한다.

해설

1) 결핵균은 단일 약제로 치료하면 내성이 발생하여 효과가 없어진다. 그 균에 효과가 있는 2제 이상의 약제를 병용해 치료하는 것이 원칙이다. 이것에 의해 치료효과는 높아지며 내성 발생도 미연에 방지할 수 있다.
2) 따라서 치료저항성의 결핵에 대해서는 새롭게 1제를 더하지 말고 반드시 2제 이상을 추가한다.

⇒ **감염증편 37 참조(p.177)**

내분비 · 대사

11 뇌하수체성 갑상선기능저하증에는 우선 갑상선호르몬제??

▶ 그렇지 않다. ACTH 분비부전이 있다면 우선 하이드로코티존

해설

1) 갑상선기능저하증에는 하시모토병으로 대표되는 원발성 갑상선기능저하증과 시상하부하위체계의 장애에 의한 이차성 갑상선기능저하증이 있다.
2) 명백한 갑상선호르몬(T3, T4)의 저하와 갑상선자극호르몬

(TSH)의 상승이 있다면 원발성 갑상선기능저하증으로 이런 경우 갑상선호르몬제의 투여를 시작한다.

3) 갑상선호르몬(T3, T4)과 갑상선자극호르몬(TSH)의 저하가 나타난 경우에는 TSH 분비저하를 포함한 뇌하수체전엽기능저하증을 우선 고려해 뇌하수체전엽기능에 대한 평가를 한다.
4) TSH 분비부전에 부신피질자극호르몬(ACTH) 분비부전이 동반된 경우 갑상선호르몬제를 먼저 투여하면 대사가 항진되어 부신부전이 악화된다. 이런 경우에는 우선 하이드로코티존을 투여한 뒤에 갑상선호르몬제를 소량 투여한다.

12 구갈 · 다음 · 다뇨를 보이면 당뇨병??

▶ 그렇지만은 않다. 요붕증이나 고칼슘 혈증, 신질환도 있다.

증례 협심증으로 정기적 진찰을 받고 있던 71세 남성. 최근 목이 자주 마려워 물을 계속 마시고 있다. 밤중에 몇 번이나 배뇨를 위해 일어나는 바람에 비뇨기과에서 진찰을 받았다. 쉽게 피곤해지고 휘청휘청하는 경우도 자주 있어서 본 병원 내과에서 진찰을 받았다. 신장 160 cm, 체중 51 kg, BP 120/66 mmHg, 빈맥 80/분, Na 141 mEq/L, K 4.2 mEq/L, Cl 104 mEq/L, Cr 0.85 mg/dL, Ca 9.7 mg/dL, 혈당 123 mg/dL, HbA_{1c} 5.3%, 요검사: 요당−, 요단백−, 케톤−, 잠혈−, 백혈구−. 24시간 뇨에서 요량 3,500 mL/일 (70 mL/kg/일), 평균 SG 1.005, 삼투압 208 Osm/kg. 수분제한 검사에서 요의 농축이 보이지 않고, DDAVP(데스모프렉신)로 요삼투압은 상승해 요량감소. 진단은?

→ 중추성 요붕증

해설

1) 구갈 · 다음 · 다뇨를 초래하는 질환은 당뇨병만 있는 게 아니다. 요붕증이나 고칼슘 혈증도 필히 명심해야 한다.
2) 상기의 증례에서는 증상을 초래할 만한 고혈당은 없고 칼슘이나 신기능도 정상이지만, 1일 3,000 mL 이상의 다뇨를 보이고 있다.
3) 다뇨는 1일 요량 3,000 mL 이상을 말한다. 다뇨는 아래와 같이 분류할 수 있다.

수분성 이뇨에 의한 다뇨	– 중추성 요붕증: 항이뇨호르몬생산장애
	– 신성 요붕증: 항이뇨호르몬작용장애
	– 심인성 요붕증: 음수증가
삼투성 이뇨에 의한 다뇨	– 당뇨병

4) 요붕증의 진단을 위해서는 당뇨병이나 신질환 등을 제외한 뒤, 혈장바소프레신 농도, 혈장삼투압, 혈중나트륨 수치를 측정한다.
5) 중추성 요붕증에는 혈장삼투압이 높은 것에 상관없이, 혈장바소프레신(AVP) 농도가 낮다. MRI의 T1 강조상에서 뇌하수체후엽의 고신호의 소실이 특징적이다.
6) 분비능력평가는 5% 고장성 식염수부하시험, 수분제한시험, Carter Robbins 시험으로 실시한다.
7) 치료는 DDAVP(데스모프레신)의 보충을 통해.
8) 구갈 · 다음 · 다뇨가 있는 환자에서 요붕증을 의심할 때의 문진 및 진찰 포인트
   ① 증상 발생이 갑작스러운가(증상이 발생한 날까지 기억하는 경우가 많다)
   ② 냉수 기호의 유무(냉수를 좋아한다)
   ③ 밤중 화장실에 몇 번이나 가는가(횟수가 많다)
   ④ 구강내 건조의 정도(건조하다)

13 급성 갑상선 중독증이 의심된다면 갑상선호르몬 수치를 확인하고 나서 치료를 시작한다??

▶ 그렇지 않다. 곧바로 치료를 시작한다.

해설

1) 급성 갑상선 중독증은 갑상선 중독증이 악화되어 생명의 위기에 직면한 상태이다. 사망률은 10~75%에 달하기 때문에 조기진단 · 조기치료가 중요하다.
2) 갑상선호르몬 수치는 측정하는 데에 시간이 걸리기 때문에 진단을 확정하기 전에 치료를 시작하는 것이 중요하다.

3) 급성 갑상선 중독증의 진단은 검사로서가 아니라 임상증상으로 진단하는데, 이러한 임상증상에는 ① 38℃ 이상의 발열, ② 분당 140회 이상의 빈맥, ③ 다한, ④ 설사(여러 차례의 수양 설사), ⑤ 중추신경증상(산란 등) 등이 있다.
4) 갑상선기능항진증의 치료는 ① 항갑상선제, ② 대량 요오드(갑상선호르몬분비저해와 과산화효소저해) ※ 요오드는 갑상선호르몬의 원료이기 때문에 항갑상선제 투여 후 1시간 이상 간격을 두고 이용한다. ③ 탄산리튬(리마스®)(갑상선호르몬의 분비를 억제한다), 요오드 알레르기가 있는 환자에게 이용한다. ④ 스테로이드(T4에서 T3으로의 변환을 억제).
5) 급성 갑상선 중독증의 증상에 대한 치료는 ① 발열에 대한 선풍기, 얼음주머니, 스펀지, 해열제, ② 빈맥에 대한 β 차단제(propranolol)가 있다.
6) 급성 갑상선 중독증의 증상에 대한 치료는 감염증이라면 항생제로, 당뇨병성 케톤산증(DKA)이라면 인슐린으로 실시한다.

교원병

14 류마티스 인자가 양성이라면 류마티스 관절??

▶ 그렇지만은 않다

해설 1) 류마티스 인자는 신체 건강한 사람의 5% 정도에서 양성이 되며, 특히 70세 이상의 고령자에서는 위양성률은 20%를 넘는다고 하는 보고도 있다. 또, 만성 간염 등 염증성 질환에서도 위양성인 경우가 많다.
2) 따라서 '류마티스 인자 양성=류마티스 관절' 이라고 판단해서는 안 된다.

⇒ **교원병편 2 참조(p.208)**

혈액

15 철분제를 차와 함께 먹으면 안 된다??

▶ 그렇지 않다. 철분제를 먹을 때 차나 물과 함께 먹더라도 치료효과는 마찬가지다.

해설

1) '철분제는 차와 함께 마시면 안 된다'는 것은 옛날 상식으로 현재는 비상식으로 통한다.
2) 철분제를 차와 함께 먹으면 호흡이 약간 저하되나 철결핍성 빈혈에 대한 효과는 차나 물이 거의 같다는 것은 이미 증명된 사실이다.
3) '차가 좋고 물이 싫기 때문에 철분제는 먹을 수 없다'는 어리석은 생각은 하지 않도록.

16 호중구 500/mcL이하에서 발열이 출현. 원인균을 판단하고 나서 항생제를 시작??

▶ 그렇지 않다. 발열성 호중구감소증(FN)이며, 곧 혈액배양을 통해 광범위 항생제를 투여한다.

해설

1) 감염증 치료의 원칙은 원인균과 감염원을 판단해 적절한 항생제를 사용하는 것이다. 그러나 호중구가 500/mcL이하로 현저하게 감소되었을 때의 감염증은 단시간에 중증이 되어 버린다. 치료가 늦어지면 패혈성 쇼크, DIC, 다장기부전에 빠져 치명상이 되고 만다.
2) 따라서 호중구 500/mcL 이하에서 발열을 보이면 우선 중증의 패혈증이 있다고 판단해(발열성 호중구감소증 : FN으로서), 바로 혈액배양을 하고 30분 이내에 충분한 양의 광범위 항생제(예를 들면, 막시핌® 3~4 g/일)를 시작한다.

3) '호중구 500/mcL 이하에서 발열이 있어도 건강에는 전혀 이상이 없기 때문에 우선 혈액배양을 한 뒤 항생제는 그 결과를 보고 나서 시작한다' 고 하는 것은 전혀 비상식적인 이야기다.

신장

17 만성 신부전에 대한 투석의 적응은 BUN, Cr의 수치만으로 결정해도 좋다??

▶ 그렇지 않다.

해설 1) 투석의 적응은 보존적 치료에서는 개선될 수 없는 만성 신기능장애 · 임상증상 · 일상생활능력의 장애를 나타내는 경우이다. 단지 BUN이나 크레아티닌(Cr) 등의 수치를 기준으로 투석의 가불가를 결정해서는 안 된다.

⇒ **신장편 19 참조(p.263)**

18 무증상성 저나트륨 혈증의 보정은 신속하게 실시한다??

▶ 급속하게 보정해서는 안 된다.

해설 1) 만성 저나트륨 혈증을 신속하게 보정하면 CPM(중심성 교탈수초증) 등 심각한 신경학적 후유증이 발생하기 쉽다. 보정속도는 0.5 mEq/L/시간을 넘겨서는 안 된다.

⇒ **신장편 34 참조(p.274)**

신경과

19 실신발작 = TIA(일과성 뇌허혈발작)??

▶ 그렇지 않다.

해설

1) 실신발작의 원인은 다방면에 걸쳐 있다.
2) 실신발작을 쉽게 TIA로 넘겨짚는 잘못이 끊이질 않고 있다.
3) 심 · 순환계의 원인이 제외될 수 없을 때는 경과관찰이 필요.
4) 의식소실로부터의 회복 과정은 간질과의 감별에 유용하다.
5) 실신의 목격 정보를 얻을 수 있는 경우는 많지 않다. 전구증상의 병력 청취가 원인 진단에 도움이 된다.

20 급성기 뇌경색은 모두 MRI에서 이상이 발견되는가?

▶ 그렇지만은 않다.

해설

1) 허혈성 세포성 부종은 MRI 확산강조영상에서 고신호가 되고 ADC(apparent diffusion coefiicient)는 저하된다.
2) 그러나 확산강조영상에서 신호변화를 일으키지 않는 레벨의 저관류 상태도 존재한다. 따라서 MRI 확산강조영상에서 신호변화가 없다고 해서 초급성기 뇌경색을 부정할 수는 없다. 역시 상세한 병력 청취와 신경학적 진찰이 중요하다.
3) 일과성 뇌허혈발작은 치료개입이 필요하나 진찰 시 신경학적 이상은 나타나지 않고 MRI 소견에서도 급성기 소견은 나타나지 않는다.
4) 또, 겉보기의 확산강조상(T2 shine-through)을 급성기 경색으로 잘못 판단하는 경우가 있으므로 주의한다.

정신건강의학과

21 검사결과에 이상이 없으면 '정신적인 문제입니다.' 라고 말해도 좋다??

▶ 그렇지 않다.

해설 1) 검사에서 이상이 나타나지 않았을 때, 바로 '정신적인 문제입니다.' 라고 환자에게 말해버리는 경향이 있다. 그러나 검사결과에 이상이 없는 것과 정신적 요인으로 증상이 나타나는 것은 전혀 다른 문제이다. 여기에는 논리적인 비약이 있다.

2) '검사에서는 걱정할만한 증상은 발견되지 않았습니다. 안심해도 좋습니다.' 라고 우선 결과를 전한 뒤에 정신적인 요인이 의심되는 경우에는 그 가능성이 있는 것을 추가한다. 이에 환자가 동의한다면 정신과를 소개해도 좋다.

3) 정신적인 문제라고 하는 말에 상처를 입는 환자도 있기 때문에 설명에는 신중을 기한다.

22 우울증은 우울한 기분에서 시작된다??

▶ 반드시 그렇지는 않다. 우울증의 가장 일반적인 증상은 수면장애

해설 1) 우울증은 반드시 우울한 기분이나 흥미의 감소에서 오는 것이 아니다. 우울증 환자는 정신 증상뿐만 아니라 각종 자율신경증상을 초래하는 것이 일반적.

2) 수면장애는 우울증 환자의 70%에서 나타나는 가장 일반적인 증상이다. 외래에서 불면을 호소해 진찰을 하는 중에 수면제로도 개선되지 않는 증례를 본 경우, 우울증이 그 원인은 아닌지 어떤지 감별할 필요가 있다.

출처 오오타 다이스케(太田 大介) : 숨겨진 우울의 초발 증상. 치료 87 : 461-466, 2005

우울증의 특징적 증상

수면장애	74%
입면장애	58%
숙면장애	22%
흥미 · 의욕저하	60%
우울한 기분	52%
권태감 · 피로감	45%
식욕부진	45%

23 섬망 환자에게는 우선 항불안제를 사용한다??

▶ 처음에는 항불안제는 사용하지 않는다. 오히려 증상을 악화시키는 경우가 있기 때문.

해설

1) 수술 후의 환각이나 집중 치료실에서의 주야 역전 등, 섬망은 신체 질환을 다루는 각 과에서 많이 나타나는 병태. 환자가 불면을 호소하는 경우, 곧 수면제나 안정제를 처방하고 싶어진다. 그러나 환자가 섬망인 것이 의심된다면 항불안제, 수면제는 피하는 것이 좋다.
2) 항불안제, 수면제에는 대뇌피질의 억제를 완화해(탈억제라고 한다), 오히려 섬망 증상을 악화시키는 경우가 있다.
3) 섬망 환자에게는 우선 항정신병제를 중심으로 한 기본적인 치료를 실시한다. 그 뒤에 필요에 따라 항불안제, 수면제를 검토한다. 항정신병제로는 내복이 가능하다면 할로페리돌(세레네이스®), 리스페리돈(리스파달®), 내복이 곤란한 경우는 할로페리돌 주사제를 이용한다. 밤 사이의 한정된 섬망이라면 미안세린(테트라미드®)도 유효하다.

일반내과

24 환자가 의사 표시를 할 수 없을 때 의료대리인은 자신의 희망을 진술한다??

▶ 그렇지 않다. 환자의 의사를 최대한 추측해서 진술해야 한다.

해설 1) 의료대리인은 환자가 의사표시를 할 수 없는 상태가 되었을 때, '혹시 그 환자가 의사표시를 할 수 있는 상태였다면 어떻게 하길 바랐을까' 하는 추측(환자의 의사를 최대한 추측)에 기초해 의료 방침을 결정한다.
2) 결코 의료대리인 개인의 희망을 진술해서는 안 된다.

⇒ **일반 내과편 24 참조(p.336)**

완화 치료

25 완화 치료는 종말기부터 고려한다??

▶ 그렇지 않다. 암 치료의 조기부터.

해설 1) 완화 치료는 생명을 위협하는 질환에 직면한 환자와 그 가족에게 조기부터 관련되어 고통이 되는 증상을 예방하고, 발생하면 대응하는 의료이다.
2) 완화 치료는 종말기가 되고나서 고려하는 것이 아니라 진단과 함께 혹은 진단에 앞서서라도 환자의 고통이 있다면 적응하도록.

⇒ **완화 치료편 1 참조(p.341)**

26 암의 고통을 참는 것은 미덕??

▶ 그렇지 않다.

해설 1) 암의 고통은 경감될 수 있는데도 '참는 것이 미덕' 이라며 고통을 참는 환자가 많다. 고통을 멈추는 데에 편견이나 오해를 갖고 있는 환자가 아직도 많기 때문이다.

2) '진통제를 사용하면 몸에 해롭다. 멈출 수 없게 된다. 중독이 된다. 이윽고 효과가 없게 된다. 결국엔 다시 고통으로 괴로워한다. 암의 고통은 개선되지 않는다. 고통을 막는 데에 부작용은 피할 수 없다' 등등. 이것들은 모두 오해의 소지가 있는 이야기들이다.

3) 암의 고통을 참으면 2차세포의 활성화를 초래해 신경장애성 통증의 발생과 악화를 초래한다. 참는 것은 미덕이 아니라 참는 것에 의해 고통은 한층 악화된다. 재빠른 진통제의 투약이 무엇보다 중요하다.

⇒ **완화 치료편 5 참조(p.343)**

종양 ▼

27 고령자의 암은 일률적으로 화학 요법의 적응 예외인가??

▶ 그렇지 않다. 고령자의 암에서도 화학 요법이 적응이 되는 경우는 많다.

해설 1) 고령자의 암이라고 해서 일률적으로 화학 요법의 적응에서 제외되는 것은 결코 아니다.

2) 예를 들면, 폐암진료 지침에서도 고령자 비소세포폐암에 대해

생존기간을 연장해 QOL을 개선하기 위한 화학 요법을 다양하게 적용하도록 권하고 있다. 해외에서도 75세 이상의 전신상태가 양호한 환자를 대상으로 한 화학 요법에 의해 높은 성과를 거두고 있다.

3) 다만, 고령자에 대한 화학 요법은 부작용이 일반적으로 강하게 나타나는 경향이 있어, 충분한 주의가 필요한 것은 말할 필요도 없다.

출처 1) Effects of vinorelbine on quality of life and survival of elderly patients with advanced non-small-cell lung cancer. The Elderly Lung Cancer Vinorelbine Italian Study Group. J Natl Cancer Inst 91(1) : 66-72, 1999

2) Gridelli C, et al : MILES Investigators. Chemotherapy for elderly patients with advanced non-small-cell lung cancer : the Multicenter Italian lung Cancer in the Elderly Study(MILES) phase III randomized trial. J Natl Cancer Inst 95(5) : 362-372, 2003

28 화학 요법과 완화요법은 병용할 수 없다??

▶ 그렇지 않다. 오히려 병용해야 한다.

해설 1) 화학 요법은 완화 치료와 병용해야 한다.

2) 완화의료학회에서는 '완화의료란 생명을 위협하는 질환, 특히 치유하는 것이 곤란한 질환을 갖는 환자 및 가족의 quality of life(QOL) 향상을 위해 요양 장소에 상관없이 병의 전체적인 경과에 걸쳐 의료나 복지 및 그 외의 다양한 직종이 협력해 실시되는 의료를 말한다.' 고 정의한다.

3) 완화의료는 병 초기의 적극적인 화학 요법을 다양하게 적용하고 있는 시기부터 병용해야 한다.

출처 특정비영리활동법인 일본완화의료학회 〈완화 치료의 정의〉
http://www.jspm.ne.jp/
암 정보 서비스 〈완화 치료란〉
http://ganjoho.ncc.go.jp/public/support/relaxation/about_care.html

제3장

상식 468

순환기편

1 급성 관상동맥증후군이란?

▶ (관상동맥 내의 관상동맥 죽상파열과 혈전형성에 의한) 불안정협심증, 급성 심근경색, 심장성 돌연사

해설 종래 임상 증상, 심전도, 심근효소 등으로 진단되어 온 심근경색은 급성기의 관상동맥조영이나 혈전용해요법의 진보 등에 의해 현재는 관상동맥에 있어서 관상동맥 죽상(plaque)파열과 혈전형성의 결과로서 이해되고 있다. 이에 따라 급성 관상동맥증후군(acute coronary syndrome)은 불안정협심증이나 심장성 돌연사도 포함하는 병태로 다루어지게 되었다.

2 흉부 불편감이 있고, 심전도 상에서 ST상승이 있는 환자에 대한 대응은?

▶ 곧바로 순환기 전문의에게 상담해야 한다.

해설
1) 응급실에서 흉통을 호소하고 있는 환자에 대해 심근경색인지 어떤지를 결정하는 중요 포인트는 ① 증상의 양상, ② 심전도 상 ST상승의 두 가지이다.
2) 흉부 불편감이 있고 ST상승이 명확하지 않다면, 재관류 요법의 적응이 되며 따라서 심근효소의 결과를 기다리고만 있어서는 안 된다.
3) 심전도가 명확하지 않더라도 증상이 의심되는 경우나, 증상이 전형적이지 않더라도 심전도 변화가 있는 경우는 바로 그 시점에 순환기전문의에게 상담할 필요가 있다.

3 흉통환자의 심전도. 전흉부 유도에서 ST 저하를 보이면?

▶ 하벽 유도의 ST상승을 체크

해설 심근경색의 심전도 진단에서는 누구라도 확실히 알 수 있는 ST상승이 있다면 좋겠지만, 반대로 쉽게 알기 어려운 경우가 있다. 특히 II, III, aVF에서 약간의 ST상승을 간과하기 쉽다. 이와 동시에 전흉부 유도에서 ST가 크게 저하하고 있는 경우가 있다. 이렇게 하벽 유도에서의 ST상승의 거울상 변화가 많이 나타나는 편이다. 증상이 지속될 시에는 심근경색을 의심할 필요가 있으며, II, III, aVF에서 약간의 ST상승을 놓치지 않도록 한다.

4 관상동맥폐색 증상 발생 후의 시간과 경색범위의 관계는?

▶ 30분 내에 심내막측에서 발생해, 3시간 후 50%, 12시간 후 관벽성으로

해설

1) 시간이 지나면서 괴사부위가 심내막측에서 외측으로 퍼져, 마지막에는 관벽성 경색이 되는 현상을 wave front phenomenon이라 한다.
2) 이 실험 모델의 결과는 알기 쉽지만, 실제로는 재관류, 측부혈행로 등 다양한 요인이 작용하고 있으므로, 임상적으로는 환자 개 개인마다 다르다.
3) 재관류 요법의 결과를 크게 좌우하는 요인 중 하나는 폐색으로부터 재관류까지의 시간에 있다. 괴사가 계속 진행되고 있는 심근을 조금이라도 많이 살려내기 위해서는, 폐색 후 3시간 이내에 재관류를 실시하는 것이 바람직하다.

5 급성 심근경색에 대한 재관류 요법은 증상 발생 후 몇 시간 이내가 적응인가?

▶ 6~12시간 이내

해설 1) 급성 심근경색에 대한 재관류 요법은 보다 빨리 관상동맥의 혈류를 재개시키는(조기 재소통) 것에 의해 심근괴사를 최소한으로(심근 구제) 하고, 심기능의 저하를 막아 예후를 개선시키는 것을 목표로 실시된다.
2) 발생 후 빠른 시간 내에 재관류 요법을 실시하는 것이 보다 효과적이라고 생각한다. 현재 증상 발생 후 6~12시간 이내가 그 적응으로 여겨지고 있다.

6 급성 심근경색의 입원 후 사망률은?

▶ 7~10%

해설 1) CCU(심장집중치료실)가 개설될 때까지 급성 심근경색의 입원 후 사망률은 30~40%. 치명적 부정맥의 관리를 CCU에서 실시하는 것으로 입원 후 사망률이 약 20% 정도로 저하되었다.
2) 우로키나아제(UK, pro-UK)나 t-PA를 통한 혈전용해제의 재관류 요법 도입으로 사망률이 저하되어 약 15%에 이르렀다. 그 후, 긴급 PTCA(direct PTCA)가 더욱 적극적으로 도입되어 현재 사망률은 7~10%까지 저하된 상태이다.

7 급성 심근경색의 재관류 요법에는 혈전용해요법과 무엇이 있는가?

▶ 벌룬에 의한 경피적 관상동맥형성술, 스텐트 삽입

해설 1) 심근경색의 재관류 요법에는 혈전용해요법과 경피적 관상동맥형성술(PTCA)에 의한 방법이 있다.

2) PTCA는 통상 벌룬이 이용되지만, 충분한 확장이 불가능한 경우 등에는 스텐트(금속으로 만들어진 망상의 튜브 혹은 코일)를 삽입해 충분한 혈관내강을 얻는 방법도 효과적이다.
3) 당초, 스텐트 내의 혈전에 의한 폐색도 위험하다고 여겨졌으나, 스텐트의 개량과 함께 아스피린을 비롯해 클로피도그렐, 티클로피딘, 실로스타졸 등 항혈소판약제법에 의해 안전하게 이용이 가능해졌다. 다만, 티클로피딘 사용 시에는 과립구 감소와 간기능장애에 주의해야 한다.

8 급성 심근경색에 수반하는 치명적 부정맥. 언제가 가장 일어나기 쉬운가?

▶ 심근경색 발생 직후

해설

1) 급성 심근경색의 합병증인 치명적 부정맥(심실세동, 심실빈맥 등)의 발생 빈도는 발생 직후에 가장 높고, 수일 내로 감소하기 때문에 급성 심근경색 발생 직후는 CCU 관리가 필요하다.
2) 관상동맥이 폐색하면 30분 이내에 허혈부 심근세포외액의 칼륨 농도가 상승하고 국소의 전도장애(가역성)에 의한 microreentry가 발생해 심실빈맥이나 심실세동이 일어나기 쉽다. 이것은 발생 직후의 부정맥에 해당된다. 4~8시간부터 72시간 무렵까지는 Purkinje 세포 내에서의 자동능력이 항진해 심실성 부정맥이 일어나기 쉽다.
3) 급성 심근경색 발생 직후는 심실세동에 대한 역치(threshold)가 낮다. 처음 4시간은 그 다음 8시간에 비해 심실세동의 발생 빈도가 15배 이상 높다.
4) 발생 후 수일간은 80~90%의 증례에서 몇 가지 부정맥이 발생한다. 심실성기외수축이 가장 많은데 약 50%에서 발생한다.
5) warning arrhythmia(표)에서만큼은 심실세동이 예측 불가능하므로 이 점에 주의가 필요하다. 심실세동을 일으킨 45%(9명 중 4명)에서는 warning arrhythmia가 없으나, warning arrhythmia가 나타난 환자에서 심실세동으로 이행한 경우는 8%(61명 중 5명)이다.

심실세동을 경고하는 심실성기외수축(warning arrhythmia)

① 수가 많은 심실성기외수축(VPC) 5개/분 이상
② 다형성(다원성)
③ VPC 2연속
④ 쇼트 런(short run)형 VPC
⑤ R on T형 VPC

※1: warning arrhythmia가 없어도 안심할 수 없다.
※2: 증상 발생 직후부터 적어도 48시간 이내에는 주의가 필요하다.

9 심근경색 환자에서 심실세동을 보이면?

▶ ① 심장마사지, ② 전기적 제세동

해설 1) 심근경색뿐만 아니라 심실세동에서는 우선 심장마사지, 다음으로 제세동을 해야 한다. 제세동기가 근처에 있으면 당연히 제세동을 하겠지만, 현실적으로는 우선 심장마사지부터 하게 된다. 이것은 머리가 아니라 몸을 움직여야 하는 일이며 따라서 민첩성이 요구된다. 특히 심근경색에 대해 심혈관조영실에서 재관류요법을 포함한 치료를 실시하고 있는 경우는 적절하게 대응해 나갈 필요가 있다.

2) 경험이 많지 않은 경우에는 ① 항상 심전도 모니터를 주시한다, ② 이상하다고 생각되면 환자의 맥박을 짚어본다, ③ 맥박이 없다고 판단되면 그 즉시 심장마사지를 시작한다, ④ 다음으로 제세동을 한다, 이상의 네 가지를 반드시 염두에 두도록 하자.

10 심근경색의 중증도 평가는 무슨 분류?

▶ Killip 분류

해설 1) 심근경색의 중증도 분류에는 Killip 분류가 있다. Killip 분류는 표에서 보이듯, 신체 소견을 기반으로 한 중증도이나 간편하고 예후와의 관련성도 커 상당히 유용한 편이다. 심근경색의 예후는 개선되었으나, 심장성 쇼크의 예후가 나쁘다는 사실에는 지금도 변함이 없다.

2) 심근경색 환자의 최초 평가로서 연령, 증상, 심잡음의 유무, Killip 분류, 심전도가 파악되어야 한다.

Killip 분류

	소견	사망률(원저)
class 1	심부전 없음	6%
class 2	심부전: rales, S3 심음, 정맥성 고혈압 심음 있음	17%
class 3	중증 심부전: 폐부종 있음	38%
class 4	심장성 쇼크	81%

3) 최근에는 급성 심부전의 임상적 평가로서 Nohria 분류가 이용되고 있다.

급성 심부전의 임상적 평가(Nohria 분류, 2003년)

		울혈 소견	
		(−)	(+)
저관류 소견	(−)	Profile A dry-warm	Profile B wet-warm
	(+)	Profile L dry-cold	Profile C wet-cold

울혈: 기좌호흡, 경정맥압 상승, 라음, 부종, 복수, 말초성 부종, 간경정맥 역류

저관류: 맥압협소((SBP-DBP)/SBP<25%), 교호맥, 사지냉감, 저혈압증상, 저나트륨 혈증, 신기능악화, 의식장애(경면 등)

출처 Nohria A, Tsarg SW, et al : Clinical assessment identifies hemodynamic profiles that predict outcome in patients admitted with heart failure. J Am Coll Cardial 41 : 1797-1804, 2003

11 급성 심근경색 후 쇼크. 감별질환은?

▶ 고도좌심실수축부전, 좌심실경색, 급성 승모판폐쇄부전증, 심실중격천공, 심장압전(cardiac tamponade)

해설 1) 좌심실의 40~50%가 경색에 빠지게 되면, 좌심실수축부전에 의한 펌프 실조가 발생한다.

2) 좌심실경색은 하벽경색에 합병하는 경우가 많아, 저심박출량과 우심실부전 증상을 나타낸다. 좌심실경색과 상당 부분 닮아 이에 따라 감별을 필요로 하는 병태는 혈관미주신경반사(Bezold-Jarisch reflex)이다. 이 병태도 또한 저혈압과 서맥을 특징으로 하며 하벽경색에서 자주 나타난다.

3) 유두근단열이나 유두근부전에 의한 승모판 역류로 인해 수축기 잡음이 발생한다. 심실중격천공과의 감별에는 심초음파검사(color flow echocardiography)가 유용하다.

12 심근경색 후의 좌심실재구축(리모델링) 예방에 효과가 있는 약제는?

▶ ACE 저해제와 ARB(안지오텐신 II 수용체 길항제)

해설 1) 심근경색 후에 괴사한 부분뿐만 아니라 건강한 심근을 포함한 좌심실내강의 확대가 보이는 경우가 있다. 이것을 좌심실재구축(리모델링)이라 부른다.

2) 리모델링은 예후적으로 보면 심부전으로 진행할 위험성이 크다.

3) ACE 저해제와 ARB에는 리모델링을 억제하는 효과가 있으며, 이것에 의해 예후가 개선될 가능성이 추측되고 있다.

13 심근경색 후의 예후를 개선하는 약제는?

▶ ACE 저해제, β 차단제, ARB

해설

1) 이전부터 심근경색 후의 예후를 개선하는 효과가 있는 약제로서 ACE 저해제와 β 차단제가 잘 알려져 있다.
2) 최근 ARB에서도 ACE 저해제와 거의 동등한 심근경색 후의 예후 개선 효과가 있다고 여겨지고 있다.

14 허혈성 심질환에 대한 스텐트의 재협착 문제. 새롭게 고안된 스텐트는?

▶ 약물용출 스텐트(drug eluting stent, DES)

해설

1) 스텐트 치료에 의해 허혈성 심질환의 치료는 상당 부분 진보해 왔으나, 아직까지 스텐트 재협착은 미해결 문제로 남아 있다.
2) 스텐트 재협착의 주요 메커니즘은 내막증식이며, 여기에 등장한 것이 내막증식을 막는 약제(면역억제제나 항암제의 일종)를 특수한 폴리머로 감싸서 스텐트에 덮어씌우는 새로운 스텐트이다. 이것이 바로 약물용출 스텐트(DES)이다.
3) 현재 일본에서 사용 가능한 것은 실로리무스(sirolimus)와 파클리탁셀(paclitaxel)을 이용한 두 종류의 스텐트이다. 종래의 스텐트에 비해 재협착률이 비약적으로 저하되는 양상을 보인다.

15 약물용출 스텐트 사용 후, 장기 내복이 필요한 약제는?

▶ 항혈소판제

해설 1) 약물용출 스텐트는 재협착의 원인 중 하나인 내막증식을 막는 것으로 그 효과를 발휘하고 있다. 바꿔 말하면 내막이 스텐트에 달라붙기 어렵다는 것이다.

2) 이런 이유로 약물용출 스텐트는 혈전증을 유발하는 것이 염려되어 아스피린을 비롯해 클로피도그렐 혹은 티클로피딘을 최소 3개월 이상, 시설에서는 가능한 한 장기적으로 내복시키고 있다.

3) 약물용출 스텐트 삽입 후에는 항혈소판제의 장기 내복이 필요하다는 것을 명심해야 한다. 갑작스럽거나 부주의하게 내복을 중지시키지 않도록 한다.

16 운동부하시험에서 음성이 나왔다면, 활동성 협심증(기질적 관상동맥협착)을 부정할 수 있는가?

▶ 부정할 수 없다.

해설 1) 유의관상동맥협착이란 관상동맥내 지경의 75% 이상의 협착을 말한다.

2) 기질적 관상동맥협착(관상동맥경화)의 진단에는 운동부하시험이 효과가 있다.

3) 운동부하시험에서 양성이 나왔다면 그것은 일반적으로 90% 이상의 협착병변이다. 그러나 75% 정도의 협착에서는 반드시 운동부하시험에서 양성이 나오지 않기 때문에 이점에 주의해야 한다.

4) 운동부하시험의 방법으로는 계단을 이용한 마스터(master)법이나 자동차 에르고미터(ergometer)법, 런닝 머신(treadmill) 등이 있다. 운동부하시험의 정밀도는 부하량에 따라 차이가 큰 편이나 일반적으로 감도는 약 60%, 특이도는 약 70%이다.

17 협심통의 부위는?

▶ 전흉부가 대부분이나, 상하로는 양측악하에서 상복부, 좌우로는 좌상지부터 우상지

해설

1) 협심통은 통상적으로 전흉부, 특히 흉골 뒤쪽에서 느껴지는 경우가 많다. 통증은 막연한 내장통이며, 손바닥으로 대충 통증 부위를 짚어낼 수 있다. 반대로 정확한 위치를 찾는 것이 가능한 흉통 혹은 압통이 있는 흉통은 협심증일 가능성은 적다.
2) 방사통은 발작이 강한 경우에 자주 나타난다. 대부분은 좌견부터 좌상지에 걸친 방산이다.
3) 흉통발작은 통상적으로 수분 이내에 소실되는 경우가 많다. 30분 이상 흉통발작이 지속된다면 급성 심근경색을 의심해야 한다.

18 급성 심근경색에 대한 혈전용해 요법은 효과가 있는가?

▶ 효과가 없다.

해설

1) 급성 심근경색에서는 협착병변이 혈전주체인 경우, 관상동맥조영으로 판단되는 경우에 한해 예외적으로 혈전용해 요법이 실시된다.
2) 급성 심근경색에 대한 재관류 요법은 긴급 PTCA(direct PTCA)가 제1선택이 되고 있다. 그러나 혈전용해 요법이 불필요한 것은 아니다.
3) 급성 심근경색에 대한 혈전용해 요법의 적응
   ① 환자이송, 장치나 인원 등의 문제로 긴급 PTCA를 시행할 수 없는 경우
   ② 폐색혈관 내의 혈전량이 많은 경우에 PTCA에 병용
   ③ 조금이라도 빨리 재관류를 의도하는 경우

19 승모판협착증의 주요 원인은?

▶ 류마티스성

해설 1) 승모판협착증(mitral stenosis, MS)의 원인은 선천성인 경우를 제외하고 류마티스성인 경우가 대부분이다. 즉, MS가 있다고 하는 것은 진단명뿐만 아니라 그 원인도 나타내고 있는 것이다.

2) 이와 달리 승모판폐쇄부전증(mitral regurgitation, MR)에는 류마티스성 외에 감염성 심내막염, 건색단열, 점액변성, 심근경색에 의한 허혈성, 좌심실확대에 동반되는 판륜확대에 의한 것 등이 있다. 따라서 MR이 존재하는 경우는 더욱이 그 원인을 찾아볼 필요가 있다.

20 승모판협착증에 대한 경피적 승모판교련절개술의 금기는?

▶ 중증 승모판폐쇄부전증과 좌심방내혈전

해설 1) 승모판협착증의 중증도는 판구면적에 의해 결정된다. 4.0~5.0 cm^2의 정상판구면적이 1.0~1.5 cm^2 이하라고 한다면 협착은 고도인 것으로 사료된다.

2) 판구면적의 계측은 심초음파검사의 단층상에서 직접 트레이스(trace)하는 방법과 PHT(pressure half time)법이 있다. 심초음파검사에서 승모판의 가동성이 있고 석회화의 정도가 중등도 이하라고 한다면, 경피적 승모판교련절개술(percutaneous transluminal mitral commissurotomy, PTMC)을 고려한다.

3) PTMC의 금기는 좌심방내, 특히 심방중격에 부착하는 혈전의 존재와 중도의 승모판폐쇄부전증이다.

4) 심방세동(atrial fibrillation, Af)의 경우는 와파린을 이용한 항응고 요법 하에서 PTMC가 가능하다.

21 경흉벽 초음파검사와 경식도 초음파검사. 좌심방내 혈전의 확인에는 어느 쪽이 보다 유용한가?

▶ 경식도 초음파검사

해설

1) 좌심방내혈전은 경흉벽 초음파검사(TTE)로는 그 진단율이 낮아 30% 이하이다. 이에 비해 경식적 초음파검사(TEE)는 좌심방, 특히 혈전의 호발부위인 좌심방귀를 정확하게 보여 줄 수 있다. 또 좌심방 내의 혈류정체 시에 발생하는 smoke-like echo도 고빈도로 나타날 수 있다.
2) 승모판협착증에서 심방세동을 수반하는 환자에게 PTMC를 시행하는 경우나, 심장성 색전증을 보이는 심방세동 환자에 대해서는 TTE로 좌심방내혈전이 보이지 않는다고 해서 안심해서는 안 된다.

22 기계판에 의한 판치환수술 후의 와파린 사용. 조절의 지표는?

▶ PT-INR 2.0~3.0

해설

1) 와파린을 사용하는 항응고 요법은 혈전색전증과 출혈성 합병증의 위험성을 항상 염두에 두고 조절하는 것이 필요하다. 프로트롬빈 시간, 트롬보검사를 비롯해 현재는 국제표준화 프로트롬빈 시간(PT-INR)이 이용되고 있다.
2) 기계판에 의한 판치환 후의 환자는 PT-INR이 2.0~3.0이 되도록 와파린을 조절한다.
3) 특히 승모판 치환수술 후에 심방세동 환자는 혈전색전증의 위험성이 높기 때문에, 출혈 때문에 와파린이 사용 불가능한 경우라도 조기에 헤파린의 사용을 고려한다.
4) 와파린의 효과는 약 이틀 뒤에 나타나며, 채혈을 반복해 매일 투여량을 바꾸는 게 아니라, 유지량이 몇 mg인가를 판단하는 것이 중요하다고 할 수 있다.

23 승모판폐쇄부전증 수술 적응에서 주의해야 할 사항은?

▶ 표면상 양호한 좌심실의 수축기능에 유의한다.

해설
1) 승모판폐쇄부전증(mitral regurgitation, MR)에서는 좌심실에서의 혈류가 저압인 좌심방으로 역류하기 때문에, 역류량이 많음에도 불구하고 표면상 좌심실의 움직임은 양호하게 보인다.
2) 좌심실의 수축장애가 명백할 시에는 이미 심근장애가 진행되고 있는 중이며, 이런 경우 외과적 치료를 실시해도 심기능의 회복이 달성되지 않는다.
3) MR에서는 좌심실구출률에서 60% 이하, 좌심실수축말기 직경(Ds)에서 45 mm 이상인 경우는 심근장애가 진행되고 있는 중이며, 수술 적응이 있다고 판단된다.

24 승모판폐쇄부전증의 외과적 치료법은?

▶ 승모판치환술과 승모판성형술

해설
1) 승모판폐쇄부전증(mitral regurgitation, MR)의 외과치료는 인공판에 의한 승모판치환술(mitral valve replacement, MVR)과 자기판을 그대로 유지하는 승모판성형술(mitral valvuloplasty, MVP)이 있다.
2) MVP는 수술 후 항응고 요법의 필요성이 낮다는 점, 좌심기능이 유지된다는 점 등 판치환에는 없는 효과가 있다고 여겨지고 있다.
3) MVP의 좋은 적응은 승모판의 후첨 일탈이 중심인 MR이다. 성형술의 성공률이 높다고 예상되는 경우에는 판치환술보다도 조기에 수술을 고려한다.

25 고령자와 젊은 사람 각각에서의 대동맥판협착증 성립 원인 중 가장 큰 원인은?

▶ 고령자는 석회화에 의한 판경화, 젊은 사람은 선천성 이첨판

해설 1) 대동맥판협착증(aortic stenosis, AS)의 성립 원인은 류마티스성, 퇴행성 석회화, 선천성 등이 있으나 고령자의 대부분은 퇴행성 석회화에 의한 판경화가 그 원인이다.

2) 이것에 대해 40세 이전에 AS가 출현한 경우는 원래 대동맥판이 선천성 이첨판인 경우가 많고, 서서히 섬유화(線維化), 석회화를 일으킨다.

3) 심초음파검사에서 대동맥판의 성상을 평가하는 것과 더불어, 연속파 도플러법으로 유속을 계측하고 베르누이의 간이식($\Delta P = 4V^2$)을 이용해 최대유속(V)으로부터 압교차(ΔP)를 구한다. 대체로 3 m/s 이하는 경도, 3~4 m/s는 중등도, 4~5 m/s 이상은 중도로 분류한다.

26 대동맥판폐쇄부전증. 수술을 고려하는 심초음파검사의 소견은?

▶ 좌심실확장기 직경(Dd)이 75 mm 이상, 좌심실수축기 직경(Ds)이 55 mm 이상

해설 1) 대동맥판폐쇄부전증(aortic regurgitation, AR)에서는 좌심실의 확장 정도 또는 수축기능저하의 평가를 위해 심초음파검사를 실시하고, 좌심실확장말기 직경(Dd)이 75 mm 이상, 좌심실수축말기 직경(Ds)이 55 mm 이상의 확대를 나타내는 경우에는 좌심실의 심근장애가 진행되는 중이며, 이 이상의 확대는 심근장애의 진행이 비가역적인 것으로 여겨지기 때문에 대동맥판치환술을 고려한다.

2) 이 수치는 ACC/AHA의 지침에 기초하는 것으로 실제적으로는 증상이나 체격, 연령을 고려하게 된다. AR의 역류량뿐만 아니라 그것에 의한 좌심실 확대, 수축기능저하가 중요하며, 심근장애

가 불가역적인 것으로 되기 전에 수술을 실시해야 한다는 점이 중요하다.

27 심잡음이 있는 불명열의 환자는?

▶ 감염성 심내막염을 의심한다.

해설 1) 감염성 심내막염(infective endocarditis, IE)은 진단이 어렵고 이에 따라 순환기의에게 발견되기까지도 꽤 시간이 걸리는 경우가 많다. 실제로 담당해보지 않으면 상상하기 어려운 질환으로 우선은 의심하는 것부터가 중요하다.

2) 진단의 요점은 혈액배양에서의 균의 확정과 심초음파검사에 의한 증식(vegetation)의 확인에 있다. 심초음파검사에서는 판의 파괴, 역류의 정도도 평가할 수 있다. 의심하는 것은 중요하나, 반대로 주의 깊게 청진도 하지 않은 채 무작정 열이 있다는 이유로 심초음파검사를 하는 것은 피해야 한다.

3) IE는 신체 소견이 결정적인 요소가 되는 경우가 많으므로 레지던트의 의욕과 기술의 유무를 반영한다.

28 감염성 심내막염의 진단 기준은?

▶ Modified Duke 진단 기준

해설 1) Modified Duke 진단 기준을 기억할 필요는 없으나, 질환 진단상 무엇이 요점이 되는가를 파악하기 위해 이 진단 기준을 이해하고 있는 것이 중요하다. 아래를 참조하라.

Modified Duke 진단 기준

major criteria

- 혈액배양 양성
  ① 전형적병원체(세균)가 2회의 혈액배양에서 양성
  viridans streptococci, streptococcus bovis, HACEK group, staphylococus aureus, community-acquired enterococci
  또는 그 밖에 다른 원인이 되는 감염 부위가 없는 경우

② 심내막염의 원인으로 여겨지는 병원체가 혈액배양에서 계속해서 양성
- 12시간 이상 걸쳐서 채취한 혈액배양이 적어도 2회 양성
- 3세트 모두 또는 4세트 대부분이 양성
  (최초와 최후의 채취는 최저 1시간에 걸친다)

③ coxiella burnetii가 혈액배양 상 1회 양성이든가 IgG(antiphase I) 항체값>1 : 800

- 심내막병변의 증거
  심초음파검사에서의 양성 소견
  (심초음파검사에 관해서는 특히, 인공판 감염 · 진단 기준에서 심내막염의 가능성 · 판주위농양 등의 합병증을 수반하는 경우는 경식도 초음파검사, 그 외의 경우는 통상적으로 경흉벽 초음파검사를 우선 실시한다)
  ① 판이나 판주위 조직에 가동성의 구조물이나 역류의 존재
  또는 인공물에 해부학적으로는 설명할 수 없는 가동성의 구조물을 보이는 경우
  또는 농양
  또는 새로운 심잡음(기존의 심잡음 변화나 악화가 아니다)

minor criteria

- 심내막염의 원인이 되기 쉬운 심장 이상의 존재(심질환 · 약물상용자)
- 발열>38℃
- 혈관성병변
  동맥폐색, 패혈증성 폐색전, 감염성 동맥류, 뇌출혈, 결막출혈, Janeway's legions
- 면역병변
  사구체신염, Osler's nodes, Roth's spots, 류마티스 인자
- 미생물학적 소견
  혈액배양 양성이지만 major criteria를 만족시키지 않는 것
  또는 심내막염의 원인이 되는 세균에 의한 활동성 감염의 혈청학적 증명
  (심초음파검사의 minor criteria는 이번 개정판에서는 삭제되었다)

진단 방법

확정(definite diagnosis)

- 2 major
- 1 major+3 minor
- 5 minor

가능성(possible diagnosis)

- 3 minor
- 1 major+1 minor

29 감염활동기의 감염성 심내막염의 수술 적응은?

▶ ① 내과 치료에 저항성 심부전, ② 감염의 지속(특히 진균감염), ③ 반복되는 색전증

해설

1) 감염성 심내막염(infective endocarditis, IE)는 진단뿐만 아니라 치료도 어렵다. 감염증에 대한 항생제 치료는 물론이고, 급격한 판의 파괴에 의한 역류가 심부전을 일으키거나, vegetation이 혈류를 타고 흘러 전신 색전증을 일으키기도 한다. 특히 뇌경색이나 감염성 뇌동맥류에 의한 뇌출혈 등은 예후에 크게 영향을 미친다.
2) 예를 들어, 감염의 활동기라도 심부전이 내과 치료로는 개선되지 않는 경우, 항생물질 투여에 의해서도 감염이 지속되는 경우, 특히 진균감염의 경우나 색전증이 반복되는 경우는 외과 수술이 필요하다.
3) IE를 담당하는 경우에는 항상 신체 소견의 변화에 주의를 기울여야 하며 수술 시기를 놓쳐서는 안 된다. 이를 위해 외과의와 잘 연락을 취하고, 환자나 가족에게 충분한 설명(항생물질의 투여에 4~6주가 걸린다는 점, 수술이 필요하게 될 가능성도 있다는 점)을 전해야 한다.

30 심부전의 원인에서 절대 간과해서는 안 되는 질환은?

▶ 심근경색

해설

1) 심부전은 '조직의 수요에 알맞은 충분한 혈액을 심장이 공급할 수 없는 상태'로, 경과로부터 급성 심부전과 만성 심부전, 증상, 신체 소견으로부터 좌심부전과 우심부전으로 나뉜다.
2) 심부전은 증후명이며 병태 평가, 치료 선택에 따라 그 기초질환을 파악하지 않으면 안 되고, 허혈성 심질환, 고혈압, 판막증, 심근증 등을 감별해 나갈 필요가 있다. 특히 심근경색은 조기부터 경피적 관상동맥형성술(PTCA)이나 외과 치료(CABG) 등의 혈행재건술에 기초해야 하며 절대 간과해서는 안 된다.

3) 우선 심전도를 주의 깊게 살피고 ST의 변화나 새로운 Q 파의 출현 유무를 확인한다. 그리고 심초음파검사를 실시해 벽운동이상(sdynergy)의 유무를 파악한다. 몇 번이나 입원한 경험이 있는 경우에도 판막증 등에서는 내과 치료가 한계이고, 판치환술 등의 외과 치료의 필요성도 고려될 수 있으므로 전회와 똑같은 치료를 해도 좋은지를 확인한다.

31 심부전의 발생 원인으로 가장 많은 것은?

▶ 감염

해설

1) 기초질환이 있어도 실제로 심부전이 비대상성에 달하는 경우에는 몇 개의 요인이 존재한다. 대표적인 것이 감염이다. 바이러스성 상기도염에서도 고령자에 있어서는 충분한 원인이 된다.
2) 그 밖에 수분섭취과잉, 과로나 불섭생, 스스로가 판단한 복약중지, 혈압상승, 심방세동, 새로운 심근경색, 폐색전, 신부전, 빈혈 등이 있다.
3) 몇 번이나 심부전으로 입원했다고 해서 방심하지 말고, 병력, 신체 소견, X선, 심전도를 새로 시행하는 것이 중요하다.

32 급성 심부전으로 기관삽관을 선택하기 전에 고려해야하는 새로운 방법은?

▶ NIPPV(비침습적양압환기법)

해설

1) 응급 상황으로, 급성 중증심부전임에도 기관삽관을 해야 하는 경우가 많다. 그러나 한편 기관삽관에는 기도손상이나 마취, 영양상의 문제 등 다양한 문제도 있다.
2) 최근에 NIPPV를 급성기부터 도입하는 것으로 기관삽관을 피할 수 있게 되었고, 또한 사망률의 감소가 언급되기에 이르렀다. 도입 시 장착의 불쾌감이나 오연(誤嚥)의 가능성은 여전하지만, 일단 도입을 하고나면 거기에 따르는 장점도 많다.

출처 Noninvasive ventilation in acute cardiogenic pulmonary edema : systemic review and meta-analysis. JAMA 294 : 3124-3130, 2005

33 심부전에서 수축기능이 좋은 경우는 무엇을 고려해야?

▶ 확장장애

해설 1) 심부전의 대부분은 심근의 수축이 좋지 않은 수축부전이지만, 심근수축의 저하를 수반하지 않는 경우도 있다. 종종 심근의 비대나 충분한 심실충만이 얻어지지 않는 것이 그 원인이 된다. 이 것들은 확장장애, 확장부전에 의한 것으로 여겨지고 있다.

2) 심부전 환자에서 심초음파검사상 수축이 유지되고 있는 경우는 비대의 정도나 도플러법을 이용하여 승모판을 통한 좌심실에의 혈액유입패턴을 계측하는 것이 확장장애를 판단하는 참고가 될 수 있다.

도플러법에 의한 승모판혈액유입패턴

승모판을 통한 혈류패턴은 확장조기충만 (E)와 (동조율의 경우) 심방수축 (A)의 2봉성을 나타낸다. 펄스도플러법에서 유입혈액의 속도를 측정하면 각각의 정점 수치의 비(A/E)는 정상(그림 1)에서는 A/E<1인 것에 반해, 확장기의 이완(relazation)장애가 진행되면 A/E>1이 된다(abnormal relaxation pattern. 그림 2). 더욱이 좌심실기능의 저하가 진행되면 다시 E 파는 높아지고, A 파는 낮아진다. 유입 시간도 단축된다(pseudonormalization. 그림 3).

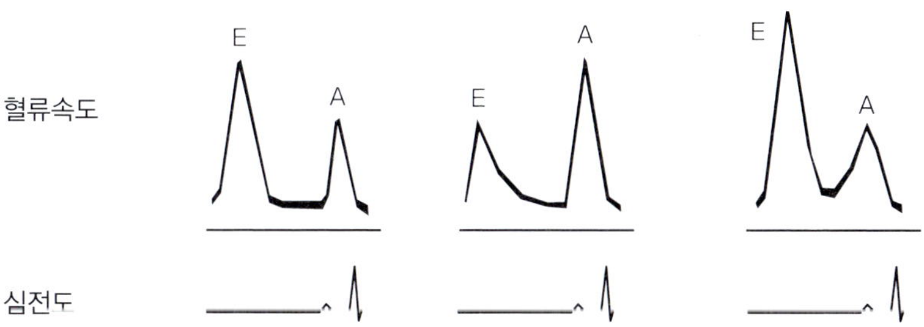

정상
그림 1

abnormal relaxation pattern
그림 2

pseudonormalization
그림 3

34 Swan-Ganz 카테터에 의한 심부전의 평가는 무슨 분류?

▶ Forrester 분류

해설

1) 심부전의 평가는 세 가지로 실시된다. 제1평가는 심초음파검사에 의한 평가, 제2평가는 Swan-Ganz 카테터에 의한 혈행동태적인 평가, 제3평가는 카테콜라민이나 ANP, BNP 등 신경체액성인자에 의한 평가(35 참조)이다.
2) 심근경색에 수반하는 심부전의 평가로서 Killip 분류나 Forrester의 분류가 있으나 후자는 일반적으로 심부전에서도 응용되고 있다. 폐모세혈관쐐기압(PCWP) 18 mmHg와 심계수(CI) 2.2 L/분/m^2에서 4군으로 분류되어 병태와 치료방침을 결정한다.
3) 모든 심부전에서 Swan-Ganz 카테터에 의한 평가는 필요하지 않으나, 심기능저하례나 병태가 복잡한 경우는 효과가 있다.

심계수(CI) L/분/m^2

심계수(CI) \ 폐모세혈관쐐기압(PCWP) mmHg	< 18	> 18
> 2.2	subset I (정상)	subset II (폐울혈) 이뇨제, 혈관확장제
< 2.2	subset III (말초순환부전) 윤액	subset IV (폐울혈+말초순환부전) 이뇨제, 혈관확장제 카테콜라민 IABP

18 mmHg
폐모세혈관쐐기압(PCWP)

Forrester의 분류

35 BNP(뇌나트륨이뇨펩티드)는 무엇을 반영한다?

▶ 심부전의 중증도, 예후

해설

1) 심부전의 평가에 있어서 예후의 개선이라는 점으로부터 신경체

액성인자가 중요하게 여겨지게 되었다. 이것은 ACE 저해제나 β 차단제의 예후 개선 효과가 명확해진 점, 이것에 수반하는 교감 신경계나 레닌-안지오텐신계의 과잉적인 대상이 심부전의 발생에 관여하고 있는 점이 명확해졌기 때문이다.

2) ANP(심방성 나트륨이뇨펩티드)는 주로 심방으로부터, BNP는 주로 심실로부터 분비되어 심부전의 중증도에 수반해 상승하게 되나, BNP 쪽이 보다 현저하고 예후와의 관련성도 큰 편이다. 모든 증례에서 측정해야 하는 것은 아니지만 현재의 심부전의 사고방식에 있어서는 중요하다.

36 심부전 치료의 기본 약제는?

▶ (RAS계를 신속히 억제하는) ACE 저해제나 ARB, 이뇨제, 디지탈리스, β 차단제, 알도스테론 길항제(스피로노락톤, 에프레레논), h-ANP

해설

1) 심부전 치료의 최근 키워드는 RAS(레닌-안지오텐신계)의 억제

2) 그 점에서 종래 일컬어져 온 약제에 더해 ARB(안지오텐신 수용체 길항제)는 작용 구조에서 봐도, 최근의 대규모 임상시험의 결과로부터 봐도 효과가 있다고 여겨진다.

3) 순환기영역의 약제는 각각 역할분담을 하고 있으며 그 역할분담이 무엇인가를 고려한다면 보다 명쾌하게 심부전을 치료하는 것이 가능하다.

37 심부전에 대한 ACE 저해제와 ARB에서 주의해야 할 점은?

▶ 혈압저하, 신기능악화

해설

1) ACE 저해제와 ARB는 강압제이기도 하며, 정상-저혈압의 환자에게 사용하면 혈압이 너무 낮아지는 경향이 있다.

2) 신기능 저하가 있는 경우에서는 신기능장애가 악화되기도 한다. 특히 이뇨제를 사용하고 있으면 신부전이나 고칼륨 혈증을 초래하는 경우가 있다. 혈압이 충분하고 신기능에 문제가 없다면 통상량의 사용으로도 좋으나 혈청 크레아티닌의 경우 2 mg/dL 이상은 주의해서 사용한다.
3) ACE 저해제에서는 마른기침도 자주 나타나지만, 중지할 정도는 아니다. 기침이 심해 복용이 곤란한 경우는 ARB 사용을 고려한다.

38 심부전에 대한 β 차단제의 개시량은?

▶ 통상량의 1/4~1/8

해설 1) 심부전의 β 차단제 요법은 역설적인 치료이긴 하지만 실제적으로는 통용되고 있다. 포인트는 얼마나 솜씨 좋게 도입을 하는가에 있으며 증례의 선택, 시작하는 시기, 용량은 전문의의 판단이 필요하다.
2) β 차단제를 투여하면 정해진 강압제 혹은 항협심증약으로서 사용되는 용량의 1/4~1/8의 양으로 시작해 증상의 악화가 없는 것을 확인하면서 서서히 증량해 나간다. 통상은 약국에서 파우더로 갈아 투여한다.

39 급성 심부전의 치료제로서 새롭게 등장한 약제는?

▶ h-ANP(carperitide), BNP(Nesiritide)

해설 1) h-ANP나 BNP는 급성 심부전 치료제로서 2006년에 개정된 일본순환기학회지침에서도 class IIa의 위치에 올랐으며 임상적으로도 중요한 약제가 되었다.
2) 최근의 심부전 치료의 키워드로서 RAS(레닌-안지오텐신계)의 조기 억제가 일컬어지고 있다. h-ANP나 BNP는 다른 강심제와 달리 RAS의 억제효과를 갖고 적극적으로 사용되는 경향이 있다.
3) 혈관확장 및 이뇨효과에 더해 RAS의 억제는 독특하고 효과가

있다고 여겨지며, 다른 강심제와 병용되는 경우가 많다. 다만 쇼크레나 우심실경색 등 혈압이 저하하기 쉬운 상황에서는 투여하기 어렵다.

4) 일본에서는 h-ANP만이 사용 가능하며 BNP는 미국에서 인가되고 있다.

5) 자세한 것은 급성 심부전 치료지침(Guidelines for Treatment of Acute Heart Failure: JCS, 2006)을 참조.

40 심부전 치료의 새로운 장치는?

▶ CRT 및 CRT-D

해설 1) 이제까지의 심부전 치료에서는 약물 치료 저항성인 경우나 부정맥합병례에 관해서는 약물 치료를 계속하며 가능한 증례에서 외과 치료를 검토하는 것에 머물렀다.

2) 심장재동기 요법(cardiac resynchronization therapy, CRT), 삽입형 제세동기(intracardioverter defibrillator, ICD)라고 하는 새로운 장치의 등장은 심부전 치료를 크게 흔들어 놓았다.

3) NYHA IV도의 만성 심부전례에서는 약 과반수에서 치명적 부정맥이 예후에 영향을 미치기 때문에 심기능의 개선과 부정맥 치료를 목적으로 한 CRT-D(=CRT+ICD)의 적응 증례가 늘어나고 있다.

4) CRT는 저심기능례(EF≤35%) 중 특히 심초음파검사에 의한 비동기(dyssynchrony)가 나타나는 증례에서 보다 효과적일 것이다.

41 고혈압 치료의 신지침 2004 개정 포인트는?

▶ 보다 엄격한 조절

해설 1) 일본고혈압학회 고혈압치료지침 2004에서는 종래와 변함없는 자세로, 하지만 보다 엄격한 조절이 필요하다는 입장 아래 개정되었다.

일본 고혈압학회 고혈압 치료 지침 2004

혈압치의 분류

분류	수축기혈압		확장기혈압
적정혈압	<120	및	<80
정상혈압	<130	및	<85
높은정상혈압	130~139	또는	85~89
경증고혈압	140~159	또는	90~99
중등증고혈압	160~179	또는	100~109
중증고혈압	≥180	또는	≥110
수축기고혈압	≥140	및	<90

심혈관병의 위험인자

고혈압
흡연
당뇨병
지질대사이상(고 콜레스테롤 혈증, 저 HDL 콜레스테롤 혈증)
비만(특히 내장비만)
요중 미량의 알부민
고령(남성 60세 이상, 여성 65세 이상)
젊은 층의 심혈관병 가족력

장기장애 · 심혈관병

뇌	신장	심장	혈관
뇌출혈 · 뇌경색 무증상성 뇌혈관장애 일과성 뇌허혈발작 인지기능장애	단백뇨 신장애 · 신부전 (혈청 크레아티닌 남성≥1.3 mg/dL 여성≥1.2 mg/dL)	우심실비대 협심증 · 심근경색 심부전	관상동맥 플라크(plaque) 경동맥내막-중막두께>0.9 mm 대동맥해리 폐색성동맥질환

안저
고혈압성 망막증

위험요인의 층별화

혈압 이외의 위험요인 \ 혈압분류	경증고혈압 140~159/90~99 mmHg	중등증고혈압 160~179/100~109 mmHg	중증고혈압≥180/≥110 mmHg
위험인자 없음	저위험	중등위험	고위험
당뇨병 이외의 1~2개의 위험인자	중등위험	중등위험	고위험
당뇨병, 장기장애, 심혈관병, 이상의 3개 위험인자 중 하나 있음	고위험	고위험	고위험

42 두통, 비출혈, 어지러움, 휘청거림과 고혈압의 정도는 관계가 있다?

▶ 관계없다.

해설 1) 고혈압 이외에 소견이 없는 경우, 두통, 비출혈, 어지러움, 휘청거림 등의 증상은 모두 고혈압이 그 원인이라고 생각된다.
2) 자각증상과 고혈압이 관련은 있으나, 고혈압의 등급과 자각증상의 발생 빈도 사이에 관련은 없다(표).
3) 그 순간을 피하기 위해, 니페디핀(아달라트®) 등 속효성의 항압제를 바로 투여해서는 안 된다.

고혈압의 정도와 자각증상

확장기(mmHg)		<90	90~99	>100
증례 수(명)		5,447	754	383
증상(%)	두통	22	21	25
	비출혈	11	9	12
	이명	9	9	8
	어지러운	9	11	11
	휘청거림	24	21	16

출처 Weis NS : The United States Health Examination Survey of Adults. N Engl J Med 287 : 631, 1973

43 가정에서의 혈압과 진찰실에서의 혈압(오피스 혈압)에서 차이를 보이면?

▶ 백의성 고혈압을 의심한다.

해설 1) 의료인의 혈압측정에 의한 일과성 고혈압을 '백의성 고혈압(white coat hypertension)' 이라 한다.
2) 백의성 고혈압은 의심하는 것이 중요하나 올바른 진단은 어려운 편이다.

3) 약 20%가 백의성 고혈압이라고 일컬어지며, 경계역고혈압 환자에서 많다.
4) 객관적인 판단에는 비관혈적 지속혈압모니터(ambulatory blood pressure monitoring, ABPM)가 편리하다.
5) 외래의 확장기혈압이 90 mmHg 이상이지만, ABPM에 의한 24시간 평균 혈압에서는 134/90 mmHg 이하의 증례를 말한다.

백의효과의 정도

	혈압	맥박
의사	22.6 mmHg 이상	17.7 맥/분 상승
간호사	12.0 mmHg 이상	10.2 맥/분 상승

※간호사의 측정에 비해 의사가 측정하는 편이 백의효과가 크다.

출처 Mancia G, et al : Alerting reaction and rise in blood pressure during measurement by physician and nurse. Hypertension 9 : 209–215, 1987

44 심박수는 분당 150회로 규칙적이고 QRS 폭이 좁은 빈맥을 보이면?

▶ 2 : 1 전도의 심방조동을 의심한다.

해설
1) 발작성 상실성 빈맥(PSVT), 심방조동(AF), 동빈맥의 감별이 필요하다.
2) AF는 Flutter 파가 P 파처럼 보이기 때문에, 동빈맥과 자주 혼동된다.
3) AF가 의심스러우나 확신이 서지 않는 경우에 발살바 술기(심호기 후의 숨참기)를 실시하면 방실전도가 3 : 1~4 : 1이 되어 Flutter 파가 명료해지기도 한다.
4) Flutter 파의 심방비는 약 300/분(240~340/분)이 많기 때문에, 2 : 1 방실전도에 의해 심박수는 약 150/분이 된다.

45 전조가 없는 갑작스러운 실신에는?

▶ 부정맥을 의심하고 심전도를 체크. 부정맥이 없어도 QT 연장에 주의

해설

1) 부정맥은 실신의 주요 원인이다.
2) 심실세동, 심실빈맥, 1 : 1 심방조동, torsades de pointes, WPW 증후군의 심방세동 등의 빈맥성 부정맥이나 방실차단, 동부전증후군 등의 서맥성 부정맥이 있다.
3) 갑작스러운 방실차단을 보이면 하벽경색이나 심근염을 간과하지 않는 것이 중요하다.
4) QT 연장이 있다면 torsades de pointes를 일으킬 가능성이 높다. QT 연장의 원인으로서 심근허혈, 서맥, 약제성(항부정맥제, 항울제), 뇌혈관장애, 저칼륨 혈증, 저마그네슘 혈증을 검색한다.
5) V_1의 coved 형 변화에는 Brugada 증후군을 의심한다.

46 새롭게 발견된 심방세동을 보이면 어떻게 해야?

▶ ① 심박수 조절, ② 동조율로의 전환(제세동), ③ 심방내혈전의 예방, ④ 기저질환의 존재를 고려한다.

해설

1) 자각증상을 경감시키기 위해서는 심박수를 조절해야 한다. 건강진단에서 발견된 심방세동의 심박수는 80~100/분이며, 심계항진 등을 자각하지 않는 경우가 많다.
2) 제세동에 의해 동조율을 유지시킨다. 장기간(특히 1년 이상), 확대된 좌심방(직경 50 mm 이상), 판막증, 특히 승모판협착증 등에서는 제세동을 해도 동조율의 유지는 곤란하다.
3) 심방세동이 고정된 경우, 심방 내의 혈전예방에 힘쓴다.
4) 기저질환으로서 갑상선기능항진증, 저산소혈증 등을 의심한다.

47 심방세동의 예후는 무엇에 의해 결정되는가?

▶ 부정맥 그 자체가 아니라 합병하는 색전증의 중증도

해설

1) 만성 심방세동의 이환율은 연령이 높아질수록 증가해 40~65세에 1% 이하, 65~74세에 2~5%, 75세 이상에서 5% 이상이다.
2) 와파린을 사용해 PT-INR을 2.0 전후로 확실히 조절하는 것은 실제로는 어렵고, 장기간 가능한 것은 겨우 50% 정도이다.
3) 65세 미만에서 위험인자가 없다면 뇌졸중 발생률은 1.0%로, 항응고의 유무에 따른 유의한 차이가 없다. 65세 미만에서도 위험인자(고혈압, 당뇨병, TIA나 뇌졸중의 기왕)가 1개 이상 있으면 뇌졸중 발생률이 증가한다.
4) 65세 이상에서는 위험인자가 늘어나면 발생률도 더욱 증가한다.

심방세동의 대규모 시험결과 개요

	대조군	항응고군*	상대위험률
뇌졸중 발생률	4.5%/년	1.4%/년	68% 저하**
색전증에 의한 사망률	5.0%/년	1.7%/년	65% 저하**
심각한 출혈 발생률	1.0%/년	1.3%/년	유의차(–)
시험 중 사망률	5.4%/년	3.6%/년	33% 저하***

*와파린 사용, **$p<0.001$, ***$p<0.01$

48 건강 진단에서 다발성 심실성기외수축을 보인 중년 남성, 항부정맥제는?

▶ 심기능이 좋다면 불필요

해설

1) 심실성기외수축의 치료 필요성은 기저심질환, 심기능의 정도, 자각증상의 정도에 의해 결정된다.
2) 심실성기외수축(단발~2연)의 수는 참고하는 정도로 해 둔다.
3) 심실성기외수축 수의 변동은 크고 스트레스(잠 부족, 과로, 과음, 카페인 등)에 크게 영향을 받는다.
4) 심기능이 좋으면 기본적으로 항부정맥제의 필요는 없다.

49 건강 진단에서 3연속 심실성기외수축을 보인 젊은 여성. 항부정맥제는?

▶ 심기능이 정상이라면 불필요

해설

1) 비지속성 심실빈맥(non-sustained VT, n-VT)은 3연발 이상으로 30초 또는 100개 이내로 자연정지하는 심실빈맥으로 정의된다. 30초 내에서도 혈행동태가 악화하는 예는 지속성 심실빈맥으로서 다루어진다.
2) 중증도의 평가에 심전도는 중요하지만 그것뿐만 아니라 증상, 심기능, 기저심질환을 평가하고 종합적으로 판단하는 것이 중요하다(표 a).
3) 중증도에 따라서 지료의 필요성과 치료시기(긴급 · 준긴급 · 통상)를 결정하는 것이 좋다(표 b).
4) 정밀검사는 흉부 X선, 심초음파검사, 24시간 심전도로 충분하다. 심근허혈의 관련성이 의심되는 경우에는 운동부하심전도를 실시한다.
5) 이 증례에서는 자각증상도 없고 심기능은 정상이며, 기저심질환도 없다고 생각되므로 부정맥 치료는 불필요하다.

a. 비지속성 심실빈맥(non-sustained VT)의 중증도 평가

A. **심전도 소견**
 ① 연발 수: 3~5연속, 6~15연속, 16연속 이상
 ② 비: 80~100/분, 100~120/분, 120~160/분, 160~200/분, 200/분~
 ③ 파형: 단형성, 다형성(특히 torsades de pointes)

B. **증상** 경증(심계항진 등), 중증(실신, 심부전 등)

C. **심기능** LVEF<40%, LVEF<30%

D. **기저심질환** 심근경색, 심근증 등

출처 가사누키 히로시(笠貫 宏) : 비지속성 심실빈맥. medicina 32 : 982, 1995

b. 비지속성 심실빈맥(non-sustained VT, n-VT)의 치료전략

	치료 대상	치료 대상외
긴급	16연속 이상+160/분 이상 6~15연속+200/분 이상+다형성	• 심전도 소견 16연속 이상+100/분 이하 3~5연속+100/분 이하
준긴급	16연속 이상+120~160/분 6~15연속+160~200/분 3~5연속+200/분 이상	• 기초심질환(-) 특히 심근허혈이나 부정맥
통상	16연속 이상+100~120/분 6~15연속+120~160/분 3~5연속+다형성	• 심기능저하(-) • 자각증상(-)

출처 스기모토 코우메이(杉本 恒明) 외: 부정맥(빈맥성) 약물 치료 지침 일본의사신보, No 3629 : 11, 1993에서 개변

50 약물 치료 저항성이나 증상이 심한 부정맥의 치료는?

▶ 카테터 절제술을 고려

해설 1) 최근에 이전부터 실시되고 있던 절제술을 비롯해, CARTO나 EnSite라고 하는 삼차원 지도 시스템에 의한 치료가 도입되어 보다 복잡한 부정맥에 대해서도 적극적인 치료가 가능하게 되었다.

2) 상실성 부정맥: PSVT(발작성 상실성 빈맥), AF(심방조동), Af(심방세동), AT(심방빈맥)
심실성 부정맥: 심실빈맥(특발성 · 이차성)
상기의 부정맥 중 수술 후의 AT, AF, 진구성 심근경색이나 확장형 심근증에 합병한 VT 등은 삼차원 지도 시스템에 의한 치료가 보다 효과적인 부정맥이다.

51 삽입형 제세동기의 적응은?

▶ (아래에 기술한) 치명적 부정맥

해설

1) 삽입형 제세동기의 등장은 치명적 부정맥에 대해 수동적이었던 종래의 치료에 비해 획기적인 것이었다.
2) 임상상 적응이 쉽지 않은 경우도 있으나, class I 적응만은 반드시 기억해 둔다. 아래에 일본순환기학회의 지침에 준하는 적응을 기술한다.
3) 지속성 심실빈맥 · 심실세동에서는 과거에 심실세동이 일어났던 경우나 지속성 심실빈맥으로 유증상성(실신 · 혈압저하), 약물이나 절제 치료 저항성, 다형성 심실빈맥의 경우가 그 적응이 된다.
4) 비지속성 심실빈맥이나 심기능 저하례에서는 관상동맥질환이나 확장형 심근증을 수반하고 있던 좌심실기능저하(EF≤35%)를 갖는 전기생리검사에 의해 심실빈맥 · 심실세동이 유발되어 약물 치료 저항성인 경우가 그 적응이 된다.
5) Brugada 증후군이나 QT 연장증후군에서는 심폐정지소생례나 임상상 심실세동, 다형성 심실빈맥을 갖고 있는 경우에도 적응이 된다.
6) 상세한 것은 부정맥의 비약물 치료 지침(2006년 개정판)을 참조.

52 상실성 부정맥과 심실빈맥에 대한 전기적 제세동의 주의점은?

▶ 반드시 동기시킬 것

해설

1) 전기적 제세동에서는 무턱대고 제세동이 좋다는 것은 아니다. PSVT(발작성 상실성 빈맥) · AT(심방조동 · 심방세동) · 심실빈맥에서는 반드시 동기시켜 제세동하지 않으면 안 된다.
2) 동기시키면, 심전도상의 R 파를 감지하면서 제세동이 기능하기 때문에 수공기(vulnerable period)에 쇼크가 일어나지 않아 보다 안전하게 시행할 수 있다.

53 중증의 급성 폐혈전색전증에서 고려해야 하는 치료는?

▶ 혈전용해 요법과 PCPS

해설

1) 혈전용해 요법에 이용되는 약제는 우로키나아제 및 조직형 플라스미노겐 · 액티비타(t-PA)이다.
2) 과거에는 급성 폐혈전색전증에 대한 혈전용해 요법과 일반적인 항응고 요법(헤파린)과의 비교 시험에서 그 예후에 유의한 차이가 없고, 혈전용해 요법은 출혈성 합병증이 많기 때문에 임상에서의 사용은 경원시되는 경향이 있었다.
3) 그러나 최근의 문헌에서는 혈전용해 요법의 유효성이 계속해서 증명되고 있으며, 특히 중증 · 쇼크례(class I)나 우심실기능장애(class IIa)를 갖는 예에서 권장되고 있다.
4) 또 심폐정지소생이 곤란한 예나 일반적인 치료로는 활력 징후의 유지가 어려운 예에서는 PCPS(경피적 심폐보조장치)에 의해 호흡 · 순환동태를 안정화시키고, 그 뒤에 충분한 평가를 실시해 치료방침을 결정해야 한다.
5) 이때 t-PA, PCPS의 적응이 중복되는 부분이 있으나 일본순환기학회의 지침에서는 PCPS를 우선시키도록 기술되어 있다. 혈전용해요법의 효과를 고집하는 것 없이, 우선 활력 징후의 유지를 도모하는 것이 우선시되기 때문이다.
6) 자세한 내용은 폐혈전색전증 및 심부정맥혈전증의 진단 · 치료 · 예방에 관련되는 지침, 2002-2003년도 일본순환기학회지침을 참소하실 바란다.

54 심부정맥혈전증이나 급성 폐혈전색전증의 진단에 대한 D-dimer의 의의는?

▶ 500 mcg/L 이하라면 부정적

해설

1) 응급실에서 심부정맥혈전증이나 급성 폐혈전색전증이 의심되는 경우, 최근에는 쉽게 D-dimer를 측정할 수 있게 되었다.

2) D-dimer를 평가하는 것 이상으로 중요한 것은 그 특성에 있다. 염증 · 종양합병 등으로 양성이 되기 쉽다는 점, 가령 500 mcg/L 이상이라도 이것만으로는 진단을 확정할 수 없는 것이다.
3) D-dimer는 어디까지나 질환을 부정하기 위해 사용하는 것으로, 진단을 확실시하기 위한 것은 아니다. '500 mcg/L 이하이면 부정적' 인 것으로 기억해 두자.

55 실신의 원인이 되는 응급성이 높은 3대 순환기질환은?

▶ ① 급성 대동맥박리, ② 급성 폐혈전색전증, ③ 급성 심근경색

해설 1) 실신이라고 하면 최근에는 Brugada 증후군 등의 부정맥질환이나 빈도가 높은 반사성 등이 곧바로 떠오른다.
2) 그러나 응급성이 매우 높고 빈도도 결코 낮지 않은 질환으로서 반드시 고려되어야 할 것은 ① 급성 대동맥박리, ② 급성 폐혈전색전증, ③ 급성 심근경색증이 세 가지이다.
3) 급성 대동맥박리는 심장압전증합병 시, 급성 폐혈전색전증은 갑작스러운 전부하저하에 의한 혈압저하, 급성 심근경색증은 방실차단합병에 의한 고도서맥이나 치명적 부정맥합병 시에 일어나기 쉽다.
4) 상기의 세 가지 질환은 심전도, 심초음파검사에 의해 비교적 간단하게 감별이 가능하다. 치명적일 수 있기 때문에 절대 주의해야 한다.

56 진단 검사 중 하나인 심전도에 의한 '심근허혈~심근장애' 의 판정은 정확하다?

▶ 그럴 가능성은 적고, 대부분은 비특이적 ST · T 파 변화

해설 1) 자각증상이 없고, 관상동맥 질환 위험인자가 거의 없는 50세 이

하의 사람에게 우연히 발견되는, 건강 진단에서의 ST · T 파 변화는 심근허혈일 가능성은 낮다.

2) 심근허혈의 관련성을 완전히 부정하는 것은 곤란하다. 그러나 비교적 중증의 기질적 관상동맥협착을 제외시키는 데에는 운동부하심전도(가능한 한 러닝머신 운동부하), 흉부 X선, 심초음파검사 정도의 검사로도 충분하다.

3) 기질적 관상동맥협착에 의한 심근허혈이 의심되는 경우에는, 운동부하 탈륨 심근 신티그래피를 시행한다.

57 심전도에서 스트레인형 좌심실비대가 관찰되면 무엇을 의심한다?

▶ 고혈압성 심장병, 비대형 심근증, 대동맥협착증

해설

1) 스트레인형 좌심실비대의 소견은 명확하게 병적이며, 따라서 혈압, 심잡음, 증상이 없어도 그대로 '문제없음' 으로 방치해서는 안 된다.

2) 고혈압, 수축기 심잡음의 유무에서 심비대의 감별진단을 실시한다.

3) 증상이나 이상한 신체 소견이 없어도 심초음파검사는 필수적인 검사이다.

58 디곡신 복약 개시 후, 혈중 농도는 언제 측정?

▶ 5회 이상 복약한 후에, 복약 후 6시간 이상 경과한 뒤 측정

해설

1) 복약 후 너무 빨리 디곡신을 측정하는 것은, 아직 혈중 농도와 심근조직 내의 농도가 평형상태에 달하지 않았기 때문에 부정확하다.

2) 유효 혈중 농도는 0.8~2.0 ng/mL이지만, 치료량과 중독량의 경계는 1.7~2.7 ng/mL로 중복되어 있다.

3) 편의적으로 복용 전에 채혈로 조사하는 것이 임상적으로 유용

하다. 적어도 복약 후 6시간 이상 간격을 두고 채혈하지 않으면 높은 수치가 되어 버린다.

59 와파린의 적절한 투여량은?

▶ 1.5~7.0 mg/일로 개인차가 큰 편이다. PT-INR을 정기적으로 체크하며 조절한다.

해설

1) 와파린은 비타민 K 의존성 혈액응고인자의 생합성을 억제해 그 효과를 발현한다. 비타민 K 약제를 정주하면 수 시간 이내에 회복한다.
2) 외래에서는 처음부터 예상되는 유지량(통상 2.0 mg/일 정도)으로 개시하는 것이 안전하며, 변동은 적다.
3) PT-INR 1.2 이하라면 2.0 mg/일에서 시작해 3.0 mg/일, PT-INR 1.2~1.4라면 2.0 mg/일에서 시작해 2.5 mg/일로 한다. PT-INR 대신 트롬보검사로 해도 좋다.
4) 혈장 알부민의 결합률은 97%로 높기 때문에, 단백결합능력이 강한 약제를 병용하게 되면, 와파린의 작용이 증강하므로 주의가 필요하다.
5) 와파린 복약개시 조기에 단백질 C 활성(비타민 K 의존)이 급속하게 저해되어, 일과성 과응고상태가 되며 미세혈전에 의한 피부괴사가 생기는 경우가 있다.

60 스타틴계의 고지혈증 치료제에는 어떤 효과가 있나?

▶ LDL 콜레스테롤의 저하뿐만 아니라, 항산화 · 항염증작용, 혈관내피기능 개선, 관상동맥불안정플라크 퇴치 · 수축, 심부전 개선

해설

1) 스타틴계의 고지혈증 치료제에는 LDL 콜레스테롤의 저하 효과뿐만 아니라, 그 약리학적 효과를 검토하면 항산화 · 항염증작용이나 혈관내피기능의 개선 효과가 있으며, 관상동맥불안정플라크의 퇴치 · 축소나 심부전에 대한 효과도 있다. 이것들은 대규

모 임상시험에서도 일차 및 이차 예방의 쌍방으로 증명된 사실이다.

2) 스타틴계의 고지혈증 치료제는 현재 순환기영역의 약제로서 극히 중요한 위치를 차지하고 있다.

3) 스타틴계 고지혈증 치료제의 유일한 문제는 치료효과가 가장 간단한 지표인 LDL을 어디까지 저하시켜야 하는가이며, 특히 이 문제는 일본인에게는 다분히 불명확한 부분이다. 따라서 이것은 앞으로의 과제라고도 할 수 있다.

61 대사증후군의 진단 기준 항목은?

▶ 허리둘레, TG, HDL, 혈압, 공복 시 혈당

해설 1) 내장지방의 증대에 기초하는 비만에 의한 인슐린 저항성의 악화, 고혈압, 고중성지방혈증, 당뇨병의 합병이 대사성 증후군의 병태이다.

2) 대사증후군에서는 동맥경화에 기초하는 질환의 합병빈도나 사망률을 유의하게 상승시킨다. 현재의 진단 기준은 변경될 가능성도 있으나, 개념을 이해하고 기억해두도록 하자.

대사증후군의 진단 기준

허리둘레: 남성≥90 cm, 여성≥85 cm에 더해 아래의 2개 항목 이상

- 고 트리글리세리드 혈증≥150 mg/dL 및 저 HDL 혈증 남성<40 mg/dL, 여성<50 mg/dL
- 수축기혈압≥130 mmHg 및 확장기혈압≥85 mmHg
- 공복 시 혈당≥100 mg/dL

소화기내과편

1 복통의 감별을 위한 기본정보는?

▶ 병력과 신체적 소견

해설 1) 복통은 내과의 흔한 질환이자 '핵심' 이다.
2) 복통의 감별은 다방면에 걸쳐 신속한 진단이 필요하기 때문에 혈액검사, 흉부 X선, 복부초음파검사나 CT, 내시경검사에 의존하게 된다. 그러나 다방면에 걸쳐 있기 때문에 더더욱 정확한 병력 청취와 신체 소견이 기본이라는 점을 명심해야 한다.
3) 무턱대고 검사를 하려고 하면 불필요한 검사나 치료를 하기도 쉽다.

2 복부진찰의 순서는?

▶ 시진, 청진, 타진, 촉진. 필요에 따라서 직장검사

해설 1) 복부의 진찰은 시진, 청진, 타진, 촉진 순으로 실시하고 필요에 따라서 직장검사도 실시한다. 이것은 OSCE나 외래 환자 진료실에서 학생 시절에 배운 기본적인 사항이다.
2) 복통이 심하고 복막자극이 예상되는 환자에게는 청진이나 촉진 전에, 기립이 가능하다면 점프를 시켜 보거나 누워 있는 상태라면 기침을 시켜 본다. 이 때문에 병변부에 국소적으로 극심한 고통이 유발되는 경우가 많다. 그렇게 되면 압통이 가장 심한 부위를 건드리지 않고도 중요한 복부 진찰이 가능하게 된다.
3) 복막자극 증상이 상당히 심한 경우에는 촉진은 최대한 간단하게 하고 서둘러 CT 검사를 실시한다. 이러한 경우, 초음파검사는 극심한 고통 때문에 실시하지 못하는 경우가 많다.

3 복부의 압통과 자발통. 어느 쪽이 진단적 가치가 높은가?

▶ 압통

해설

1) 복통에서는 촉진의 방법이 그 진단과 중증도의 판단에 가장 유용한 정보를 준다.
2) 압통의 존재는 병변의 국소 진단이라는 점에서 환자가 호소하는 자발통의 부위보다 진단적 가치가 높다.
3) 근성방어 소견은 복강내 염증의 정도와 병행하기 때문에 병세의 평가에 상당히 도움이 된다.

4 복통의 정밀한 조사로 조영 CT를 실시할 때 주의할 점은?

▶ 신기능을 확인해 동의서를 얻는 것

해설

1) 급성 췌장염이나 출혈성 병변 등이 상당히 의심되는 경우, 중증도의 판정에 조영 CT가 필요하게 된다.
2) 큰 시설에서는 체크를 여러 번 하기 때문에 신기능을 평가하지 않고 조영제를 사용하는 경우는 없을지도 모른다. 그러나 혈중 크레아티닌이 2 mg/dL 이상의 환자에게 조영제를 잘못 투여해 급성 신부전을 일으킨 상태에서 긴급 투석을 하게 되는 경우에는, 그것이 환자를 구하기 위한 의료행위였다고 해도 의료소송에서는 절대 이길 수 없을 것이다.
3) 조영제의 부작용에는 신기능 악화뿐만 아니라 치명적인 알레르기 반응도 있다는 점을 명심해야 한다.
4) 신기능이 평가되지 않고 또는 불확실한 경우에 환자나 가족으로부터 동의서를 받지 못하면, 우선 단순 CT를 실시하고 필요에 따라 조영 CT를 추가하는 게 좋다. 단순 CT에서도 어느 정도의 평가는 가능하기 때문이다.

5 긴급 내시경검사에서 동의서는 필요?

▶ 필요

해설 1) 긴급 내시경에서는 진단 그대로 내시경 치료를 실시하는 것이 일반적이나, 의사는 내시경검사를 실시할 때에도 사전동의를 할 의무가 있다.

2) 아래의 판결은 알아두어야만 하는 상식이다.

'의사는 환자의 진료를 실시할 때 환자에게 특별한 사정이 없는 한, 진료계약에 기초해 환자의 질환의 진단(병명과 병의 상태), 실시예정인 치료방법의 내용, 여기에 따르는 위험성, 다른 선택 가능한 치료방법이 있다면 그 내용과 이해득실, 예후 등에 대해 설명해야 할 의무가 있다'(2001년 11월 27일 최고재판소 제3소법정판결)

6 돌발적으로 극심한 복통을 호소하면 무엇을 의심한다?

▶ ① 소화관천공, ② 장기파열, ③ 장기의 급성 혈행장애

해설 1) 복통은 감별질환이 많으나, 상세한 문진에 의해 대부분의 질환은 추정이 가능하다.

2) 돌발적으로 극심한 통증을 호소하면 ① 소화관천공, ② 간파열, 복부대동맥류파열, 자궁외 임신 등의 장기파열, ③ 장간막동맥폐색증, 장염전, 난소낭종경염전 등 장기의 급성 혈행장애를 의심한다.

3) 지방이 많은 음식물을 섭취한 후 상복부통을 보이면 담석증, 췌장염을 의심한다.

4) 고등어, 오징어를 먹은 뒤 극심한 심와부통을 보이면 고래회충증을 의심한다.

7 장폐색에서 패혈증이 일어나기 쉬운 것은 왜?

▶ bacterial translocation 때문에

해설

1) 장관은 극히 불결한 장관내와 청결한 혈액, 림프액을 구별하는 장벽이다.
2) 장폐색에 의해 장관이 확장되면 이 장벽이 붕괴되는 경우가 있다. 이것을 bacterial translocation이라고 하며, 문맥내로 이행한 병원균이 2차 장벽인 간의 처리능력을 넘어서면 전신으로 균이 이행해 패혈증이 된다.
3) 단순성 장폐색이라고 하더라도 발열이나 염증반응의 상승이 보인다면 이 병태를 염두에 두고, 혈액배양 및 항생제의 투여를 고려해야 한다.

8 급성 충수염의 치료개시 시기는?

▶ 확정 진단에 도달하지 않더라도 강하게 의심될 때

해설

1) 급성 충수염의 증상에서 신체 소견은 심와부에서 시작되어 우하복부로 이행하는 복통, 변비, Blumberg 징후, 직장수지검사에서 우측의 압통 등이 전형적이다. 그러나 압통점이 정중앙에 가까운 점, 설사가 있는 점 등 교과서적인 충수염의 소견에 합치하지 않는 것도 종종 있으므로 진단 시 고려해야 한다.
2) 초음파검사나 CT도 진단에 유용하지만, 충수가 등 뒤쪽으로 돌아 들어가 있는 경우에는 영상에 의한 진단이 쉽지만은 않다.
3) 충수염 진단의 감도는 병력 및 신체 소견에서 80%, 심초음파검사에서도 마찬가지로 80%라는 보고도 있으니, 영상진단이 그만큼 중요한 기준이 되지는 않는다.
4) 충수염은 확정 진단에 도달하지 않더라도 강하게 의심된다면 즉시 치료를 개시하는 것이 중요하다.

9 급성 복증으로 발생하여 개복해서는 안 되는 내과적 질환은?

▶ 급성 심근경색, 박리성 대동맥류, 당뇨병성 케톤산증, Henoch-Schoonlein 자반병, 급성 부신부전, 폴피린증

해설

1) 급성 복증이란 급성으로 발생한 극심한 복통이 주를 이루는 복부질환의 총칭으로, 질환 발생 시 개복수술에 대한 판단이 필요하다.
2) 급성 복증으로 발생하기 때문에 본래는 내과적 질환인데도 외과적 질환으로 오인되는 질환이기도 하다.
3) 이러한 질환으로는 ① 심혈관계 질환인 급성심근경색, 폐 · 비 · 신색전, 급성 심막염, 울혈간, 박리성 대동맥류, 결절성 동맥주위염, ② 흉부질환인 폐렴, 폐경색, 자연기흉, 급성 종격염, ③ 그 외에 당뇨병성 케톤산증, Henoch-Schomlein 자반병, 급성 부신부전, 폴피린증, 급성 연중독, 대상포진 등이 있다.

10 복통환자. 복통의 특성 외에 무엇을 확인해야?

▶ 동반증상

해설

1) 복통환자에서는 복통의 특성뿐만 아니라 동반증상의 확인도 중요하다.
2) 토혈이나 하혈을 보인다면 소화관질환(소화성 궤양, 허혈성 대장염, 감염성 장염 등)을 의심한다.
3) 발열이 있다면 농양, 염증(담관염, 복막염, 신우신염 등).
4) 황달이 있다면 총담관결석, 담관염, 급성 췌장염 등.
5) 혈뇨가 있다면 요관결석.
6) 오심, 구토가 있다면 급성 위염, 급성 위점막병변(AGML), 신경성 위염, 장폐색 등으로 의심되나, 이러한 증상들은 소화관질환 이외에서도 종종 나타난다.

11 토혈 환자에 대한 긴급내시경 전에 필요한 치료는?

▶ 활력 징후의 안정화

해설

1) 순환동태가 불안정한 환자에 대해 부주의하게 내시경검사를 실행하면 검사 시행 중에 혈압 저하나 때때로 심정지를 초래할 수 있다.
2) 토혈을 보이는 환자는 긴급내시경 전에 우선 활력 징후를 안정시키는 것이 중요하다.
3) 와위에서 혈압 저하가 없어도 좌위에서 혈압 저하 또는 빈맥이 있을 경우는 상당량의 출혈을 의심한다. 우선은 세포외액의 점적을 개시한다.
4) 순환혈액량의 감소로 발생하는 쇼크 환자에 대해서는 승압제를 이용해 혈압을 유지하는 것은 적절하지 않다. 순환혈액량을 회복시키는 것이 중요하다.

12 토혈 환자의 긴급내시경 전에 확인해야 하는 병력은?

▶ 간경변이나 심질환의 유무, 복약력

해설

1) 간경변이 있다면 식도정맥류파열에 의한 출혈의 가능성이 있어, EVL(endoscopic variceal ligation)의 준비가 필요하다.
2) 심질환에 대한 와파린 등 출혈경향을 일으키는 약제의 복용력도 중요하다.

13 토혈 환자의 긴급내시경 전에 설명해두어야 하는 것은?

▶ 수혈이나 외과수술의 가능성

해설

1) 모든 수술, 처치에 즈음하여 수술 방식의 변경 가능성에 대해 설명해두어야 한다. 내시경으로 지혈이 불가능한 경우 또는 내시경처치에 수반하는 천공이 일어난 경우에는 긴급 수술의 적응이 된다.
2) 수혈에는 동의가 원칙. 내원 시 Hb는 유지되고 있어도 수액을 실시하는 것에 따라 혈액이 희석되어 수혈이 필요하게 되는 경우가 많다. 또 내시경처치 중 일시적으로 대출혈을 일으킬 가능성도 있으므로 수혈 준비는 중요하다.

14 고령자나 의식상태가 불량한 환자의 토혈. 주의해야 할 합병증은?

▶ 흡인

해설

1) '구토 시에는 흡인에 주의해야 한다.'는 것은 상식으로 알려져 있으나, 토혈 시에도 마찬가지라는 사실. 그러나 토혈이라고 하면 흡인까지 떠올리지 못하는 경우가 많다.
2) 내시경검사에서도 검사나 치료의 시간이 길어진 경우, 흡인성 폐렴을 일으키는 경우가 있다. 특히 진정제를 사용하고 있는 경우나 식도열공헤르니아의 환자에서는 주의가 필요하다.

15 하혈을 호소하는 환자에서 중요한 진찰은?

▶ 직장검사와 부착해 있는 변의 색을 확인

해설

1) 변의 색은 환자만 확인하는 경우가 많고 그 표현은 주관적인 경우가 많다.
2) 하혈을 호소하는 환자에게는 직접 직장검사를 실시해 부착되어 있는 변의 색을 확인해 출혈 원인을 추정하는 것이 중요하다.
3) 하혈은 흑색변과 혈변으로 분류할 수 있다. 철분제 복용 중에는 묵색과 같은 변이 되며, 소화관출혈의 경우는 점조로 콜타르(coal tar) 상태가 된다.

16 하혈 및 혈변이라면 하부 소화관 출혈인가?

▶ 상부 소화관 출혈일 가능성도 있다.

해설

1) 상부 소화관 출혈이라도 식도정맥류파열이나 소화성 궤양으로 대량출혈이 있는 경우는 변이 적색을 나타내는 경우가 있다.
2) 십이지장 출혈에서는 토혈이 없고 하혈만 나타나는 경우도 있다.
3) 혈청 BUN/Cr 비의 상승도 소화관 출혈의 진단에 있어서 참고가 된다.

17 중증 기저질환이 있는 고령자에게 무통성 대량신선혈 하혈이 보이면?

▶ 급성 출혈성 직장궤양을 의심한다.

해설

1) 급성 출혈성 직장궤양은 중증의 기저질환을 갖는 고령자에게 일어나며, 출혈은 대량인 경우가 많다.
2) 항문륜에 가까운 하부직장에 부정형의 궤양을 나타낸다. 배와위에서 많고 측와위에서 적다.

3) 심장외과수술 후 등에서는 항응고제를 사용하고 있는 경우도 있으며, 단기간의 배와위에서도 발생하는 경우가 있다.

18 수술 예정의 소화관질환. 곧바로 개시해야 하는 치료는?

▶ 빈혈 치료

증례 76세 남성.
1년 전부터 피로감과 경도의 잔변감이 있어 가까운 의사에게 진찰을 받았다. 변잠혈 500 ng/mL, Hb 9 g/dL을 보여 본 병원을 소개받고 정밀 검사를 실시해 S상 결장암으로 진단받았다. 개인사정으로 일단 퇴원한 후 재입원 해 수술을 받게 되었다.

해설 퇴원 전에 개시해두어야 하는 치료는 철분제 투여에 의한 빈혈 개선. 수술 적응이 되는 소화관질환에서 출혈에 의한 빈혈을 수반하는 예는 많다. 수술 시에 가능한 한 수혈을 피하기 위해 수술 적응이라고 생각되는 시점에서 우선 빈혈의 교정을 개시한다.

19 간염 바이러스 이외에 급성 간염을 일으키는 바이러스는?

▶ EB 바이러스(EBV), 거대세포바이러스(CMV), 헤르페스 바이러스, 아데노 바이러스, 콕삭키 바이러스

해설 1) 급성 간염의 원인으로는 A, B, C, D 및 E형 간염 바이러스 등이 있다.
2) 간염 바이러스 이외에 급성 간염을 일으키는 바이러스로는 EBV, CMV, 헤르페스 바이러스, 아데노 바이러스, 콕삭키 바이러스 등이 있다.
3) EBV를 의심하는 경우, 병 초기에 viral capsid antigen(VCA)-

IgM형 항체양성, early antigen diffuse(EAD) type-IgG형 항체양성, EBNA 항체음성으로 진단한다.

4) CMV에서는 IgM 형 항체양성 내지는 페어 혈청(paired serum)에서 CMV 보체결합성 항체값이 유의하게 상승하는 것으로 진단한다.

20 중증, 극증 간염이라면?

▶ 곧바로 집학적 치료(multidisciplinary therapy)에 의한 전신관리를 개시

해설 1) 모든 질환에 대해서도 마찬가지지만, 중증 환자에 있어서는 원병이 있는 장기에만 신경을 쓰지 말고 철저한 집학적 전신관리를 재빨리 실시하는 것이 중요하다.

2) 간장애에서는 특히 신장, 영양관리에 주의한다.

21 HBV 양성환자의 바늘 주사 사고를 일으킨다면?

▶ 즉시 환자의 HBs 항원, HBe 항원, 피사고자의 HBs 항원, HBs 항체를 체크

해설 1) 아래는 HBV 양성의 가능성이 있는 환자의 혈액이 묻은 바늘로, 바늘 주사 사고를 일으켰을 때의 대응을 나타낸다.

<table>
<tr><th>환자의 검사</th><th>피사고자의 검사</th><th colspan="2">처치</th></tr>
<tr><th>(HBs 항원/HBe 항원)</th><th>(HBs 항원/HBs 항체)</th><th>HBIG</th><th>HB 백신</th></tr>
<tr><td>+/+</td><td>-/-</td><td>5 m/근주
(48시간 이내)</td><td>3회 접종
(0, 1, 2~3개월)</td></tr>
<tr><td>+/-</td><td>-/-</td><td>위와 같음</td><td>불필요</td></tr>
<tr><td rowspan="3">-/불필요</td><td>-/-</td><td rowspan="3">불필요</td><td rowspan="3">불필요</td></tr>
<tr><td>-/+</td></tr>
<tr><td>+/-</td></tr>
</table>

2) HBs 항원이 양성이면, HBe 항원 검사를 반드시 실시한다.

22 간성뇌증의 예방으로 가장 중요한 것은?

▶ 배변 조절

해설 1) 단백 과잉 섭취, 배변 이상, 감염, 이뇨제 과잉 투여, 소화관출혈은 고암모니아 혈증을 불러 일으켜, 간성뇌증의 유발 원인이 된다. 특히 변비는 일상생활에서 반드시 주의해야 한다.
2) 고암모니아 혈증의 치료에는 락툴로오스 투여가 일반적으로, 묽은 변 상태로 조절하는 것이 그 비결이다.
3) 여러 차례의 설사는 탈수를 일으키고 뇌증을 악화시키는 경우가 있다.

23 간질환이 있는 환자의 의식장애. 간성혼수 이외의 감별질환은?

▶ ① alcohol withdrawal, ② 저혈당, ③ 요독성 산증, ④ 뇌출혈

해설 1) 간질환 환자에서 의식장애를 합병했다고 해서 간성혼수라고는 한정할 수 없다.
2) 감별질환으로서 ① 알코올성 간장애를 기본으로 금주 후 48~72 시간 후에 나타나는 alcohol withdrawal, ② 간암, 극증 간염에 합병한 저혈당, ③ 조직의 저산소혈증이나 대사장애에 의한 요독성 산증, ④ 출혈경향에 의한 뇌출혈 등이 있다.

24 간생검이 금기가 되는 예는?

▶ ① 높은 출혈경향, ② 고도의 황달, ③ 현저한 복수저류, ④ 호흡 · 순환부전

해설 1) 안전한 의료를 제공하는 입장에서 일반적으로 권장되고 있는 간생검은 초음파를 이용해 간 내부의 혈관주행을 파악하고 이에 따라 간생검침을 삽입하는 방법이다.

2) 간생검의 금기에는 ① 프로트롬빈 시간이 50% 미만 또는 대조에서 4초 이상의 연장을 나타내는 출혈 경향이 높은 예, ② 혈중 빌리루빈 10 mg/dL 이상의 황달례, ③ 복수저류가 현저하게 나타나는 예, ④ 호흡 · 순환부전을 합병하고 있는 예 등이 있다.

25 급성 담관염을 접했을 때, 곧바로 실시해야 하는 처치는?

▶ 패혈성 쇼크와 DIC의 대처, 나아가 담도 배농

해설 1) 담관에 결석이나 종양에 의한 협착이나 폐색이 있으면 폐색성 황달을 일으키고, 여기에 세균감염이 더해지면 담관염이 발생한다.

2) 급성 담관염의 증상(Charcot의 세 가지 특징)은 상복부통, 발열, 황달이지만, 중증이 되면 쉽게 패혈성 쇼크, DIC로 이어진다.

3) 급성 담관염이 있다고 판단되면 패혈성 쇼크, DIC의 대처와 담도 배농을 서두를 필요가 있다.

26 혈청 아밀라아제 상승 = 췌장염?

▶ 그렇지 않다.

해설 1) 혈청 아밀라아제는 급성 췌장염 외에도 소화관천공, 담낭염, 장

간막동맥폐색증 등의 급성 복증에서도 상승하는 경우가 있다.

2) 따라서 혈청 아밀라아제=췌장염으로 성급하게 판단해서는 안 된다.

3) 급성 췌장염의 확정 진단 시에는 CT 등 영상 진단이 필요하다.

27 복부 CT 소견에 의한 급성 췌장염 평가의 유용성은?

▶ CT 소견은 급성 췌장염의 중증도 평가에 유용. 그러나 예외적 상황에 주의

해설

1) 급성 췌장염의 중증도는 전신상태, 복부소견, 임상검사소견으로 판정되지만, 복부 CT 소견만으로도 급성 췌장염의 중증도를 잘 반영하고 있다.

2) 반대로 전신상태가 극히 나빠도 복부 CT 소견은 가벼운 경우도 있다. 그러한 경우는 CT 소견을 우선하지 말고, 철저한 전신관리를 실시해야 한다.

급성 췌장염 중증도 판정기준

중증

아래의 전신상태, 복부 소견(영상도 참고로 한다), 임상검사 소견의 어느 쪽이든 해당되는 이상을 보이면 중증으로 분류한다.

1) 전신상태불량으로 명확한 순환부전이나 중요장기기능부전이 나타난다 〔쇼크 징후, 호흡곤란, 핍 · 무뇨(수액에 반응하지 않는다), 정신증상 등〕.

2) 복막자극 징후, 마비성 일레우스 징후, 복수가 광범위하게 고도로 나타난다(복부단순 X선 영상에서 광범위한 마비성 일레우스의 소견이 보인다. US, CT상에서의 췌종대에 더해 침출액저류, 췌장 주변에의 염증의 파급이 나타난다).

3) 임상검사 소견에서 아래의 1~8 중, 2개의 항목 이상이 나타난다.

① WBC≥20,000/mcL
② Hct≥50%(수액 전) 또는 Hct≤30%(수액 후)
③ BUN≥35 mg/dL 또는 크레아티닌≥2 mg/dL
④ FBS≥200 mg/dL
⑤ Ca≤7.5 mg/dL
⑥ PaO2≤60 mmHg
⑦ B. E.≤-5 mEq/L
⑧ LDH≤700 IU/L

급성 췌장염 중증도 판정기준

중등증

1) 전신상태는 비교적 양호하며, 명확한 순환부전이나 중요장기기능부전의 징후는 보이지 않는다.
2) 복막자극 징후나 마비성 일레우스 징후가 상복부에서만 뚜렷하게 나타나거나 복부 전체에 비교적 경도로 나타난다(복부단순 X선 영상에서 국소적 마비성 일레우스의 소견이 보인다. US, CT 상에서 췌종대, 췌장 주변에의 액저류가 나타나지만 경도에서 그친다).
3) 임상검사 소견에서는 상기의 1~8의 항목 중, 1개 항목 이하의 이상으로 한정된다.

경증

1) 전신상태가 양호하며, 중요장기장애를 보이지 않는다.
2) 복통, 압통, 가벼운 복막자극 징후는 상복부에 한정된다(US, CT 상에서는 췌종대 정도의 소견에 그친다).

주 1: 증상 발생 5일 이내의 판정에 이용하는 것을 원칙으로 한다.

주 2: 증상 발생 5일 이후의 판정에 이용하는 경우에는 다음의 합병증을 수반하는 것은 중증으로 한다.

1) 소화관출혈, 복막내출혈, 중증 감염증(패혈증), DIC(출혈경향)을 수반하는 것
2) US, CT 상에서 췌농양, 복막내농양을 나타내는 것

급성 췌장염 CT등급 분류

등급	췌종대*	췌실질 내부 비균질**	췌장 주변으로의 염증의 파급 또는 액저류
I	–	–	–
II	국소성	–	–
III	췌장 전체	국소성 또는 췌장 주변만	
IV	다양한 정도	췌장 전체 또는 췌장 주변을 벗어난다	
V	다양한 정도	췌장 전체 및 췌장 주변이나 췌장 주변을 벗어난다	

* 더욱이 췌종대의 정의는 '췌두부에서 1추체 이상, 췌체미부에서 2/3추체 이상을 췌종대'로 한 Hagga 등의 기준(Hagga JA, Alfidi RJ, Zelch MG, et al : Computed Tomography of the pancreas. Radiology 120 : 589-595, 1976)을 이용한다.

** enhanced CT로 판정하는 것이 바람직하다.

CT의 시행 시기: 원칙적으로 입원 48시간 이내에 CT를 실시해 중증도를 판정하고 이후 7일, 14일 등으로 임상 경과에 맞춰 경시적으로 시행하는 것이 바람직하다.

일본 후생노동성 특정질환 난치성 췌질환조사연구반의 1990년도 보고서에서

주: 등급 IV~V는 중등도 이상의 췌장염에 해당

소화기외과편

1 무증상 담석이라도 수술 적응이 되는 것은?

▶ ① 당뇨병 병존, ② 합병증을 동반한 담석, ③ 커다란 결석, ④ 도자기 담낭

해설
1) 일본에서 담석의 보유자 수는 현재 1,000만 명 이상으로 추정되고 있으나 담석이 있다고 무조건 수술 적응은 아니다.
2) ① 당뇨병 병존의 담석은 심각한 담낭염을 병발하기 쉬워 무증상이라도 수술 적응이 된다. 또는 ② 합병증을 동반한 담석, ③ 커다란 결석(3 cm 이상), ④ 도자기 담낭도 담낭암 발생 가능성이 있으므로 수술 적응이 된다.

2 담낭염을 동반한 담석에는?

▶ 원칙, 수술 적응

해설
1) 담낭염을 정의하기 위해서는, ① 복통, 발열 등의 임상증상, ② 백혈구나 CRP의 상승 등 혈액 소견, ③ 담낭종대(직경 최고 8 cm 이상)나 벽비후(4 mm 이상) 등의 영상 소견 중에서 2개 항목 이상이 합치하면 담낭염으로 생각해도 좋고, 3개 항목이 합치하면 확정 진단으로 간주한다.
2) 정도와도 관련이 있으나, 담낭염을 동반한 경우의 담석은 수술 적응이 있다.
3) 담석 발작의 정의는 복통소견만 나타나며, 혈액 소견이나 영상 소견에 이상이 없는 경우를 가리킨다. 일단 담석 발작을 일으키면 매년 30~50%는 재발의 위험이 있고, 약 30%는 평생 재발하지 않는다는 보고가 있다.

3 응급처치가 필수적인 것은 급성 담낭염? 아니면 급성 담관염?

▶ 급성 담관염

해설

1) 정말로 무서운 것은 급성 담낭염보다도 급성 담관염이다. 단시간에 균혈증, 쇼크로 이어지는 경우도 있어 담관염을 의심한다면 그 즉시 담도의 배농(경십이지장적 또는 경간적루트가 있다)을 고려해야 한다.
2) 담낭염의 대부분은 담석이 그 원인(90% 이상)이나, 드물게 무석성 담낭염도 있고 동맥경화에 기인하는 담낭의 혈류장애나 장기절식에 기인하는 경우도 많다.
3) 담낭염에 대한 수술은 신속하게 실시하는 것이 바람직하고(수일 이내), 수술 방식으로는 개복 또는 복강경하수술도 고려되어야 한다. 증상 발생일로부터 1주일 이상 경과하면 역으로 수술이 곤란해질 수 있다. 긴급 경피적 담낭 배농은 전신상태가 불량한 경우, 동반 질환에 대한 정밀 검사가 필요한 경우 등에 한한다.

4 간성 황달인가 담관폐색성 황달인가의 감별은?

▶ 우선 초음파로 간내담관의 확장 유무를 살핀다.

해설

1) 간성 황달인가 담관폐색성 황달인가의 감별은 초음파에서 간내담관의 확장 유무를 검색한다. 간경변 등에서 간실질이 현저하게 경화되어 있는 경우를 제외하고 감별은 비교적 쉽게 이루어진다.
2) 담관폐색성 황달인 경우 폐색의 부위를 예측한다. 그 경우, 담낭이 종대해 있으면 담낭관분기부보다 아래 쪽의 하부담관협착, 종대해 있지 않으면 상부담관에서의 협착.
3) 다음으로 종양성인가 결석 등에 의한 양성폐색인가를 감별한다. 결석으로 존재하면 내시경적인 치료를 우선하고 종양성이라면 외과와의 연계를 긴밀하게 취한다. 종양성인 경우에도 모든 예

에서 담관 배농이 필요한 것은 아니고 담관염의 병존이 없는 한 총빌리루빈 10대 까지라면 수술에 지장은 없다.

5 유문측위절제 후의 재건법은?

▶ ① Billroth I 법, ② Billroth II 법, ③ Rouxen Y 법

해설 1) 위절제 후에는 담도계의 장폐색도 일어날 가능성이 있어, 내과의라고 해도 중요한 재건방법 지식은 치료방침을 결정하는 데 유용하다.

2) 유문측위절제의 경우 ① Billroth I 법, ② Billroth II 법에 더해, 최근에는 ③ Rouxen Y 법이 자주 이용되고 있다. Rouxen Y 법은 십이지장 단단(斷端)을 폐쇄하고 분문측 잔위로 거상한 공장을 문합하는 방법으로 담즙역류가 없어 잔위염을 일으키기 어렵다는 점이 그 장점이다.

3) 수입각, 수출각의 2개의 구멍이 확인 가능한 경우에는 Billroth II 법을 이용한다.

6 위절제 후 장기적인 합병증은?

▶ 골감소증, 빈혈, 잔위염, 잔위암, (비적례에서는) 폐렴구균성 감염증

해설 1) 위암 수술 후 성적도 향상해, 5년 이상 경과한 증례에서는 충분한 경과관찰이 실시되고 있지 않은 경우가 많다.

2) 주의해야하는 수술 후 장기적인 합병증으로서 골감소증, 빈혈(철결핍성, 비타민 B_{12} 결핍성), 잔위염 등이 있다. 또 잔위암의 문제도 중요하며 특히 Billroth II 법으로 재건한 경우에는 충분한 주의가 필요하다.

3) 비장이 합병절제되어 있는 경우도 드물지는 않으며, 폐렴구균백신(뉴모박스 NP®)의 접종이 중요하다. 통상적으로 비장절제 전에 백신을 1회 접종하고, 이후에는 5년에 한 번 접종하는 것이 바람직하다.

7 급성 복증에서 놓치기 쉬운 중한 질환은?

▶ 대동맥박리, 상장간막혈전증, 소화관천공, 교액성 일레우스, 급성 췌장염 등

해설

1) 급성 복증의 진단은 쉽지만은 않고, 의사 개인의 종합적인 능력이 시험되는 질환이라고 해도 과언은 아니다. 검사가 우선이 아니라 증상 발생의 계기, 고통의 성상, 정도(호소하는 방법), 추이 등을 주의 깊게 관찰하는 것이 중요하다. 진단이 되지 않는 경우에는 진찰과 검사를 반복해 실시하는 것이 필요하다.
2) 간과해서는 안 되는 중한 질환을 우선 염두에 둔다. 대동맥박리는 CT(또는 US) 상으로 진단이 가능하다. 상장간막동맥혈전증, free air의 확인이 어려운 소화관천공, 교액성 일레우스 등에서는 발생 초기에는 검사소견에서 명확한 이상이 확인 불가능한 경우도 많다. 급성 췌장염의 경우, 발생 당시에는 경도의 이상소견을 보였으나 갑자기 중증 췌장염으로 악화되는 증례도 있다.

8 소화관천공을 간과하지 않기 위해서는?

▶ 입위흉부 X선, 좌측와위복부 X선, CT에서 air bubble

해설

1) 소화관천공을 의심하는 경우는 횡격막을 포함한 촬영이 중요하며, 입위에서의 흉부 X선 또는 좌측와위(간장 위쪽의 air에 주목)의 촬영이 유용하다.
2) 더욱이 free air를 확인하기 어려운 경우에는 CT가 유용하다. CT 상에서 미세한 air bubble을 확인한다. Window level을 바꾸는 것에서 air bubble만을 주목한다. 다만 부위(특히 하부소화관)에 따라서 free air가 나타나지 않는 경우도 있어, 이런 경우에는 free air에 얽매이는 것보다는 복부 소견에 주의를 기울이는 편이 더욱 바람직하다.

9 교액성 일레우스를 간과하지 않는 포인트는?

▶ 극심한 복통, 염증반응 전에 산증 진행, CT 상에서 소장벽의 비후 · 확장

해설 1) 교액성 일레우스의 발생 초기에는 혈액 소견, 영상 소견은 물론, 복부 소견에서도 전혀 이상이 보이지 않는 경우가 많다.

2) 주목해야 하는 것은 복통의 정도이며, 대부분 연령에 상관없이 극심한 복통을 수반하는 것이 일반적이다.

3) 혈액 소견에서는 염증 소견의 상승 전에 산증의 진행이 나타난다. CT 상에서는 국소적인 범위의 소장벽 비후나 확장, 복수의 출현이 특징적이지만, 명확한 이상소견이 보이지 않을 때는 이미 장관괴사에 빠져 있는 경우가 대부분이다.

10 장폐색을 일으키며 간과되기 쉬운 질환은?

▶ 상장간막동맥혈전증, NOMI, 대퇴 헤르니아, 감돈성 폐쇄공 헤르니아, 장관 아니사키스증

해설 1) 상장간막동맥혈전증은 CT 상에서 상장간막동맥의 내강에 주목하면 진단이 가능한 경우가 많다. 심방세동 등 심질환의 유무를 확인해 이 질환을 염두에 두고 상장간막동맥에 주목할 수 있는가가 관건이다.

2) 고령에서 수반되는 상장간막동 · 정맥에 폐색이 없는 NOMI (non-occlusive mesenteric ischemia)에 대한 인식도 중요하다. 동맥경화를 배경으로 일과성 순환부전(투석, 하제의 사용 등)을 수반했을 때 발생하기 쉽다. 상장간막동맥혈전증에 비해 증상이 그리 심하지 않다는 점에서 진단이 늦어지는 경향이 있다.

3) 감돈성 대퇴 헤르니아를 간과하지 않기 위해서는 대퇴부까지 관찰하도록 한다. 감돈성 폐쇄공 헤르니아를 간과하지 않기 위해서는 대퇴의 신경증상에 주의한 뒤 골반 아래쪽까지 CT를 촬영하도록 한다. 양자 모두 여성에게 많고, 구측장관부터 연속해서 병변부까지 소장이 확장해 있다는 점도 또 다른 특징이라고 할 수 있다.
4) 장관 아니사키스증은 병력 청취가 중요하지만, 오히려 어패류(오징어, 고등어)의 섭취력에 집중해 그 밖의 다른 질환을 놓쳐서는 안 된다. 영상에서는 국소적인 장관의 비후와 복수의 존재가 특징적이나, 교액성 일레우스에서도 마찬가지 소견이 보이며 이에 따라 종합적인 판단이 필요하다. 고통의 호소 정도나 전신상태가 교액성 일레우스에 비하면 경도인 경우가 많다.

11 장폐색에는 위관? 일레우스 관?

▶ 우선 위관, 개선되지 않으면 수일 이내에 일레우스 관

해설

1) 긴급 수술이 필요하지 않은 통상적인 장폐색은 입원한 뒤에 보존적 치료를 하는 것이 원칙이다. 이때 장관감압에는 우선, 경비위관을 삽입한다. 배농된 배액의 성상이나 그 양에 주의해 상태가 개선되지 않는 경우에는 수일 이내에 일레우스 관으로 이행한다.
2) 튜브 유치기간의 기준은 감압 후 1주일 전후이며, 그 이후는 수술을 고려한다. 따라서 일레우스 관으로의 이행을 고려할 때에는 외과와 연계하는 것이 중요하다.
3) 입원의료비가 높은 구미에서는 일본에 비해 조기에 개복수술로 이행하는 경향이 있다.

12 급성 충수염은 보존적으로 치유?

▶ 항생제로 개선되는 경우도 있으나 원래는 수술이 원칙이다.

해설 1) 급성 충수염은 일반적으로는 수술이 원칙이다.

2) 급성 충수염의 병인은 충수근부에서의 폐색(분석 등)이며, 폐색에 의해 충수내강에 염증, 농양이 발생한 병태가 바로 충수염이다. 그러므로 항생제만으로 충수폐색의 해제는 곤란하다.

3) 임상 증상의 추이와 충수염의 병기에는 밀접한 관련이 있으며, 충수폐색을 일으키고 내압이 상승하는 것으로 내장통(심와부통이나 구토 기미 등)이 일어나며, 염증이 장막면으로 진행하는 것으로 체성통에 관련된 복막자극증상이 출현한다.

4) 카타르싱 충수염 등, 염증이 경미한 충수염에서는 항생제만으로 개선되는 경우가 있으나 신중한 경과관찰이 필요하다.

13 대장게실염에서 수술 적응은?

▶ ① 복강내로 전파된 게실염, ② 광범위한 농양형성, ③ 2회째 이상의 게실염

해설 1) 대장게실염은 일반적으로는 보존적 치료가 원칙이다.

2) 게실은 벽내로 유입하는 혈관주위에서 발생하기 쉽다. 즉, 게실의 주좌는 장간막측이며, 농양으로 진전해도 복강내로 전파되는 것은 비교적 드문 편이다.

3) 긴급 수술의 적응은 ① 복강내로 전파된 게실염이다. ② 광범위한 농양형성의 경우도 수술 적응이긴 하지만, 긴급 수술에서는 합병증의 위험성도 높고 가능한 한 경피적 배농 뒤의 대기적 수술이 바람직하다. ③ 2회째 이상의 게실염도 대기적 수술의 적응.

14 폐색성 대장암의 치료방침은?

▶ 우측은 소장-결장문합, 좌측은 수술 전 감압 후에 결장-결장문합

해설

1) 악성 종양에 의한 대장폐색은 우측 대장폐색과 좌측 대장폐색을 구분해 치료방침을 세운다.
2) 우측의 경우는 소장-결장문합이며, 문합이 비교적 쉽다는 점과 저류내용이 액상인 점 때문에 수술 전 감압에 반드시 얽매일 필요는 없다.
3) 좌측의 경우는 결장-결장문합이며, 저류내용도 대량의 고형물인 점 때문에 봉합부전의 위험이 있다. 그러므로 일회적인 장관문합을 목표로 하기 위해서는 가능한 한 수술 전 감압이 바람직하고, 경항문적인 일레우스 관 삽입이나 금속 스텐트 삽입이 시험되고 있다. 외과 측과의 긴밀한 연계가 무엇보다 중요하다.

15 하혈이나 하복부통이 있는 경우 반드시 해야 하는 진찰은?

▶ 항문수지검사

해설

1) 하혈이나 하복부통이 있는 경우에는 항문수지검사를 주저하지 말고 시행한다.
2) 항문수지검사에서는 직장 · 항문병변뿐만 아니라 전립선이나 자궁의 정보 또는 복강내농양 등의 진단도 가능하다.
3) 더불어 항문연이란 모근, 한샘, 지샘을 포함하는 피부와 항문상피의 경계를 말한다. 항문상피는 부속기를 포함하지 않는 anoderm으로 불리는 중층편평상피부터이다. 그러므로 통상 항문연부터 복막반전부(peritoneal reflection)까지 8 cm 정도 거리가 있다.
4) 복막반전부는 항문수지검사에서는 확인이 불가능하다. 주장조영이나 내시경에서 보이는 항문으로부터 2번째 직장벽의 만입부(middle houston valve)가 그것에 해당되는 부위이다.

호흡기편

1 넓은 의미에서 호흡부전의 4가지 요소는?

▶ ① 환기부전, ② 동맥혈산소화부전, ③ 조직으로의 산소운반부전, ④ 조직에서의 산소이용부전

해설

1) 환기부전(CO_2가 나오지 않고, O_2가 들어가지 않는다)
척수손상, ALS, 중증근무력증, 긴장성 기흉, 폐결핵후견증, 약물
2) 동맥혈산소화부전(폐에서 O_2가 흡입되지 않는다)
폐렴, 간질성 폐렴, 기관지천식, 폐경색
3) 조직으로의 산소운반부전(O_2를 말초조직까지 운반하지 않는다)
4) 조직에서의 산소이용부전(말초조직까지 도달한 O_2를 잘 사용할 수 없다)
간신증후군, 패혈증, 시안 중독
5) 좁은 의미의 호흡부전은 1)과 2)만을 가리킨다.

2 동맥혈가스분석으로 얻어질 수 있는 3가지 정보는?

▶ ① 폐의 산소화, ② 환기, ③ 산염기평형

해설

1) ① 폐의 산소화는 $AaDO_2$, ② 환기는 $PaCO_2$, ③ 산염기평형의 상태는 pH로 각각 판단할 수 있다.
2) pH는 HCO_3^- 및 $PaCO_2$에 의해 규정된다.

3 호흡부전의 정의는?

▶ $PaO_2 \leq 60$ mmHg로, $PaCO_2 \leq 45$ mmHg(I형 호흡부전), $PaCO_2 > 45$ mmHg(II형 호흡부전)

해설

1) 호흡부전은 $PaO_2 \leq 60$ mmHg로(I형 호흡부전), $PaCO_2 > 45$ mmHg(II형 호흡부전)으로 정의되고 있다(1981년 일본 후생노동성 호흡부전연구반).
2) I형 호흡부전은 동맥혈산소화부전, II형 호흡부전은 환기부전에 의한다.
3) PaO_2 60 mmHg은 SaO_2 90~92%에 해당하며, PaO_2가 60 mmHg을 밑돌면 SaO_2가 급격하게 저하된다(산소해리곡선의 어깨 부분에 해당한다).
4) 인체에서는 PaO_2가 60 mmHg을 밑돌아 말초장기로의 산소공급이 어렵게 된다.

4 환기혈류불균등분포에서의 혈류저하와 환기저하. 각각 무슨 효과가 있는가?

▶ 사강 효과, 단락(shunt) 효과

해설

1) 혈류와 환기가 있고서야 비로소 가스교환이 실시된다. 이것들의 균형이 붕괴되면 산소화장애가 일어난다.
2) 환기가 있어도 혈류가 없는 상태를 사강이라고 한다(예: 폐혈전색전증 등).
3) 혈류가 있어도 환기가 없는 상태를 단락이라고 한다(예: 무기폐 등).

5 급성인 I형 호흡부전과 II형 호흡부전. 각각 동맥혈 pH는?

▶ 전자는 상승, 후자는 저하

해설 1) 급성 동맥혈산소화부전, 즉 I형 호흡부전(PaO_2 저하, $PaCO_2$ 저하)에서는 $AaDO_2$가 개대한다. 고통스럽기 때문에 과환기가 되어 $PaCO_2$가 저하하지만, 신장에서의 보상이 시간에 맞지 않는 관계로 pH는 상승한다.

2) 급성 환기부전, 즉 II형 호흡부전(PaO_2 저하, $PaCO_2$ 상승)에서는 $PaCO_2$ 상승에 대해 신장에서의 보상이 시간에 맞지 않는 관계로 pH는 저하한다.

6 제한성 장애와 폐색성 장애. 각각의 정의는?

▶ FVC<80%, FEV_1%<70%

해설 1) FVC(폐활량)가 80% 미만인 것을 제한성 장애, FEV_1%가 70% 미만인 것을 폐색성 장애라고 한다.

2) 제한성 장애의 원인
   ① 폐 자체의 장애
      A. 폐의 경화를 일으키는 간질성 폐질환(진폐, 특발성 간질성 폐렴 등)
      B. 폐실질의 용적 감소를 일으키는 질환(폐절제 후, 폐렴, 무기폐, 폐종양, 진구성 폐결핵 등)
   ② 폐외의 이상(흉막비후, 흉수, 흉곽변형, 복수, 신경근질환 등)

3) 폐색성 장애의 원인
   ① 가역성이 없는 폐색성 장애(폐기종, 만성 기관지염, 기관지확장증 등)
   ② 가역성이 있는 폐색성 장애(기관지천식)

7 I형 호흡부전과 II형 호흡부전. 각각 투여해야 하는 산소농도는?

▶ 전자는 고농도, 후자는 저농도

해설

1) I형 호흡부전은 저산소혈증과 대상성 과환기의 상태이며 고농도의 산소흡입을 실시한다(목표로는 PaO_2 80 mmHg 이상, SaO_2 96% 이상).
2) II형 호흡부전은 폐포저환기가 원인. CO_2 나르코시스 예방을 위해 저농도의 산소흡입에서 치료를 개시한다(목표는 PaO_2 60 mmHg 정도, SaO_2 90~95% 정도).

8 고농도산소흡입과 일정농도의 산소흡입. 각각에서 사용하는 마스크는?

▶ 전자는 에어로졸 마스크, 저장소(reservoir) 부착 마스크, 후자는 벤튜리 마스크

해설

1) 인스피론 등의 에어로졸 마스크에서는 흡입산소농도(F_IO_2)를 35~100%로 설정하는 것이 가능하다. 다만 환자의 환기량이 큰 경우에는 주변의 대기도 빨아들이기 때문에 흡입산소농도는 설정값보다 낮아져 F_IO_2 100%를 달성하는 것은 어렵게 된다. 확실하게 고농도의 산소를 흡입하기 위해서는 저장소(reservoir) 부착 마스크가 사용된다. 저장소 부착 마스크는 저장부가 흡기에 의해 음푹 들어가지 않을 정도의 산소류량(통상 8 L/분 이상)이 필요하다.
2) 환기가 불안정한 환자, 특히 CO_2 나르코시스를 막기 위해 저농도이나 일정한 F_IO_2의 산소투여를 하고 싶은 경우에는 벤튜리 마스크를 이용한다. 벤튜리 효과에 의해 고류량으로 일정한 F_IO_2를 만드는 것이 가능하며 F_IO_2가 환자의 환기량에 좌우되지 않고 안정적이다. 24~50%의 F_IO_2로 설정하는 것이 가능하다.

9 폐포저환기의 환자. 금기시되는 흡입산소는?

▶ 고농도산소

해설 1) 폐포저환기가 있는 환자에는 CO_2 나르코시스의 위험이 있기 때문에, 고농도의 산소흡입은 금기이다.

2) 만성 폐색성 폐질환이나 폐결핵후견증 등의 저폐기능이 장기간 존재하는 환자에서는 CO_2의 상승에 대한 환기응답이 극단적으로 저하해 있는 경우가 있다. 이 상태에서는 경도의 저산소혈증에 의해 환기가 자극을 받으며, 이러한 환자에게 산소를 투여해 저산소혈증을 개선하면 환기자극이 없어져 환기가 저하된다. 그 결과 CO_2 저류를 불러 일으켜 CO_2 나르코시스가 일어난다.

3) 평소 $PaCO_2$가 60 mmHg 이상인 환자에서는 고농도산소에 의해 쉽게 CO_2 나르코시스를 일으킨다.

10 인공호흡관리의 2가지 적응은?

▶ ① 산소흡입으로 개선이 불충분한 산소화 장애, ② 고도 산혈증을 수반하는 급성 호흡성 산증

해설 1) 인공호흡의 목적은 ① 가스교환의 개선, ② 호흡일량의 경감, ③ 기도 확보, ④ 폐 세정 등이며, 인공호흡관리가 적응이 되는 것은 산소흡입으로는 개선이 불충분한 산소화 장애, 고도 산혈증을 수반하는 급성 호흡성 산증이다.

2) 인공호흡의 사용에 있어서는 ① 환기모드, ② 일회환기량 또는 흡기압, ③ 흡입산소농도(F_IO_2), ④ 호기종말양압(PEEP), ⑤ 최저호흡 수를 결정할 필요가 있다. 또 인공호흡 중인 환자에서는 지속호흡심박감시 등의 생체모니터가 반드시 필요하다.

11 고농도산소로 장시간 환기하면 무엇이 문제?

▶ 폐포상피장애(산소중독)

해설 1) 순수산소의 흡입은 폐에 진행성으로 치명적인 장애를 일으킨다. 굵은 기도에서는 선모운동, 점액제거기능 장애, 말초기도에서는 선모상피의 파괴 그리고 폐포 레벨에서는 광범위한 울혈, 간질의 염증과 부종, 섬유화가 일어난다. 이것은 급성 호흡곤란증후군(ARDS)의 병태와 비슷하다.

2) 산소중독의 위험을 최소로 하기 위해, 흡입산소농도(F_IO_2)를 50% 이하로 유지해야 한다.

12 ALI/ARDS의 환자에서 인공호흡기에 의한 폐 손상을 피하기 위한 설정조건은?

▶ 일회환기량 6 mL/kg 이하, 흡기종말의 Plateau 압 30 cmH_2O 이하

해설 1) 급성 폐장애(ALI)/ARDS 환자에서는 폐 조직의 과팽창이나 과신전에 의해 인공호흡기 그 자체가 폐 손상을 악화(압외상 barotrauma, 용량외상 volutrauma)시킬 위험이 있고, 종압식이 사용되는 경우가 많다.

2) 일회환기량은 이상체중기준 6 mL/kg 이하로, 흡기종말의 Plateau 압은 30 cmH_2O 이하로 하는 것이 권장되고 있다.

13 성인의 지역사회획득 폐렴의 원인균 중 많은 것은?

▶ ① 폐렴구균, ② 인플루엔자 간균, ③ 마이코플라즈마 폐렴

해설

1) 기존에 폐병변이 없는 성인에서 급성 폐렴의 원인균으로서 가장 많은 것은 ① 폐렴구균, ② 인플루엔자 간균, ③ 마이코플라즈마 폐렴 3가지이다.
2) 폐렴구균폐렴은 성인의 원외 폐렴 원인균으로 가장 많고, 기저질환을 갖는 경우나 노인, 비장적출 후 등에서 위험도가 높다. 최근 들어 요중폐렴구균항원에 대한 신속한 진단이 가능해져 보조 진단으로서 유용하게 이용되고 있다. 일본에서는 페니실린 내성폐렴구균(penicillin-resistant *streptococcus pneumoniae*, PRSP)이 증가하고 있어, 제1선택제로서 제2~3세대 세파계를 사용하는 경우가 많아지고 있다.
3) 인플루엔자 간균에 의한 폐렴은 기존에 기도질환(부비강염, COPD 등)이 존재하는 경우에 많다.
3) 마이코플라즈마 폐렴은 젊은 사람에게 많으나, 최근에는 60세 이상의 고령자도 드물지는 않다.

14 원내 폐렴의 대표적인 원인균은?

▶ ① 그람양성간균, ② 혐기성균(흡인), ③ 진균

해설

1) 원내 폐렴의 대부분은 ICU에서 일어나지만, 특히 인공호흡기를 사용 중인 환자에게 발생한 폐렴을 인공호흡기관련폐렴(VAP)이라 부른다.
2) 항생제 투여중인 환자, 재원기간이나 인공호흡기 관리기간이 긴 환자에서는 원인균으로서 가능성이 높은 녹농균과 혐기성균을 포함하는 항생제를 선택해야 한다.
3) 원인균의 스펙트럼과 내성의 패턴은 병원마다 다르기 때문에, 각 ICU에서의 데이터에 기초해 항생제를 선택해야 한다.

15 폐렴환자의 객담 그람염색에서 균이 보이지 않으면?

▶ ① 치료 후, ② 마이코플라즈마, ③ 클라미디아, ④ 레지오넬라를 의심한다.

해설

1) 폐렴 치료 개시 전에는 그람염색을 실시해 원인균을 확정하는 것이 바람직하다. 그러나 객담 검사에서 유의한 균이 나타나지 않는 경우도 있다.
2) 유의한 균을 보이지 않는 경우에는 ① 외래 또는 전의에서 이미 항생제에 의한 치료가 개시되고 있기 때문에 유의한 균이 확인되지 않는 경우와, 그람염색으로는 확인하기 어려운 병원체(② 마이코플라즈마, ③ 클라미디아, ④ 레지오넬라 등)에 의한 경우를 고려한다. 물론 원인균이 같은 부류가 아닌 경우도 종종 있다.

16 지역사회획득 폐렴의 치료 장소는 어떻게 결정하는가?

▶ 중증도 판정(A-DROP)에 기초해서

해설

1) 각국의 지역사회획득 폐렴 지침에서 중증도 분류를 살펴볼 수 있으나, 일본에서는 일본호흡기학회의 지역사회획득 폐렴 지침의 A-DROP 시스템을 주로 이용한다.
2) 지역사회획득 폐렴은 이 A-DROP 시스템에 의한 중증도 판정에 기초해 치료 장소를 결정한다.

사용하는 지표

1. 남성 70세 이상, 여성 75세 이상
2. BUN 21 mg/dL 이상 또는 탈수 증상 있음
3. SpO2 90% 이하(PaO_2 60Torr 이하)
4. 의식장애
5. 혈압(수축기) 90 mmHg 이하

중증도 분류

경증: 상기의 5개 항목 중 어떤 것도 만족하지 않는 것
중등증: 상기의 항목 중 1개 또는 2개를 갖는 것
중증: 상기의 항목 중 3개를 갖는 것
초중증: 상기의 항목 중 4개 또는 5개를 갖는 것
다만, 쇼크가 있으면 1개 항목만으로도 초중증으로 분류한다.

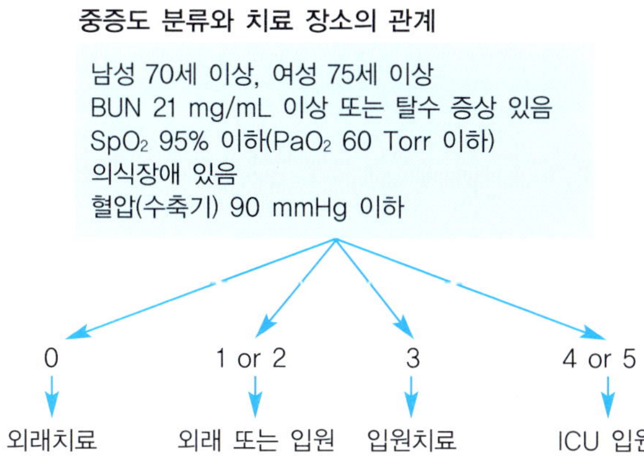

신체소견, 연령에 따른 폐렴의 중증도 분류(A-DROP 시스템)

17 지역사회획득 폐렴의 항생제는 어떻게 선택한다?

▶ 세균성 폐렴인지 비정형 폐렴(주로 마이코플라즈마)인지를 감별해서 선택

해설 1) 지역사회획득 폐렴은 세균성 폐렴인지 비정형 폐렴(주로 마이코플라즈마)인지를 감별해서 항생제를 선택한다.

2) 이때, 일본호흡기학회의 지역사회획득 폐렴 지침에 나와 있는 체크 목록이 유용하다.

감별에 사용하는 항목

1. 연령 60세 미만
2. 기초질환이 없거나 경미
3. 완고한 기침이 있다
4. 흉부청진상 소견이 부족하다
5. 가래가 없거나 신속진단법으로 원인균이 증명되지 않는다
6. 말초혈 백혈구 수가 10,000/mcL 미만이다

감별 기준

상기 6개 항목을 사용한 경우:	
6개 항목 중 3개 항목 이상 만족하는 경우	비정형 폐렴을 의심
6개 항목 중 3개 항목 이하 만족	세균성 폐렴을 의심
이 경우 비정형 폐렴의 감도는 77.9%, 특이도는 93.0%	
상기의 1부터 5까지의 5개 항목을 사용한 경우:	
5개 항목 중 4개 항목 이상 만족하는 경우	비정형 폐렴을 의심
5개 항목 중 2개 항목 이하 만족	세균성 폐렴을 의심
이 경우 비정형 폐렴의 감도는 83.9%, 특이도는 87.0%	

18 ICU 관리가 필요한 중증 폐렴의 치료제는?

▶ 제3, 4세대 세파계 주사제 또는 칼바페넴계 주사제+마크로라이드계 주사제 또는 퀴놀론 주사제 또는 테트라사이클린계 주사제

해설 1) 중증 지역사회획득 폐렴의 환자에서도 통상의 지역사회획득 폐렴과 마찬가지로 폐렴구균이 가장 많은 병원체이지만, 레지오넬라나 그 외의 비정형 폐렴의 병원체, 인플루엔자균, 장내 그람음성간균의 비율도 높아진다.

2) 녹농균은 중증 지역사회획득 폐렴 전체의 10~20%를 점유하고 있으나, 대체로 위험인자(기관지확장증, 항생제나 부신피질스테로이드 사용력 등)를 갖는 경우가 많다.

3) 경험적 치료로서는 제3, 4세대 세파계 주사제 또는 칼바페넴계 주사제와, 마크로라이드계 주사제 또는 퀴놀론 주사제 또는 테트라사이클린계 주사제와의 병용 치료를 실시한다.

19 기존의 폐병변에 속발하는 호흡기감염증의 원인균으로서 많은 것은?

▶ 인플루엔자 간균, 폐렴구균, 녹농균, moraxella catarrhalis

해설 1) 기존에 폐병변(COPD, 진구성 폐결핵, 기관지확장증 등)이 존재하는 경우는 호흡기 감염의 원인미생물로서 인플루엔자 간균, 폐렴구균, 녹농균, *moraxella catarrhalis*가 많다.

20 장기적 마크로라이드 사용 중, 만성 하기도감염증으로 급성 악화 시에는?

▶ 퀴놀론±항녹농균활성을 갖는 세파계 주사제

해설 1) 기관지확장증이나 비만성 범세기관지염 등의 만성 하기도감염의 원인미생물은 19와 같다.

2) 만성 하기도감염증의 급성 악화에 인플루엔자 간균, 녹농균이 관여하는 경우가 많고, 여기에 항균력을 갖는 퀴놀론계 약제나 항녹농균활성을 갖는 세파계 주사제를 사용한다.

21 폐결핵 치료의 기본은?

▶ 내성균의 유도를 피하기 위해 다제 병용〔2HRZE (또는 S)+4HR (E) 등〕

해설 1) 결핵균은 항결핵제 1제당 내성률이 107이라고 한다. 활동성 병소에는 그 이상의 균이 존재한다고 알려져, 단일 약제로의 치료는 자연내성균이 선택되어 결과적으로 내성이 된다.

2) 이것을 막기 위해서 최소한 2제 이상의 다제 병용 요법이 일반적으로 실시된다. 다제 병용 요법의 2HRZE (또는 S)+4HR (E)는 처음 2개월은 H〔isoniazid, 이소니아지드(이스코틴®)〕, R

〔rifampicin, 리팜피신®(리막탄®)〕, Z〔pyrazinamide, 피라진아미드(피라마이드®)〕, E〔ethambutol, 에탐부톨(에부톨®)〕 또는 S(streptomycin, 스트렙토마이신)로, 이후 4개월간은 H, R, (E)로 치료한다는 의미이다.

3) 최근 결핵의 보조진단으로 QuantiFERON-TB(QFT)가 등장했다. 이것은 피험자로부터 채취한 혈액에 결핵균 특이항원을 섞어 배양, T세포에서 유리하는 IFN-γ를 측정하는 검사이다. 결핵균에 대한 특이면역이 환자에서 활성화되는지를 알아보는 것으로, 간접적으로 결핵감염을 보조진단하는 방법이다. 결핵이 의심되는 환자, 활동성 결핵으로 진행할 위험이 높은 환자에게 추천된다.

22 일본의 비결핵성 항산균증에서 많은 것은?

▶ MAC 감염증

해설 1) 일본의 비결핵성 항산균증에서 많은 것은 MAC 감염증이다.

2) 비결핵성 항산균증은 리팜핀+에탐부톨+클래리스로마이신(500~1,000 mg/일)±스트렙토마이신으로 치료하나, 첫회의 균음성화율은 30% 정도로 재발이 많이 일어나는 편이다. 병변이 국소적인 환자에게는 충분한 화학 요법과 수술의 병용을 고려한다.

3) 항산균의 in vitro에서의 약제감수성시험은 결핵균을 상정한 내성농도이며, MAC에서는 신용할 수 없다.

23 비결핵성 항산균증에 대해 격리가 필요?

▶ 필요 없다.

해설 1) 비정형항산균증은 토양 등 자연계에 널리 분포하여 사람에서 사람으로의 전염은 없다.

2) 따라서 결핵균감염증과 달리 비결핵성 항산균증에서는 격리의 필요성은 전혀 없다.

24 기관지천식에서 중심이 되는 치료는?

▶ 흡입스테로이드(에 의한 항염증 요법)

해설 1) 기관지천식은 기관지의 만성 염증으로, 호산구가 염증의 중심적 역할을 담당하고 있다.
2) 때문에 천식 치료의 중심은 흡입스테로이드에 의한 항염증 요법에 있다.

25 기관지천식 환자의 폐기능의 특징은?

▶ 가역적 폐색성 장애

해설 1) 기관지평활근의 연축에 의한 기도의 가역적인 폐색(reversible airflow limitation)이 기관지천식의 특징이며, 기도폐색은 치료에 의해 개선될 수 있다. 그 외의 만성 폐색성 폐질환에서는 기도폐색은 비가역성이다.
2) β_2 자극제의 흡입에 의해 흡입 후의 FEV_1이 흡입 전 FEV_1의 12% 이상 및 200 mL 이상의 증가가 나타나는 경우, 가역적인 기도폐색으로 진단한다.

26 만성 기관지천식 치료의 기본은?

▶ 스테로이드의 정기적 흡입, 발작이 없어도 신중하게 감량

해설 1) 기관지천식 치료관리의 세계적인 기준은 Global Initiative For Asthma(GINA)의 지침(http://www.ginasthma.com/). 일본에서는 일본알레르기학회에 의한 천식예방 · 관리지침 2006(JGL 2006)이 이용되고 있다.
2) 만성기 치료는 증상의 정도 또는 조절 단계에 맞춰 단계적 표에 따라서 실시한다. 최근에는 대부분이 높은 단계에서 치료를 시

작해 그 뒤 단계를 낮춰가는 방식을 택하고 있다. 2006년도 이후의 GINA 지침은 '단계 조절'이라고 하는 방식을 도입해 치료의 단계를 낮추는 기준, 단계를 높이는 기준을 명확하게 하고 있다. 또 GINA 2006 이후에는 새롭게 Step 5가 도입되었다.

3) 단계 하강에 필요한 '조절 양호'의 상태로는, 주간 증상이 주 2회 이하, 행동제한과 새벽 증상이 없고, 속효성 흡입용 β_2 자극제의 사용빈도가 주 2회 이하, 폐기능(PEF나 FEV_1) 정상, 발작이 3개월 이상 일어나지 않는 것 등이다.
단계조절을 기초로 한 천식 치료의 관리(GINA 2007)

「단계 조절 양호」를 유지할 수 있도록 단계를 높이거나 낮춘다.

단계 1	단계 2	단계 3	단계 4	단계 5
천식 치료에 관한 교육, 환경 조절				
속효성 β_2 자극제의 돈복(頓服)				
천식 관리제의 선택	1개를 선택	1개를 선택	1개 이상을 추가	1개나 2개를 추가
	☆ 저용량흡입 스테로이드제 (ICS)	☆저용량 ICS + 지속성 β_2 자극제 (LABA)	☆ 중/고용량 ICS + LABA	경구스테로이드제 (필요최소량)
	류코트리엔 수용체 길항제 (LTRA)	중/고용량 ICS	LTRA	항 IgE 치료
		저용량 ICS + LTRA	테오필린 서방제제	
		저용량 ICS + 테오필린서방제제		

*1 ☆표가 제1선택의 치료법이 된다 *2 β_2 자극제는 흡입제가 권장된다

흡입스테로이드양의 대응표(GINA 2007)

일반명	상품명	소량	중용량	고용량
becromethasone dipropionate(BPD)	큐바르 (qvar)	200–500	>500–1,000	>1,000–2,000
budesonide (BUD)	풀미코트 (pulmicort)	200–400	>400–800	>800–1,600
ciclesonide(CIC)	알베스코 (alvesco)	80–160	>160–320	>320–1,280
fluticasone propi-onate(FP)	플루티드 (flutid)	100–250	>250–500	>500–1,000

*1 엄밀히 말하면 위의 수치는 분무(噴霧)되는 양으로 표시되어 있다. 큐바르와 알베스코는 에어졸의 분무제로 사용되기 때문에 표시량의 약 80%가 실제적인 분무량으로 여겨진다.
(예: 알베스코 200 mcg 흡입의 1회당 분무량은 약 160 mcg이 된다.)

27 기관지천식발작의 치료는?

▶ β_2 자극제 흡입과 부신피질호르몬 점적정주

해설 1) 기관지천식발작의 치료 목적은 기도폐색을 가능한 한 신속하게 개선하는 것에 있다.

2) 발작 시는 우선 β_2 자극제의 흡입을 시도한다. 또 조기에 스테로이드 전신투여는 β_2 자극제의 흡입으로 충분히 효과가 나타나지 않는 증례에서도 개선속도를 높이는 것이 가능하다.

28 아스피린 천식 환자의 금기제는? 주사제의 스테로이드에서는 무엇을 사용한다?

▶ 산성 NSAIDs, 인산에스테르형 스테로이드(린데론®)

해설 1) 아스피린 천식 환자는 성인 기관지천식 환자의 약 10~20%를 차지한다고 한다.

2) 아스피린 천식 환자에서는 산성 NSAIDs는 금기이다. 그러나 실제 임상에서는 병력만으로는 아스피린 과민성의 존재가 불명확한 경우가 많다. 그러므로 모든 천식 환자에 대해서 NSAIDs의 사용은 세심한 주의를 필요로 한다.
3) 염기성 NSAIDs의 티라미드염산염(소란탈®), 에마존(펜토일®)은 비교적 안전하게 사용할 수 있다. 아세트아미노펜(카로날®, 피리나진®)은 1회 투여량이 500 mg을 넘지 않도록 한다.
4) 아스피린 천식 환자는 NSAIDs 이외의 물질에 대해서도 과민반응을 갖는 경우가 많고, 의약품에서는 호박산에스테르형 스테로이드제를 들 수 있다. 히드로코르티손호박산에스테르나트륨(솔루코테프®, 삭시존®)이나 프레드니솔론 호박산에스테르나트륨(수용성 프레드닌®), 메틸프레드니솔론 호박산에스테르나트륨(솔메드롤®)에 대해서도 약 75~90% 정도의 과민성을 갖는다. 이들 약제가 치료의 목적으로 투여되는 경우에는 심각한 발작을 일으킬 가능성이 있어 주의를 요한다.
5) 인산에스테르형 스테로이드제는 아스피린 천식 환자라도 과민반응을 일으키는 경우는 없으며, 베타 메타손(린데론®)은 안전하게 사용 가능하다.
6) 아스피린 천식 환자에서 수용성 프레드닌은 금기이지만, 경구 프레드닌®은 호박산이 포함되지 않기 때문에 안전하게 투여할 수 있다.

29 기관지천식이 있는 임산부 관리. 태아로의 약제의 영향보다 심각한 것은?

▶ 천식발작에 수반하는 태아의 저산소 노출

해설 1) 기관지천식이 있는 임산부의 안정기 치료에서는 발작은 절대로 일으키지 않도록 하고, 투여 약제는 필요 최소한으로 그치는 것을 목표로 한다.
2) 치료의 기본은 흡입스테로이드 요법이며, 증상이 없거나 경증인 경우에만 β_2 자극제를 흡입한다. 부데소나이드(BUD, 풀미코트®)가 바람직하나, 그 밖의 다른 흡입스테로이드도 금기라고는

할 수 없다. 발작이 주 2회 이상 있는 경우에는 BUD를 400 mcg/일을 흡입. 야간에 발작이 일어나기 쉬운 때에는 서방성 테오필린 내복의 병용도 고려한다. 발작이 빈발할 때에는 BUD 800~1,600 mcg/일+서방성 테오필린을 내복. 고용량 흡입스테로이드를 장기간 지속할 경우에는 류코트리엔 수용체 길항제나 서방성 테오필린 내복을 병용하여 감량하는 것이 가장 좋은 방법이다. 허나 무엇보다 중요한 것은 애초에 발작을 일으키지 않는 것이라는 점을 잊지 말자.

3) 발작 시에는 산소흡입과 β_2 자극제의 흡입을 실시한다. 또 필요에 따라 스테로이드의 정주를 병용한다. β_2 자극제의 주사가 필요한 경우는 터부탈린 유산염(브리카닐, brethine®) 0.1~0.2 mg의 피하주. 에피네프린(보스민, bosmin®)은 금기.

30 COPD 급성 악화 시 산소투여의 목표는?

▶ I형 호흡부전에서는 PaO_2 70 mmHg 이상, II형 호흡부전에서는 PaO_2 60 mmHg 정도

해설

1) COPD(만성 폐색성 폐질환) 치료관리의 세계적인 기준은 GOLD(Global Initiative for Chronic obstructive Lung Disease)의 지침(http://www.goldcopd.com/). 일본에서는 일본호흡기학회의 COPD 진단과 치료를 위한 지침 제2판이 쓰이고 있으며, 그 내용은 GOLD와 거의 일치하고 있다.

2) COPD는 만성 기관지염, 폐기종 또는 양자의 병발에 의해 야기되는 폐색성 환기장애를 특징으로 하는 질환으로, 폐색성 장애는 통상 천천히 진행하며 불가역적. 진단으로는 폐기능검사가 중요하며, 기관지확장제 흡입 후에 $FEV_1/FVC<0.70$이라면 불가역적인 기류제한이 일어나고 있다고 여겨진다.

3) 치료는 폐기능검사에 기초한 중증도 분류를 참고로 실시한다. 모든 예에서 인플루엔자 백신의 접종이 권장된다.

4) COPD의 급성 악화 시 산소투여는, I형 호흡부전에서는 PaO_2 70 mmHg 이상으로 유지하며, II형 호흡부전에서는 PaO_2 60 mmHg 정도로 유지하는 것을 목표로 한다. CO_2의 축적에 의해

산혈증(acidemia)이 진행되는 경우는 비침습적양압환기(non-invasive positive pressure ventilation, NPPV) 등 인공환기를 고려한다.

5) 또 급성 악화기에는 속효성 기관지확장제의 정기흡입에 더해 스테로이드 내복(프레드니솔론 30~40 mg/일×7~10일간), 필요에 따라 항생제를 투여하도록 한다.

GOLD 2007

COPD에서는 $FEV_{1\%}$보다도 FEV_1의 % 예측치가 중증도를 보다 정확하게 반영한다.
→ GOLD를 비롯한 대부분의 지침이 FEV_1의 % 예측치로 중증도를 분류하고 있다.

JRS, GOLD (2003-5)	0: At Risk	I: Mild	II: Moderate	III: Severe	IV: Very Severe
GOLD (2007)		I: Mild	II: Moderate	III: Severe	IV: Very Severe
Characteri-stics	• 만성 증상 있음 • 위험인자에의 노출 • 폐기능은 정상	• FEV_1/FVC <70% • $FEV_1 \geq 80\%$ • 만성 증상 있음/없음	• FEV_1/FVC <70% • $50\% \leq FEV_1$ <80% • 만성 증상 있음/없음	• FEV_1/FVC <70% • $30\% \leq FEV_1$ <50% • 만성 증상 있음/없음	• FEV_1/FVC <70% • FEV_1<30% 또는 III기의 호흡부전 또는 우심실부전의 존재
	위험인자의 회피, 인플루엔자 백신				
		필요 시, 속효성 기관지확장제			
			한 종류 또는 복수의 지속성 기관지확장제 정시 사용, 재활 치료		
				급성 악화를 반복하면 흡입스테로이드	
					재택산소 외과요법 고려

※ FEV_1은 기관지확장제 흡입부하 후의 값으로 판단한다.

$FEV_{1\%}$: 1초율 FEV_1: 1초량

31 DPB의 치료 원칙은?

▶ 마크로라이드 소량장기투여

해설

1) DPB(비만성 범세기관지염)는 양측폐 비만성에 존재하는 호흡세기관지영역의 만성 염증을 특징으로 하며, 호흡기능장애를 일으키는 질환이다. 육아조직이나 반흔소에 의해 호흡세기관지의 폐색을 발생시키고 진행되면 기관지확장을 일으킨다.
2) 만성 기침, 가래, 노동 시 호흡곤란을 주 증상으로 하며, 과거에는 만성 기도감염의 진행에 의한 호흡부전 때문에 예후가 불량한 경우가 많았다. 하지만 최근에 에리스로마이신(에리스로신®, 아이로타이신®)을 비롯한 마크로라이드계 항생제의 소량장기투여에 의해 예후를 개선할 수 있게 되었다.
3) 많은 경우 만성 부비강염을 합병 또는 기왕으로 갖고, HLA-B54와의 상관성 등으로, 유전성 요인도 관여하는 것으로 보인다.

32 세기관지염의 원인은?

▶ ① 감염, ② 약제, ③ 그 외(DPB, 교원병 등)

해설

1) 세기관지염은 종말세기관지보다 고위의 기도계 세기관지의 염증성 협착에 의한 질환이다.
2) 세기관지염은 다양한 원인에 의해 일어나는데, ① 감염(바이러스, 세균, 마이코플라즈마), ② 약제(MTX, 페니실라민이 대표적), ③ 그 외(흡인, DPB, 교원병, 그 외 면역반응)가 있다.
3) 감염에 의한 것은 급성, 약제에 의한 것은 급성~아급성, DPB나 교원병에 의한 것은 만성의 경과를 취한다.

33 폐부종의 2가지 원인은?

▶ 폐모세혈관압의 상승과 폐혈관의 투과성 항진

해설

1) 폐모세혈관압의 상승에 의한 폐부종은 울혈성 심부전을 대표로 하는 심장성 폐부종이다.
2) 투과성 항진성 폐부종의 대표는 ARDS이다.
3) 모두 폐문중심성의 접형음영을 나타낸다.

34 급성 폐색전증에 대한 대처는?

▶ 신속한 소생법(resuscitation) 실시

해설

1) 급성 폐색전증에 대한 대처는 신속한 소생법이다. 늦어지면 심폐정지로 이어지는 경우가 많다.
2) 폐색전증은 심부정맥혈전증, 복부외과수술 및 산부인과적 수술의 수술 후에 발생하는 경우가 많다. 동맥혈액가스 상, $A-aDO_2$의 개대(開大)나 저탄소가스혈증을 나타낸다.
3) 진단에는 흉부조영 CT, 폐환기혈류신티그래피가 유용하며, 이러한 검사로 진단이 어려운 경우나 혈역학적으로 불안정한 예에서는 폐혈관조영이 유용하다.
4) 치료는 환자의 순환동태를 지지하면서 항응고 요법〔헤파린나트륨(헤파린®)주 → 와파린칼륨(와파린®)〕을 실시하는 것이 일반적이다. 혈역학적으로 불안정한, 광범위한 색전에 대해서는 혈전용해 요법이나 혈전제거수술을 고려한다.
5) 하지정맥혈전이 있다면 하대정맥 필터의 삽입을 고려한다.

35 폐동정맥루에 대한 대처는?

▶ 뇌농양이나 객혈에 주의한다.

해설 1) 폐동정맥루의 대부분이 성인에서 나타나며, 남녀비는 2 : 1, 선천성인 경우는 Osler-Weber-Rendu syndrome(유전성 출혈성 모세혈관확장증)에 수반하는 것으로 전폐동정맥루의 10~20% 정도를 차지한다. 후천성인 경우는 간경변, 폐결핵, 갑상선암의 전이, 폐기생충증 등에 수반하는 것이 많다. 하엽에서 생기는 경우가 많으며, 좌우의 차이는 분명하지 않다. 2/3는 다발성.

2) 단락(shunt)이 크면 다혈증, 호흡곤란, 청색증, 발지(撥指)를 나타낸다. Osler-Weber-Rendu syndrome에서는 폐외 증상을 수반하며 소화관출혈, 비출혈, 중추신경 증상 등이 일어나기 쉽다. 때때로 혈관잡음이 나타난다.

3) 영상학적 소견은 원형부터 다원형, 경계명료, 때때로 분엽을 나타내는 종류상음영을 나타내고, 이것들은 Valsalva 및 Muller test로 크기의 변화를 관찰할 수 있다. 폐동맥조영에서 종류음영에 일치하는 농염상과 폐정맥의 조기출현을 보인다.

4) 동정맥루에 대해서는 특히 뇌농양이나 객혈에 주의가 필요하다.

36 간질영과 실질영과의 감별은?

▶ 음영에서 혈관영이 보이면 간질영, 보이지 않으면 실질영

해설 1) 흉부 X선이나 CT에서 폐야의 고음영병변은 약한 고음영병변과 강한 고음영병변으로 나눌 수 있다.

2) 약한 고음영병변에서는 내부의 폐혈관을 감별하는 것이 가능하다. 이것을 간유리상음영(groundglass poacity)이라고 부르며, 간질에 병변이 있고 폐포강내에는 함기가 있는 것을 나타낸다.

3) 강한 고음영병변은 침윤영(consolidation)으로 부르며 내부의 혈관영이 감별 가능하다. 이것은 폐실질, 즉 폐포강내가 어떠한 물질에 의해 채워져 함기가 없는 것을 나타내는 것이다.

37 간질성 폐렴은 교원병의 합병 유무, 병리소견에 의해 무슨 치료효과가 달라지는가?

▶ 스테로이드

해설

1) 특발성 간질성 폐렴(IIP)은 2002년의 국제적 합의(Am J Respir Crit Care Med 165 : 277-304, 2002)에 의해 7개로 분류되었다. 임상적 진단명과 조직학적 진단명이 대응해 일찍이 BOOP이라고 불렸던 질환은 이제는 OP(기질화폐렴)에 해당하게 되었다. 이차성 간질성 폐렴의 조직분류도 IIP에 준거한다.
2) 특발성 폐섬유증(IPE)의 대부분은 스테로이드 사용으로 예후의 개선은 기대할 수 없겠으나, 단기적으로는 흉부 X선, 호흡기능, 혈액가스의 개선이 10~20%로 나타난다. 급성 악화에서는 스테로이드 펄스 요법에서 약 60%에 반응하나, 구명이 가능해도 장기적인 예후는 개선되지 않는다.
3) 특발성 기질화 폐렴(COP)나 비특이성 간질성 폐렴(NSIP)에서는 스테로이드의 효과가 나타나는 경우가 많다.

American thoracic society/ European respiratory society
International multidisciplinary consensus classification of the idiopathic interstitial pneumonias

Am J Respir Crit Care Med 165: 277–304, 2002

IIP의 최신 국제 지침. 임상 진단명과 조직학적 진단명의 대응을 명확하게 하고, 이제까지 불명확했던 조직학적 진단명을 확실하게 정리했다.

임상적 진단명	조직학적 진단명	CT 영상의 특징	조직학적 특징	BAL	스테로이드 치료효과
IPE (CFA)	UIP	하폐야흉막직하우위에서 발생해 시간의 경과와 함께 폐야농도의 상승(ground glass) → 소엽간격벽의 비후, 함기 감소 → 견인성 기관지확장 → 봉와폐의 순으로 진행한다. 또한 이것들이 시간적, 공간적으로 혼재한다.	반상으로 두터운 섬유화와 폐 기존구조의 파괴. 염증세포침윤은 림프구계가 약간 보이지만 경도, 다만 정상적인 폐조직도 혼재한다.	Neutro ↑ ↑ Eosino ↑ (Lym이 15%로 증가하면 NSIP, COP를 고려한다)	X
NSIP	NSIP	UIP와 같은 부위에서 호발해, 같은 CT 소견을 갖지만, 전병소가 시간적, 공간적으로 균일하며 좌우대칭을 이룬다. consolidation으로 나타나는 경우도 있다. cellular NSIP와 fibrotic NSIP로 아분류된다.	II형 폐포상피세포의 증생과 경도~중등도의 림프구계(일부형질세포계)의 염증세포침윤(cellular type). 섬유화가 나타나는 형태도 있다(fibrotic type). 모든 병소가 균일하게 진행한다.	Lym ↑ Neutro →~↑ Eosino →~↑ (Lym 증가가 UIP와의 감별점)	△
COP	CP	흉막직하~기관지 주위에서 호발하는 반상~때때로 구역성 consolidation	기질화 폐렴(폐포나 말초기도 기강측의 섬유화)이 반상으로 분포. 세기관지영역에서 폴립상으로 발육하는 경우도 있다. 경도의 간질의 염증과 폐포 대식세포의 증가	Lym ↑ Neutro ~↑ Eosino ~↑	O
AIP	DAD	비만성 폐야농도의 상승(ground glass)과 consolidation → 머지않아 견인성 기관지확장	간질(폐포벽)의 섬유화와 폐포강의 기질화. 폐프에 초자막이 출현	Total cells ↑ ↑ RBC ↑ ↑ Neutro ↑ ↑, Lym ↑	X
DIP	DIP	하폐야에서, 대부분은 말초우위의 폐야농도의 상승(ground glass)과 망상영, 낭포	말초기도에 넓게 색소침착된 대식세포가 출현. 폐포벽은 형질세포가 주인 세포침윤으로 조금 비후한다. 종종 폐기종을 합병한다.	AM ↑ (금색 · 노란색 · 검은색의 내용물을 갖는다)	O (금연)
RB–IID	RB	기관지벽의 비후, 소엽중심성 입상영, 반상의 폐야농도의 상승	색소침착된 대식세포가 세기관지를 전부 메운다. 세기관지벽의 완만한 비후를 수반한다.	AM ↑ (금색 · 노란색 · 검은색의 내용물을 갖는다)	O (금연)
LIP	L P	비만성 소엽중심성의 입상영, 기관지혈관 주위의 비후, 박벽낭포	간질로의 고도 림프구계 세포침윤이 보이며, 폐포벽은 고도로 비후	Lym ↑ ↑ ↑	O

약자: IPF: idiopathic pulmonary fibrosis, CFA: cryptogenic fibrosing alveolitis, NSIP: nonspecific interstitial pneumonia, COP: cryptogenic organizing pneumonia, AIP: acute interstitial pneumonia, DIP: desquamative interstitial pneumonia, RB–ILD: respiratory bronchiolitis–associated interstitial lung disease, LIP: lymphoid interstitial pneumonia, UIP: usual interstitial pneumonia, OP: organizing pneumonia, DAD: diffuse alveolar damage, RB: respiratory bronchiolitis

38 교원병에 수반되는 간질성 폐렴의 스테로이드 반응은?

▶ 일반적으로 양호

해설 1) 류마티스성 관절염(RA)이나 전신성 홍반성 루푸스(SLE), 전신성 경피증(SSc), 다발성 근염/피부근염(PM/DM), 쇼그렌 증후군(sjogren's syndrome)에서는 종종 간질성 폐렴〔병리학적으로는 NSIP, OP, UIP(통상형 간질성 폐렴), DAD(비만성 폐포장애)〕이 나타난다.
2) 이러한 교원병에 수반되는 간질성 폐렴은 스테로이드에 대한 반응이 일반적으로는 양호한 편이다.
3) RA나 쇼그렌 증후군에서는 기도병변(폐색성 세기관지염이나 여포성 세기관지염, 기관지확장)도 나타나는 경우가 있다.
4) 쇼그렌 증후군에서는 때때로 LIP(림프구성 간질성 폐렴)가 나타나며, 악성 림프종의 폐병변과의 감별이 필요한 경우가 있다.

39 RA, SLE에 합병하는 흉수의 특징은?

▶ RA는 흉수의 당수치 감소(<40 mg/dL), SLE는 흉수 중 LE 세포

해설 1) RA나 SLE에서는 종종 흉막염을 합병해 흉수의 저류를 나타낸다.
2) RA에서는 흉수 중 당수치 감소(<40 mg/dL), SLE에서는 흉수 중 LE 세포를 보이는 경우가 있다.

40 특발성 기질화 폐렴(COP)에 대한 스테로이드 반응은?

▶ 양호

해설 1) COP는 폐색성 세기관지염, 폐포강내의 육아형성, 기질화 폐렴

을 조직학적 특징으로 하는 질환이며, 일찍이 BOOP로 불렸던 질환이다.

2) 기저질환을 갖지 않는 COP와 교원병 등을 기저로 갖는 OP도 스테로이드에 대한 반응은 양호하다.

3) 그러나 스테로이드 감량 중이나 중지 후 재연(再燃)이 종종 나타난다.

41 과민성 폐장염의 본체는?

▶ 분진의 흡입 감작에 의한 간질성 폐질환

해설 1) 과민성 폐장염은 생활환경에 존재하는 유기 또는 무기분진의 반복흡입에 의해 감작되어, III형 및 IV형 알레르기 반응을 사이에 두고 발생한다.

2) 세기관지부터 폐포를 병변의 주요 부위로 하는 비만성 간질성 폐렴으로, 원인이 되는 항원이나 환경에는 다음과 같은 것이 있다.

질환	추정항원	원인물질
여름형 과민성 폐장염	*trichosporon cutaneum*	통풍이 어려운 목조 건물
농부폐	*thermophilic actinomycetes*	곰팡이가 핀 마른 풀
버섯작업자폐	*micropolysora faeni*	곰팡이가 핀 퇴비
사탕수수폐	*thermoactinomyces sac-chari*	곰팡이가 핀 사탕수수의 찌꺼기
코르크병	*penicillium frequentans*	곰팡이가 핀 코르크
맥아작업자폐	*aspergillus clavatus*	곰팡이가 핀 맥아
가온기폐	*thermophilic actinomycetes*	에어컨, 가온기, 제습기
비둘기사육사폐	비둘기의 혈청의 IgA(PDE)	비둘기의 배설물, 깃털
이소시아네이트 폐렴	이소시아네이트 화합물	도료의 용매

일본에 많은 것은 *trichosporon cutaneum*을 항원으로 하는 여름철 과민성 폐장염으로, 발생 시기는 5월부터 11월 정도까지이다.

42 과민성 폐장염을 의심하는 병력은?

▶ 항원 폭로와 발생 경과

해설 1) 급성형에서는 항원 폭로로부터 수시간 후 마른 기침, 발열, 호흡 곤란이 나타난다.
2) 항원 폭로력과 항원 폭로로부터의 발생 경과, 특정 환경과 관련해 증상이 반복된다는 특징적인 병력이 본 증상을 의심하는 힌트가 된다.

43 과민성 폐장염의 치료의 3원칙은?

▶ ① 항원으로부터의 회피, ② 항원의 제거, ③ 약물 요법

해설 1) 과민성 폐장염 치료의 3원칙은 ① 항원으로부터의 회피, ② 항원의 제거, ③ 약물 요법이며, 급성형에서는 입원에 의한 항원으로부터의 회피에 의해 수일로 증상이 개선될 수 있다. 경증례는 항원으로부터의 회피만으로 증상이 호전되는 경우가 적지 않다.
2) 급성형은 스테로이드에 대한 반응이 양호하다. 한편, 만성형은 섬유화를 수반해 스테로이드에 대한 반응이 불량하며 IIP와의 감별을 요한다.

44 폐호산구증다증(PIE 증후군)은 무슨 분류?

▶ Crofton-Citro 분류

해설 1) 폐호산구증다증(PIE 증후군)의 분류로서 Crofton-Citro 분류가 잘 알려져 있다.
2) 본 분류는 병태를 이해하는 데에 유용하나, 임상 현장에서는 PIE 증후군이라고 하는 진단명은 사용되지 않고 있다.

PIE 증후군 분류(Crofton-Citro에 의한. 일부 수정)

1. 단순성 폐호산구증다증(※ 현재는 급성 호산구성 폐렴으로 분류하는 경우가 많다)
2. 천연성 폐호산구증다증(※ 현재는 만성 호산구성 폐렴으로 분류하는 경우가 많다)
3. 천식성 폐호산구증다증
   (알레르기성 기관지 폐아스페르질루스증, allergic bronchopulmonary aspergillosis, ABPA)
4. 열대성 폐호산구증다증
5. 혈관염에 수반하는 폐호산구증다증(PN, Wegener 육아종증, Churg-Strauss 증후군)

45 기관지천식에서 현저한 호산구 증다(3,000/mcL 이상)이 관찰되면?

▶ ABPA 또는 Churg-Strauss 증후군을 의심한다

해설

1) 통상 기관지천식에서도 말초혈호산구 증다가 나타나는 경우는 드물긴 하지만, 일반적으로 호산구 수는 600~1,200/mcL의 범위가 대부분이다.
2) 기관지천식에 현저한 호산구 증다(3,000/mcL 이상)를 수반하는 질환을 보게 되면, ABPA(알레르기성 기관지 폐아스페르질루스증) 또는 Churg-Strauss 증후군을 의심한다.
3) ABPA는 천식 증상과 호산구 증다, 반복하는 갈색의 점적성 가래의 객출에 의해 의심할 수 있다. 영상학적으로는 중추측의 기관지확장상과 mucoid impaction이 특징적이다.
4) Churg-Strauss 증후군은 천식 증상과 호산구 증다, 혈관염증후군의 존재로 의심한다. 혈관염 증후군의 증상으로서 많은 것은 다발성 단신경염, 발열, 체중감소. 통상적으로 기관지천식 증상이 선행하며 2~3년 후에 혈관염 증상이 출현한다.

46 흉수감별의 제1보는?

▶ 삼출성인가 누출성인가

해설 1) 흉수감별의 제1보는 흉수가 삼출성인가 누출성인가의 구별에 있다.

2) 삼출액은 흉막에 존재하는 어떤 병변에 의한 흉수저류를 나타낸다. 한편, 누출액은 심부전, 저단백혈증, 간경변 등 흉막병변 이외의 원인을 나타낸다.

	삼출액	누출액
비중	>1.016	<1.015
리바르타 반응	양성	음성
흉수총단백/혈청총단백	>0.5	<0.5
LDH	>200 IU/L	<200 IU/L
흉수 LDH/혈청 LDH	>0.6	<0.6
세포	호중구 또는 림프구	반응성 중피

47 결핵성 흉막염의 진단에서 감도가 높은 검사는?

▶ 흉막생검(검체배양과 병리조직진)과 흉수 ADA

해설 1) 결핵성 흉막염에서 흉수배양 결핵균의 검출률은 20~60% 정도. PCR의 감도도 낮다고 한다.

2) 흉막생검은 검체배양과 병리조직진을 포함하면 감도는 90%를 넘는다. 흉수 ADA(50 IU/L 이상)도 진단상 유용하다. 흉수세포 분획은 림프구 우위가 되는 경우가 많다.

3) 흉수부터 결핵균이 검출되지 않아도 상기에 의해 결핵성 흉막염이 의심된다면, 항결핵제의 투여를 개시한다.

48 폐암의 TNM 분류. 동일 폐엽내의 전이 · 악성 흉수 · 악성 심낭수는? 그 외의 폐엽내 전이는?

▶ 각각 T4, M1

해설 1) T4는 종양의 크기에 상관없이 종격, 심장, 대혈관, 식도, 추체, 기관, 기관분기부에 직접 침윤하고 있는 것 또는 악성 흉수를 수반하는 종양. 심낭수는 흉수와 동일하다. 동일 폐엽내에 원발소 외의 종양결절을 나타내는 경우도 T4.

2) 2회 이상의 검사에서도 흉수가 비혈성으로 세포진단 음성인 경우는 임상적으로 악성 흉수로 분류하지 않는다.

3) 동측 또는 대측의 복수 폐엽내에 복수의 종양결절을 보이는 경우는, M1으로 분류한다.

49 폐암의 치료선택을 결정하는 2개의 인자는?

▶ ① 소세포암이나 비소세포암, ② 임상 병기

해설 1) 폐암의 치료선택은 아래의 표와 같이 ① 소세포암이나 비소세포암, ② 임상 병기에 의해 결정된다.

암의 조직형	병기	치료
비소세포암	Ⅰ · Ⅱ기	수술(T3N0M0도 수술을 고려)
	ⅢA기	T3N1에서는 수술을 고려 N2는 수술 전 · 후 화학 요법+수술 또는 화학 요법+흉부방사선 요법
	ⅢB기	화학 요법+흉부방사선 요법 흉수저류례는 화학 요법
	Ⅳ기	화학 요법
소세포암	LD	화학 요법+흉부방사선 요법(T1-2N0M0만 수술+수술 후 화학 요법)
	ED	화학 요법(뇌전이는 방사선 치료)

50 IIIB기 비소세포폐암에 대한 방사선 요법 단독과 화학 요법 병용. 생존 기간은 어느 쪽이 더 긴가?

▶ 화학 요법 병용

해설

1) IIIB기 비소세포폐암에 대한 방사선 요법 단독군과 화합 요법 병용군과의 비교에서는 병용군의 생존 기간의 연장이 보고되고 있다.
2) 방사선 요법의 분할방법(single fractionation, hyperfractionation, accelerated hyperfractionation)이나 화학 요법과의 병용 시기(화학 요법 후=sequential, 동시=concurrent)에 대해서는 어느 쪽이 권장되어야 하는지 결정적인 결론은 아직 나지 않은 상태이다.

51 Performance Status(PS)가 3 이상의 비소세포폐암. 화학 요법의 적응은?

▶ 원칙은 없다.

해설

1) 폐암 환자의 화학 요법은 Performance Status(PS)가 3 이상인 예에서는 화학 요법에 따르는 독성이 워낙 강해 생존을 개선했다고 하는 증거가 거의 없다.
2) PS(ECOG)를 아래에 나타낸다.
   - PS 0: 완전히 문제없이 활동할 수 있다. 발생 전과 동일한 일상생활을 제한 없이 할 수 있다.
   - PS 1: 육체적으로 격렬한 활동은 제한되나, 보행이 가능하며 가벼운 작업이나 앉아서 하는 작업은 가능하다(예: 가벼운 가사, 사무 작업)
   - PS 2: 보행이 가능하며 자기 신변의 일은 모두 가능하지만, 일반적인 작업은 할 수 없다. 낮 시간의 50% 이상은 침대 외에서 보낸다.
   - PS 3: 한정된 자기 신변의 일밖에는 할 수 없다. 낮 시간의 50% 이상을 침대나 의자에서 시간을 보낸다.

PS 4: 전혀 움직일 수 없다. 자기 신변의 일은 전혀 할 수 없다. 전적으로 침대나 의자에서 시간을 보낸다.

52 PS가 3 이상인 소세포폐암. 방사선 치료나 화학 요법의 적응은?

▶ 적응례도 있다.

해설 1) 방사선 치료나 항암제에 반응하기 쉬운 소세포폐암에서는 PS가 나쁜 상태에서도 적극적인 치료가 가능한 예도 있다.

53 이레사®, 아라바®, 타쎄바®에 의한 약제성 장애로 일본인에게 특히 많은 것은?

▶ 폐장애

해설 1) 일본인에게는 게피티니브(이레사®), lefunomide(아라바®), 에르로티니브(타르세바®)에 의한 폐장애가 많다.

2) 급성 폐장애 · 간질성 폐렴의 발현율은 이레사®에서는 5.8%(미국에서는 0.3%), 아라바®에서는 1.8%(해외에서는 0.017%), 타르세바®에서는 4.9%(미국에서는 0.6%)

54 이레사®가 더욱 효과적인 인자는?

▶ 비흡연자, 선암, 여성, 동양인

해설 1) 게피티니브(이레사®)는 비흡연자, 선암, 여성, 동양인에서 더욱 효과적이다.

2) 에르로티니브(타르세바®)도 비흡연자, 선암에서 더욱 효과적이다.

3) 모두 암에 있어서의 증식인자로서 작용하는 상피성장인자

(EGF)의 수용체(EGFR)인 티로신키나아제 활성을 저해하는 분자표적제이다.

4) 암세포의 EGFR의 특정 부위에 돌연변이가 있는지 어떤지로 감수성과 내성을 어느 정도 예측할 수가 있다.

55 비소세포폐암에 대한 화학 요법의 제1선택은?

▶ 플라티나제+다른 항암제

해설 1) 비소세포폐암에 대한 화학 요법의 제1선택은 플라티나제와 다른 항암제의 2제 병용 요법이다.

2) 실제적인 처방 계획으로서 cisplatin+irinotecan, carboplatin+paclitaxel, cisplatin+paclitaxel, cisplatin+gemcitabine, cisplatin+vinorelbine, cisplatin+docetaxel 등이 있다. 모두 거의 동등한 효과가 있다고 여겨지고 있다.

출처 1) Schiller JH, et al : Comparison of four chemotherapy regimens for advanced non-small cell lung cancer. N Engl J Med 346 : 92-98, 2002

2) Ohe Y, et al : Randamized phase III study of cisplatin plus irinote-can versus carboplatin plus paclitaxel, cisplatin plus gemcitabine and cisplatin plus vinorelbine for advanced non-small-cell lung cancer : four-arm cooperative study in Japan. Ann Oncol 18:317-323, 2007

56 비소세포폐암의 첫회 치료. 화학 요법? best supportive care?

▶ 원칙적으로 화학 요법

해설 1) 비소세포성 폐암의 첫회 치료는 화학 요법은 best supportive care보다도 QOL(quality of life)에 손색없이 생존 기간을 연장시킬 가능성이 높다.

출처 1) Marino P, et al : Chemotherapy vs supportive care in advanced non small cell lung cancer. Result of a meta-analysis of the literature. Chest 106 : 861-865, 1994

2) Non-small Cell Lung Cancer Collaborative Group : Chemotherapy in non-small cell lung cancer : a meta-analysis using updated data on individual patients from 52 randomised clinical trials. BMJ 311 : 899-909, 1995

3) Spiro SG, et al : Chemotherapy versus supportive care in advanced non-small cell lung cancer : improved survival without detriment to quality of life. Thorax 59 : 828-836, 2004

57 70세 이상의 PS가 2 이하인 비소세포폐암. 화학 요법은?

▶ docetaxel 단제 혹은 vinorelbine 단제의 치료를 고려

해설 1) 70세 이상의 고령자 비소세포폐암에서도 PS가 2 이하이면 docetaxel 단제 혹은 vinorebine 단제의 치료를 고려한다.

출처 1) The Elderly Lung Cancer Vinorelbine Italian Study Group : Effects of vinorelbine on quality of life and survival of elderly patients with advanced non-small-cell lung cancer. J Natl Cancer Inst 91 : 66-72, 1999

2) Kudoh S, et al : Phase III study of docetaxel compared with vinorelbine in elderly patients with advanced non-small-cell lung cancer : results of the West Japan Thoracic Oncology Group Trial (WJTOG 9904). J Clin Oncol 24 : 3657-3663, 2006

58 소세포폐암의 치료는?

▶ 화학 요법 중심의 방사선 요법 병용. 수술 적응은 I기(T1−2 및 N0)만

해설

1) 소세포폐암은 제한병기(limited disease)에서도 진행병기(extensive disease)에서도 치료의 중심은 화학 요법.
2) 제한병기(limited disease)에서는 흉부 방사선 요법을 병용하는 것으로 예후의 개선을 기대할 수 있다. 제한병기(limited disease)의 표준적인 처방 계획은 cisplatin+etoposide+근치적 방사선 조사(동시가속 다분할조사법). 동시가속 다분할조사법이란 화학 요법과 동시에 1일 2회씩 방사선 조사를 실시하는 것.
3) 진행병기(extensive disease)의 표준적인 처방 계획은 cisplatin+irinotecan 혹은 cisplatin+etoposide.
4) 소세포폐암에서는 I기만이 수술+수술 후 화학 요법의 적응이 된다.

출처

1) Takada M, et al : Phase III study of concurrent versus sequential thoracic radiotherapy in combination with cisplatin and etoposide for limited−stage small−cell lung cancer : results of the Japan Clinical Oncology Group Study 9104. J Clin Oncol 20 : 3045−3047, 2002

2) Noda K, et al : Irinotecan plus cisplatin compared with etoposide plus cisplatin for extensive small−cell lung cancer. N Engl J Med 346 : 85−91, 2002

3) Tsuchiya R, et al : Pahse II trial of postoperative adjuvant cisplatin and etoposide in patients with completely resected stage I−IIIa small cell lung cancer : the Japan Clinical Oncology Lung Cancer Study Group Trial (JCOG9101). J Thorac Cardiovasc Surg 129 : 977−983, 2005

59 소세포폐암에서 예방적 전뇌조사의 적응은?

▶ 제한병기(limited disease)에서도 진행병기(extensive disease)에서도 화학 요법 반응의 양호례

해설 1) 예방적 전뇌조사란 첫회 전신 화학 요법 종료 후에 영상학적으로 파악되지 않지만 이미 존재하고 있을지도 모르는 전이성 뇌종양에 전뇌조사를 실시해 증후성 뇌전이의 출현을 예방하는 것을 말한다.

2) 예방적 전뇌조사는 이전에는 완전 관해에 들어간 제한병기(limited disease)에서만 검토되고 있었다. 그러나 그 후 진행병기(extensive disease)에서도 첫회 화학 요법에 반응하는 증례에서는 증후성 뇌전이의 발생이 감소해, 무병 생존 기간 및 전생존 기간이 연장했다는 보고가 있어 이로써 적응이 더욱 확대되었다.

출처 1) Slotman B, et al : Prophylactic cranial irradiation in extensive small-cell lung cancer. N Engl J Med 357 : 664-672, 2007

2) Aupérin A, et al : Prophylactic cranial irradiation for patients with small-cell lung cancer in complete remission. Prophylactic Cranial Irradiation Overview Collaborative Group. N Engl J Med 341 : 476-484, 1999

감염증편

1 발열 = 감염증?

▶ 그렇지 않다. 감염증 이외에도 악성 종양, 교원병, 중추성, 약제열 등도 있다.

해설

1) 발열을 초래하는 질환으로는 감염증(세균, 결핵균, 바이러스, 진균, 리케치아 등), 악성 종양(악성 림프종, 간암, 신장암 등), 교원병, 혈관염(성인 스틸병, 류마티스성 다발근통증 등), 중추성(뇌혈관 장애 등), 그 외(폐색전증, 아급성 갑상선염, 약제열 등)이 있다.
2) 환자의 증상, 병력, 신체 소견 등에서 원인을 판별한다.
3) 감염증의 경우, 항생제 치료의 적응이 되는 세균, 결핵, 진균, 마이코플라즈마, 클라미디아, 리케치아, 인플루엔자 바이러스 등을 놓치지 않도록 필요한 검사와 치료를 실시한다.

불명열의 원인

1. **감염증(30~40%)**
   복강내감염(33%)
   간담도 감염, 복강내농양, 비뇨기 생식기 감염
   폐외 결핵
   전염성 단핵구증
   HIV 감염
   장티푸스
2. **악성 종양(20~30%)**
   악성 림프종
   간암
   신장암
3. **교원병, 혈관염(10~15%)**
   성인 스틸병
   류마티스성 다발근통증
   SLE
4. **중추성**
   뇌출혈
5. **그 외(10~15%)**
   약제열
   폐색전증
   아급성 갑상선염
   염증성 장질환 등

2 발열의 원인 진단을 위해 병력 다음으로 중요한 것은?

▶ 핵심을 간파한 신체적 진찰

해설 1) 신체 소견으로부터 발열의 원인과 감염부위를 추측하기 위한 체크 포인트를 표로 나타내었다.

발열 환자의 신체 소견 체크 포인트와 진단

부위	신체 소견	진단(주목해야하는 감염증, 그 외)
• 혈압	• 수축기혈압 90 mmHg 이하 (혹은 평상시와 비교하여 40 mmHg 이상 저하)	• 패혈증, 패혈증성 쇼크
• 맥박	• 빈맥>90/분	• 세균감염증 • 패혈증
• 호흡	• 빈호흡>20/분	• 폐렴 • 패혈증 • 폐색전증
• 의식, 정신 상태	• 의식장애, 기면 • 하온 · 섬망	• 폐혈증 • 수막염 • 뇌염
• 두부	• 경부경직	• 수막염
• 측두동맥부	• 결절, 박동의 감약	• 측두동맥염
• 안면	• 부비동부의 압통	• 부비동염
• 결막	• 점상출혈	• 감염성 심내막염
• 안저	• Roth 출혈반 • 진균성 자반 • 결절맥락막	• 감염성 심내막염 • 칸디다혈증, 칸디다 안내염 • 파종성 육아종 (결핵, 매독, 사르코이도시스 등)
• 경부	• 경부 림프절 종대 • 갑상선, 종대와 압통	• 바이러스 감염: 전염성 단핵구증(EB 바이러스 등) • 세균감염 • 결핵 • 악성 림프종 · 암전이 • 아급성 갑상선염
• 구강	• 치아의 압통, 치육부 발적, 농	• 치첨농양
• 편모	• 편모종대, 발적, 농	• 편모염(β 용연균) • 전염성 단핵구증(EB 바이러스 등)
• 심음	• 심잡음	• 감염성 심내막염
• 폐야	• 라음 ＜ 습성 라음 / 염발음	• 폐렴 ＜ 세균성 폐렴 / 비정형 폐렴

부위	신체 소견	진단(주목해야하는 감염증, 그 외)
• 복부	• 비종 • 간종	• 전염성 단핵구증 • 장티푸스 • 말라리아 • 감염성 심내막염 • 악성 림프종 • 전염성 단핵구증 • 급성 간염 • 간농양 • 간암 • 말라리아 • 매독
• 복부	• 우상복부압통, 담낭촉지 • 복부압통 • 하복부압통(여성)	• 담낭염 • 대장게실염 • 급성 충수염 • 급성 장염 • 결장암 • 크론병 • 자궁부속기염 • 농양
• 요배부	• 요배부~측복부압통, 타통	• 신우신염, 신농양
• 직장	• 직장주위의 파동(wave), 압통	• 직장주위농양
• 전립선	• 전립선부압통, 종양, 파동(wave)	• 전립선염, 전립선농양
• 생식기	• 고환부결절 • 부고환부결절	• 결절성 동맥주위염 • 파종성 육아종 (결핵, 매독, 사르코이도시스 등)
• 하지	• 심부정맥압통	• 혈전증 또는 혈전성 정맥염
• 상지~경부	• 혈관 내 카테터 삽입부 및 주위의 발적	• 혈관 내 카테터 감염, 정맥염, 봉와직염, 패혈증
• 피부, 손톱	• 점상출혈, 선상출혈 • 피부결절 • 곤봉지	• 감염성 심내막염 • 패혈증성 색전 • 혈관염 • 감염성 심내막염

3 임상적 패혈증의 기준은?

▶ 감염증의 존재+발열+빈맥+빈호흡±백혈구 증가 또는 감소

해설 1) 패혈증의 기준

어떠한 감염증이 존재해 비교적 강한 전신 증상, 즉 다음과 같은 징후가 나타나는 경우를 말한다.

① 발열(>38℃) 또는 저체온(<36℃)

② 빈맥(심박수>90/분)

③ 빈호흡(호흡수>20/분)

위의 세 가지가 나타나는 경우 이를 임상적 패혈증이라고 한다.

더욱이

④ 말초혈 백혈구 수>12,000/mcL 또는 <4,000/mcL를 포함하는 기준도 있다.

2) 중증 패혈증의 기준

상기의 1)에 더해, 다음과 같은 여러 가지 장기의 혈류 저하 징후를 적어도 1개 이상 나타내는 경우를 말한다.

① 의식 및 정신 상태의 변화(반응이 둔하다, 기면, 불안하다, 불온 등)

② 저산소혈증(호흡곤란)

③ 요량 저하

④ 혈압 저하(평상시와 비교해 수축기혈압이 40 mmHg 이상의 저하 또는 수축기혈압 90 mmHg 이하)

수액과 카테콜라민, 항생제 투여로 비교적 신속하게(1시간 이내로) 혈압은 회복될 수 있다.

3) 패혈증성 쇼크의 기준

상기의 패혈증 증상이 현저하게 나타나고, 수액, 카테콜라민, 항생제 투여에 의해서도 혈압 저하가 1시간 이상 지속되는 경우를 말한다.

4) 다장기부전의 기준

패혈증에 의해 파종성 혈관내응고증후군(DIC), 급성 호흡부전증후군(ARDS), 급성 신부전, 황달(간장애), 사지근육장애 등 여러 가지 장기장애를 합병한 상태를 말한다.

4 긴급성 감염증은?

▶ **패혈증성 쇼크, 급성 세균성 수막염, 백혈구 감소 시의 발열, CAPD 복막염**

해설

1) ① 패혈증성 쇼크, ② 백혈구 감소자(말초혈호중구 수<500/mcL)의 발열, ③ 급성 세균성 수막염(발열, 두통, 의식장애, 경부경직), ④ CAPD(복막투석) 환자의 복막염 등은 모두 긴급성이다.

2) 상기의 경우는 신속하게 혈액배양 2세트와 도말 배양검사를 위한 검체(수액, 요, 복수, 농 등)를 가능한 많이 채취해, 항생제 치료를 진찰 후 30분 이내에 개시한다.

5 항생제 치료를 위해서 가장 중요한 일은?

▶ 원인균의 검출. 특히 혈액배양

해설

1) 일단 원인균이 판명되면 항생제 치료는 거의 성공에 가까워진다.

2) 원인균 진단을 위한 검사로서

① 혈액배양: 항생제 치료를 개시하기 전에 다른 부위의 정맥에서 2세트, 감염성 심내막염을 의심하는 경우는 3세트를 채취해, 각각 호기배양용과 혐기배양용의 두 병에 주입한다. 2세트 이상 채취하는 것의 의의는 검출률을 높이는 것으로 오염에 의한 균(코아글라제음성포도당구균 등)을 판별하기 위함에 있다.

② 각종 검체의 도말 그람염색과 배양, 항산균 염색배양, PCR 등

③ 혈청 항체검사(마이코플라즈마, 클라미디아, EB 바이러스 등)

④ 그 외(말초혈 도말 김자염색에 의한 말라리아 검사 등)

6 원인균 판명까지의 항생제 치료는?

▶ 원인균을 추정한 empiric therapy

해설

1) 원인균이 판명될 때까지는 감염증의 원인균을 추정해, 그것들을 치료할 수 있는 항생제를 개시한다.

2) 원인균이 판명되면 각종 감염증의 원인균에 대한 초기 치료인 아래의 지침을 참조한다.

주요한 원인균과 반드시 선택해야 하는 항생제

원인균	제1선택	제2선택
1. *Streptococcus Pneumoniae* ① 페니실린 감수성 (MIC ≤ 0.06 mcg/mL)	페니실린 G 암피실린(ampicillin) 아목시실린(amoxicillin, 경구) 【수막염】 페니실린 G, 암피실린] 대량	세파졸린 세프록심, 세포티암 세포탁심, 세프트리악손 에리스로마이신, 클래리스로마이신, 아지스로마이신, 테리스로마이신 클린다마이신(clindamycin)
② 페니실린 중등도 내성(MIC 0.1~1 mcL/mL)	【수막염이 아닌 경우】 페니실린 G, 암피실린] 대량 세포탁심(cefotaxime), 세프트리악손(ceftriaxone)	칼바페넴계(이미페넴, 메로페넴 등) 반코마이신, 레보플록사신(levofloxacin), 목시플록사신(moxifloxacin)
• 세포탁심의 MIC≤0.5 mcg/mL인 경우	【수막염】 세포탁심, 세프트리악손	
• 세포탁심의 MIC=1 mcg/mL의 경우	세포탁심, 또는 세프트리악손 + 반코마이신(vancomycin)	
• 메로페넴 감수성인 경우	메로페넴(meropenem)+반코마이신	
• 페니실린 고도 내성(MIC≥ 2.0 mcg/mL)	【수막염이 아닌 경우】 반코마이신, 암피실린 대량, 세프트리악손, 세포탁심	칼바페넴계(메로페넴 등)
• 세포탁심에도 내성(MIC≥2.0 mcg/mL)인 경우	【수막염】 반코마이신 + 리팜피신(rifampicin)+세프트리악손	반코마이신+메로페넴
2. *Streptococcus* (group A, B, C, G, bovis, viridans균)	페니실린 G 암피실린 아목시실린	세파졸린 세포티암, 세프록심 세포탁심, 세프트리악손 클린다마이신 에리스로마이신, 클래리스로마이신 반코마이신, 아지스로마이신 칼바페넴계
3. *Enterococcus* (*E. faecalis, E. faecium*)	【심내막염, 골수염, 패혈증】 암피실린+겐타마이신(gentamicin) 병용으로 상승적 살균 효과 【요로 감염, 창부 감염 등】 암피실린±겐타마이신	페니실린 G+겐타마이신 피페라실린+겐타마이신 반코마이신+겐타마이신 이미페넴+겐타마이신 또는 메로페넴+겐타마이신 ※ E. faecium에 대해서는 반코마이신 ※ 반코마이신 내성 장구균에 대해서는 리네졸리드(linezolid)

원인균	제1선택	제2선택
4. *Staphylococcus aureus* ① MSSA	세파졸린(cefazolin) 아목시실린/클라블란산(clavulanic acid)(경구)	클린다마이신 반코마이신 암피실린/설박탐 칼바페넴계(메로페넴 등) ST 합제 퀴놀론계(레보플록사신 등)
② MRSA	반코마이신	리네졸리드, 테이코플라닌(teicoplanin) ST 합체 아르베카신(arbekacin) 미노사이클린
5. *Haemophilus influenzae*	【수막염, 중증 감염】 세포탁심, 세프트리악손 【수막염이 아닌 경우】 세포티암(cefotiam), 세프록심(cefuroxime) 아목시실린/클라블란산(경구)	암피실린/설박탐 암피실린, 피페라실린: β 락타마제를 갖는 균(약 30%)은 내성 세포탁심, 세프트리악손 아즈트레오남(aztreonam) 칼바페넴계(메로페님 등) ST 합제 퀴놀론계(레보플록사신 등) 클래리스로마이신, 아지스로마이신
6. *E. coli*	【경증~중등증】 세포티암, 세프메타졸(cefemetazole) 세파졸린 【중증, 패혈증】 세포탁심, 세프트리악손	암피실린/설박탐 피페라실린/타조박탐 암피실린, 피페라실린: 30%는 내성 아즈트레오남 아미노글리코시드계(겐타마이신, 토브라마이신 등) ST 합제 퀴놀론계(레보플록사신 등) 칼바페넴계(메로페님 등)
7. *Klebsiella pneumoniae*	【경증~중등증】 세포티암, 세프메타졸, 세파졸린 【중증, 패혈증】 세포탁심, 세프트리악손 세페핌(cefepime) 등	피페라실린/타조박탐 피페라실린: 30~40%는 내성 아즈트레오남 아미노글리코시드계(겐타마이신 등) ST 합제 퀴놀론계(레보플록사신 등) 칼바페넴계(메로페넴 등)

원인균	제1선택	제2선택
8. *Proteus mirabilis*	암피실린 세파졸린	세포티암, 세프메타졸 세포탁심, 세프트리악손 피페라실린 아즈토레오남 아미노글리코시드계 ST 합제 퀴놀론계
9. *Proteus vulgaris* *Morganella*	세포탁심, 세프트리악손, 세페핌 등	아즈토레오남 아미노글리코시드계 피페라실린/타조박탐 피페라실린 ST 합제 칼바페넴계(메로페넴 등) 퀴놀론계(레보플록사신 등)
10. *Enterobacter sp.* *Serraia sp.*	세포탁심, 세프트리악손, 세프타지딤(ceftazidime), 세페핌 등 【중증감염】 제3, 4세대 세파로스폴린(cephalosporins) 또는 피페라실린(piperacillin), 또는 칼바페넴(carbapenem)에 아미노글리코시드(aminoglycosides)를 병용한다(상승 효과와 내성 획득을 억제하는 효과)	아즈토레오남 아미노글리코시드계 피페라실린 칼바페넴계 피페라실린/타조박탐 ST 합제 퀴놀론계(시프로플록사신 등)
11. *Pseudomonas aeruginosa*	세프타지딤 피페라실린 세페핌 등 【중증 감염】 세프타지딤+토브라마이신(tobramycin) 피페라실린+토브라마이신 세페핌+토브라마이신 (병용으로 상승 효과와 내성 획득을 억제하는 효과)	아즈트레오남 칼바페넴계(메로페님 등) 아미노글리코시드계 (토브라마이신 등) 퀴놀론계(시프로플록사신 등)
12. *Stenotrophomonas maltophilia*	ST 합제	퀴놀론계 세프타지딘 피페라실린/타조박탐 미노사이클린

원인균	제1선택	제2선택
13. *Acinetobacter* sp.	세프타지딤 세페핌 등 칼바페넴계(메로페넴 등)	퀴놀론계 ST 합제 아미노글리코시드계
14. *Bacteroides* sp. (혐기성균)	클린다마이신(clindamycin) 메트로니다졸(metronidazole) 암피실린/설박탐(sulbactam) 피페라실린/타조박탐(tazobac-tam)	칼바페넴계(페로페넴 등) 세프메타졸, 세폭시틴 세포테탄(cefotetan)
15. *Listeria monocy-togenes*	암피실린±겐타마이신(병용으로 상승적 살균 효과)	피페라실린|겐타마이신 ST 합제
16. *Mycoplasma pneumoniae*	에리스로마이신(erythromy-cin), 클래리스로마이신(clar-ithromycin), 아지스로마이신(azithromycin)	미노사이클린, 독시사이클린, 테리스로마이신 레보플록사신
17. *Neisseria gono rrhoeae*	세프트리악손	세프록심, 세포티암, 퀴놀론계 암피실린/설박탐
18. *Chlamydia* *(C. pneumoniae,* *C. trachomatis,* *C. psittaci)*	미노사이클린(minocycline), 독시사이클린(doxycycline)	에리스로마이신, 클래리스로마이신 아지스로마이신 레보플록사신
19. *Legionella pneu-mophila*	에리스로마이신+리팜피신 (rifampicin) 퀴놀론계〔시프로플록사신 (ciprofloxacin) 등〕	에리스로마이신±리팜피신 (rifampicin) 아지스로마이신±리팜피신 클래리스로마이신±리팜피신
20. *Clostridium diffi-cile*	메트로니다졸(경구) 반코마이신(경구)	

7 중증 감염증에 대한 항생제 사용의 원칙은?

▶ 살균성의 항생제를 대량으로

해설 1) β 락타마제(페니실린계, 세펨계, 칼바페넴계, 모노박탐계)는 조직중의 약제 농도가 세균의 최소 발육 농도(MIC) 이상인 시간이 긴 만큼 그 항균 효과가 높다. 따라서 중증에서는 투여 간격을 짧게 해, 혈중 농도 반감기의 약 4배 간격으로 투여한다.

① 페니실린계(혈중 농도 반감기 약 1시간)는 표준에서는 6시간마다, 중증에서는 4시간마다 투여한다.

② 세펨계(혈중 농도 반감기 1.0~2.0시간)의 대부분은 6~8시간마다 투여하지만, 세프트리악손(혈중 농도 반감기 약 7시간)에서는 24시간마다(중증에서는 12시간마다) 투여한다.

③ 칼바페넴계의 메로페넴(혈중 농도 반감기 약 1시간)은 6시간마다 투여한다.

2) 아미노글리코시드나 퀴놀론은 농도의존성 살균 효과가 있어, post antibiotic effect가 있으므로 1회 투여량을 많이 하는 편이 효과적이다. 아미노글리코시드의 신장 독성, 청력 독성은 peak 농도가 아닌 trough 농도에 의한 것으로, 24시간마다 30분에 걸쳐 1일량을 투여하는 1일 1회법이 최근에는 널리 이용되고 있다. 다만 장구균에 의한 감염성 심내막염의 경우는 ABPC와 병용해 상승 효과를 얻는 목적으로 2~3분할해 투여한다.

8 중증 감염이나 복수균 감염에 대한 항생제의 사용법은?

▶ 2제 이상을 고려

해설 1) 중증 감염이나 복수균 감염에서는 2제 이상의 항생제 병용에 의해 원인균군의 치료를 확실하게 해 상승적 효과나 상가적 효과를 기대할 수 있다.

2) 그람음성간균(대장균 등)에 의한 패혈증성 쇼크에 대해서는 β 락타마제(세포탁심)와 아미노글리코시드(겐타마이신 등)를 병용하는 것으로 상승적 살균적 효과를 얻을 수 있다.
3) 대장 천공에 의한 복막염에 대해서는 그람음성간균과 혐기성균을 다루기 위해 제3세대 세펨(세포탁심 등)과 클린다마이신을 병용한다.

9 배양으로 검출된 균은 원인균인가?

▶ 반드시 그렇다고는 할 수 없다.

해설

1) 배양으로 검출된 균이 원인균이 아닌 경우가 있다. 예를 들면, 객담의 배양으로 기도의 상재균(α 연쇄구균, Candida 등)이 검출되어도 폐렴의 원인균으로는 생각하기 어렵다. 가래로부터 MRSA가 검출되어도 폐렴의 원인균이 아닌 경우도 많다.
2) 또, 원인균이 배양으로 검출되지 않는 경우도 있다.
   ① 객담의 그람염색에서 그람양성쌍구균이 다수 인정된 폐렴구균폐렴의 예가 있어도 객담을 배양검사에 제출될 때까지 2시간 이상 방치했을 경우, 균이 배양으로 검출되지 않는 경우가 있다.
   ② 항생제가 이미 투여되고 있던 경우에는 원인균의 검출률은 저하한다.

10 원인균 확정 후의 항생제 치료는?

▶ empiric therapy부터 시작해 적절한 항생제로 변경

해설

1) 원인균이 확정되면 그 원인균에 의해 적절한 항생제, 가능하다면 보다 좁은 영역 스펙트럼의 항생제로 변경한다. 중증 감염에서는 그 항생제를 대량으로 투여한다.
   ① β 용연균에 대해서는 페니실린 G 또는 아스피린.

② 황색포도상구균(MSSA) 감염에 대해서는 수막염 이외에서는 세파졸린.
③ 녹농균 감염에 대해서는 세프타지딤, 세페핌, 피페라실린 등.

11 녹농균, *Enterobacter*, *Serratia*의 중증 감염증에 대한 항생제는?

▶ β 락타마제+아미노글리코시드

해설 1) 녹농균이나 *Enterobacter*, *Serratia* 등의 균은 β 락타마제 단독 치료를 계속하면, 이윽고 내성 획득이 일어나기 쉽다.
2) 감수성이 있는 β 락타마제에 아미노글리코시드를 병용하는 것으로 약제 내성 획득을 억제하는(늦추는) 일이 가능하며, 상승적 효과를 얻을 수 있고 특히 급성기에 강력한 살균적 효과를 기대할 수 있다.

12 중증의 장구균 감염에 대한 항생제는?

▶ 페니실린계+아미노글리코시드

해설 1) 장구균 감염에 대해 페니실린계(암피실린), 칼바페넴(메로페넴), 반코마이신 등은 정균적인 항균력이 있어 중등증의 요로감염, 복강내감염 등에서는 단독으로 사용해도 효과적이다.
2) 그러나, 장구균(*enterococcus*)에 의한 감염성 심내막염, 패혈증, 골수염 등의 중증 감염에 대해서는 페니실린계(암피실린)와 아미노글리코시드(겐타마이신)와의 병용으로 상승적 살균적 효과를 얻을 필요가 있다.
3) 장구균의 감염성 심내막염에 대해서 암피실린 단독으로는 치유율이 25%이지만, 암피실린과 겐타마이신 병용에 의해 치유율은 75%로 확실히 높아진다.

13 중도의 페니실린 알레르기가 있는 환자에서의 항생제 선택은?

▶ 세펨계도 칼바페넴계도 사용하지 않는다.

해설 1) 페니실린계 약제에 알레르기를 나타내는 사람은 1~8%이며, 중증 알레르기 반응을 나타내는 사람은 0.01~0.05%이다.

2) 페니실린 알레르기가 있는 사람이 세펨계에 알레르기를 나타내는 빈도는 2~10%이며, 페니실린에서 아나필락시 쇼크(anaphylaxis shock)를 일으킨 사람이 칼바페넴에서 알레르기를 일으키는 빈도는 50%이다. 한편, 모노박탐계는 페니실린 알레르기가 있는 사람에서도 교차 반응을 일으키는 경우가 드물다.

3) 페니실린에 대해서 발진 등 경도의 알레르기만 나타낸다면, 세펨계, 칼바페넴계를 투여해도 좋다. 그러나 중도의 페니실린 알레르기(아나필락시 쇼크, Stevens Johnson 증후군 등)가 있는 경우에는 세펨계, 칼바페넴계 모두 금기이다.

4) 이러한 경우의 대체제는 그람음성균 감염에 대해서는 모노박탐(monobactam), 아미노글리코시드, 퀴놀론, 그람양성균 감염에 대해서는 반코마이신, 클린다마이신, 리네조리드, 마크로라이드(macrolide)가 사용된다.

14 임산부에게 금기시 되는 항생제는?

▶ 테트라사이클린계(tetracyline), 퀴놀론계

해설 1) 임산부의 경우 테트라사이클린계와 퀴놀론계는 금기이다. 사용한다면 페니실린계나 세펨계를 선택한다.

2) 테트라사이클린계는 태아의 이과 뼈 발육에 영향을 미치고 또한 어머니에게도 간장애를 일으킬 위험이 있다.

3) 퀴놀론계는 태아의 관절연골장애를 일으킬 위험이 있다.

4) 아미노글리코시드계는 태아의 제8뇌신경장애를 일으킬 위험이 있다.

5) 에리스로마이신은 내복에서는 별로 문제될 게 없지만, 대량의 정주에서는 임산부에게 간장애를 일으키는 경우가 있다.
6) 임산부에게 투여할 수 있는 항결핵제는 이소니아지드(isoniazid), 리팜피신(rifampicin), 에탐부톨(ethambutol)이나 어머니의 간기능에 대한 추적관리가 필요하다.

15 지역사회획득 감염의 황색포도상구균(MSSA) 균혈증이 보이면?

▶ 감염성 심내막염, 골수염, 패혈증성 관절염을 의심한다.

해설
1) 황색포도상구균(메티실린 감수성: MSSA)이 지역사회획득 감염 환자의 혈액배양에서 검출되면, 반드시 심초음파검사를 실시해 감염성 심내막염의 유무를 살핀다.
2) 골수염을 의심할 만한 징후가 있으면 뼈의 단순 X선, MRI 등을 실시한다.
3) 관절염의 징후가 있으면 가능한 한 관절천자를 실시해, 천자액에 대한 검사를 실시한다.
4) 치료의 제1선택제는 세파졸린이며, 심내막염 등은 2 g을 8시간마다(6 g/일) 정주투여 한다.

16 입원 환자에게 MRSA 균혈증이 보이면?

▶ 우선 혈관 내 카테터 감염을 의심한다.

해설
1) 입원 환자에서 황색포도상구균(메티실린 내성: MRSA) 균혈증을 합병한 경우, 혈관 내 카테터 감염에 기인하는 빈도가 가장 높다. 유치되어 있던 혈관 내 카테터를 제거하고 카테터의 끝부분에 대해 배양검사를 실시한다.
2) 감염성 심내막염의 유무를 알아보기 위해 심초음파검사를 실시한다.

3) 내경정맥으로부터 카테터가 삽입되어 있는 경우는 혈전성 정맥염의 유무를 알아보기 위해 경부혈관 상의 초음파검사도 실시한다.
4) 치료는 반코마이신을 투여하며 심내막염이나 혈전성 정맥염의 합병이 없는 경우에도 적어도 14일간 치료를 계속한다.

17 반코마이신 치료저항성의 MRSA 균혈증을 보이면?

▶ 패혈증성 혈전성 정맥염, 감염성 심내막염, 전이성 농양을 의심한다.

해설

1) MRSA 균혈증에서 혈관 내 카테터를 제거해 반코마이신의 정주를 개시해도 신속하게 반응하지 않는 경우는 패혈증성 혈전성 정맥염, 감염성 심내막염, 전이성 농양를 의심한다. 심초음파검사, 경부혈관 초음파검사, 흉복부 CT 등이 필요하다.
2) 치료는 농양이 존재하는 경우에는 가능하면 배농(천자 또는 외과적 배농)을 실시한다. 패혈증성 혈전성 정맥염에서는 헤파린 등 항응고 요법을 병용한다. 중증 감염에서 반코마이신에 저항성이 있는 경우는 조직이행성이 좋고 MRSA에 항균력이 있는 리팜피신이나 ST 합제(트리메토브린+파메톡사졸) 정주를 반코마이신에 병용한다.
3) 심내막염이나 패혈증성 혈전성 정맥염 등이 있는 경우, 항생제의 치료 기간은 4~6주가 필요하다.

18 혈액배양에서 *Candida*가 검출되었다면?

▶ 혈관 내 카테터 감염을 의심한다.

해설

1) 입원 환자의 칸디다혈증의 원인으로서 가장 많은(90%) 것은 중심정맥 카테터 감염이다.

2) 칸디다혈증의 사망률은 약 50%이다. 칸디다혈증의 30~50%에서 칸디다 안내염(망막 맥락막염)을 합병할 수 있다. 때때로 감염성 심내막염을 합병하는 경우도 있다. 적절히 치료를 실시하지 않으면 치명적이 되어 안내염에 의해 실명에 이르는 경우도 있다.
3) 칸디다혈증에 대해서는 혈관내 카테터를 제거하고 카테터 끝부분을 배양한다. 항진균제(미카판긴 또는 리포소말 암포테리신 B 등)를 개시한다. 칸디다(*candida*) 균종으로 분류해 *candida albicans*에서 플루코나졸(*fluconazole*) 감수성균으로 간주되면 플루코나졸도 좋다.
4) 모든 예에서 안과의에게 안저검사를 의뢰하고 칸디다 안내염이 있는지를 검사한다. 혹시 안내염이 있으면 미카판긴 225~300 mg/일을 투여하고 치유될 때까지 항진균제를 투여한다. 안내염이 없더라도 혈액배양 상 음성이 된 후 적어도 2주 동안은 항진균제를 계속한다.

19 혈액배양에서 *Streptococcus bovis*가 검출되었다면?

▶ 대장병변과 감염성 심내막염을 의심한다.

해설

1) *Streptococcus bovis*의 균혈증이 있는 경우, 대장암 등 대장의 어떤 기질적인 병변이 존재할 가능성이 높다. 따라서 하부 내시경검사 등을 실시해야 한다.
2) 심장의 판에 이상이 있는 환자의 경우에 이 균은 감염성 심내막염의 원인균이 될 수 있으므로 심초음파검사도 실시해야 한다.

20 Empiric therapy를 실시할 때의 지역사회획득 폐렴의 분류는?

▶ 세균성 폐렴, 비정형 폐렴, 흡인성 폐렴

해설 1) 세균성 폐렴

① 원인균

Streptococcus pneumoniae, *Haemophilus influenzae*(만성기관지염, COPD), *Klebsiella pneumoniae*(고령자), *Staphylococcus aureus*(인플루엔자 이환 후)

② 초기 치료

A. 입원의 경우

암피실린/설박탐 1.5 g 6시간마다 또는 세프트리악손 1~2 g 24시간마다, 중증에서는 세프트리악손 2 g 12~24시간마다, 세포탁심 1~2 g 6~8시간마다(가래의 그람염색에서 폐렴구균이 강하게 의심되든가 폐렴구균이라고 판명된 경우).

암피실린 1 g 6시간마다 정주(4 g/일), 암피실린/설박탐 1.5 g 6시간마다(6 g/일).

B. 외래의 경우

세프트리악손 1~2 g/일 1~수일+레보플록사신 400~500 mg/일 #1 (체중 60 kg 이상에서는 500 mg/일)

2) 비정형 폐렴

① 원인균

Mycoplasma pneumoniae, *Chlamydia pneumoniae*, *Chlamydia psittaci*(새를 기르고 있다), *Legionella pneumophila*(고령자, 면역 부전자, 온천 여행 등)

② 초기 치료

A. 외래의 경우

클래리스로마이신, 아지스로마이신, 미노사이클린, 독시사이클린(doxycycline)

B. 입원의 경우

에리스로마이신 정주 0.5 g 6~8시간마다, 미노사이클린 정주 0.1 g 12시간마다.

시프로플록사신 정주 300 mg 12시간마다(레지오넬라가 의심되는 경우).

③ 세균성 폐렴과 감별이 어려운 경우의 외래 치료

레보플록사신 400~500 mg/일 #1

3) 흡인성 폐렴, 폐농양(경련 후, 발치 후, 의식장애자)

① 원인균

Peptostreptococcus, *Fusobacterium*, *Prevotella*, *Streptococcus* sp.

② 치료

암피실린/설박탐 1.5 g 6시간마다, 클린다마이신 600 mg 8~12시간마다.

세프메타졸 1 g 8시간마다.

21 중증 지역사회획득 폐렴에 대한 항생제는?

▶ 제3세대 세펨+(마크로라이드 또는 미노사이클린 또는 퀴놀론)

해설 1) 중증 지역사회획득 폐렴의 원인균은 *Streptococcus pneumoniae*(60%), *Legionella lihpomuenp*(10~20%), 그 외의 지역사회획득 폐렴 원인균.

2) 치료는 위의 2종류의 균을 다룬다.

① 세포탁심 1~2 g 6시간마다 또는 세프트리악손 2 g 12~24시간마다+에리스로마이신 0.5 g 6시간마다 또는 아지스로마이신 또는 미노사이클린 0.1 g 12시간마다 또는 시프로플록사신 300 mg 12시간마다(레지오넬라가 의심되는 경우).

② 흡인성 폐렴도 의심된다면 클린다마이신(600 mg 8~12시간마다)을 추가.

③ *Pseudomonas aeruginosa*도 고려해야 한다면, 위의 세포탁심 대신에 세페핌을 투여한다.

22 원내 폐렴에서 목표로 하는 균은?

▶ 그람음성간균과 구강 내 혐기성균

해설 1) 원내 폐렴 원인균의 상당수는 그람음성간균, 구강 내 혐기성균 (흡인이 관여)

Klebsiella pneumonia, *Enterobacter* sp., *Serratia* sp., *Pseudomonas aeruginosa*

MRSA, *Peptpstreptococcus*, *Fusobacterium*, *Prevotella*, *legionella pneumophila* 등.

2) 치료

① 입원 후 조기의 경우

암피실린/설박탐, 세프메타졸 또는 세포탁심 1 g 8시간마다 또는 세프트리악손 1~2 g 24시간마다±클린다마이신 600 mg 8~12시간마다.

② 기관 내 삽관자 등 녹농균의 가능성이 있는 경우

피페라실린/타조박탐 2.5 g 6시간마다, 세페핌 1 g 8~12시간마다±시프로플록사신

③ 페니실린, 세펨에 대해 알레르기가 있는 경우

아즈트레오남 1 g 8시간마다+시프로플록사신

④ 페니실린이나 세펨에 알레르기가 있고 시프로플록사신 감수성균인 경우

시프로플록사신 300 mg 12시간마다+클린다마이신

⑤ 중증, 제3, 4세대 세펨 내성균의 가능성이 있는 경우

메로페넴 0.5 g 6시간마다

⑥ MRSA의 가능성이 있는 경우

상기+반코마이신

⑦ *Legionella*의 가능성이 있는 경우

상기+시프로플록사신

23 지역사회획득 감염과 원내 감염의 신우신염. 각각 가장 의심되는 원인균은?

▶ **전자에서는 대장균, 후자에서는 클레브시에라, 녹농균, 장구균**

해설 1) 지역사회획득 감염의 신우신염

① 지역사회획득 감염의 원인균은 *E. coli*, *Klebsiella pneumoniae*, *Proteus mirabilis*, *Enterococcus* sp.

② 입원의 초기 치료

A. 요의 그람염색에서 그람음성간균인 경우에는 세포티암 1 g 8시간마다.

B. 그람염색에서 그람양성구균인 경우에는 암피실린 1 g 6시간마다+겐타마이신

C. 패혈증적인 경우는 세포탁심 1 g 6~8시간마다 또는 세프트리악손 1~2 g 12~24시간마다.

D. 중증 패혈증, 패혈증성 쇼크의 경우에는 세프트리악손 2 g 12~24시간마다+겐타마이신 3 mg/ kg/ 일

E. 감수성이 좋은 E. coli라고 판명되고 전신 상태가 진정된 경우는 세포티암

F. 2일 이상 해열이 계속되며 식사를 할 수 있고 균의 감수성이 좋다면 레보플록사신 400~500 mg/ 일 #1 내복 또는 세프포독심(cefpodoxim) 400 mg/ 일 #2 내복으로 변경

② 외래 치료

세프트리악손 1~2 g/ 일 1일 1회 정주(초기 1~5일간) 그 뒤 레보플록사신 400 mg/ 일 #1 내복(300~500 mg)

2) 원내 감염의 신우신염

① 원인균은 *E. coli*, *Klebsiella pneumoniae*, *Pseudomonas aeruginosa*, *Enterococcus* sp., *Enterobacter* sp., MRAS 등.

② 초기 치료는 녹농균도 다룬다. 세페핌±토브라마이신

③ 중증 혹은 제3, 4세대 세펨 내성균의 가능성이 있는 경우는 녹농균도 다루도록 한다. 피페라실린/타조박탐 2.5 g 6시간마다±토브라마이신, 메로페넴 0.5 g 6시간마다, 시프로플록사신 300 mg 12시간마다.

④ *Enterococcus*가 의심되는 경우는 암피실린(또는 피페라실린)+겐타마이신, 피페라실린/타조박탐 2.5 g 6시간마다.
⑤ MRSA가 의심되는 경우는 상기+반코마이신.
⑥ 2일 이상 해열이 계속되고 감수성이라면 레보플록사신 400 mg/일 #1 내복으로 변경.

24 3일간 치료해도 반응이 없는 신우신염을 보이면?

▶ 농양형성이나 요로폐색을 의심한다.

해설 1) 원인균에 효과가 있다고 생각되는 항생제 치료를 3일 이상 실시해도 발열 등 증상이 개선되지 않는 신우신염의 경우에는, ① 신농양, ② 요로폐색이 있어 수신증의 신장 감염이 추측된다. 복부 CT나 복부 초음파검사가 필요하다.
2) 신농양이 있다면 가능한 한 천자배농을 실시하고, 농양으로의 이행성이 좋은 퀴놀론계 항생제 등을 투여한다.
3) 요로폐색이 있다면 비뇨기과의에 의해 폐색을 해제하는 치료(요관 스텐트 삽입, 신외루 카테터 삽입 등)를 실시한다.

25 남성에게 하부 요로 증상과 발열이 나타나면?

▶ 전립선염을 의심한다.

해설 1) 남성에게 하부 요로 증상(빈뇨, 배뇨통, 배뇨곤란)과 발열이 있는 경우는 전립선염을 의심하고, 이런 경우 직장진에 의해 전립선의 촉진을 실시한다. 촉진으로 전립선의 종대와 압통이 보이면 전립선염으로 확실히 판단할 수 있다.
2) 급성 전립선염의 경우 효과적인 항생제를 적어도 3주 동안 투여한다. 전립선에 이행성이 좋은 퀴놀론계 항생제 등을 원인균에 대한 감수성을 보고 선택한다.

26 medical emergency의 급성 세균성 수막염. 원인균을 판명하기 전의 항생제로는?

▶ CTRX+VCM+ABPC

해설 1) 급성 세균성 수막염(수액: 세포 수 증가, 다핵백혈구>단핵구, 당 저하, 단백 상승)

① 원인균은 *Streptococcus pneumoniae*, *H influenzae*(5세 이하), *Staphylococcus aureus*(종종 감염성 심내막염에 합병), *Klebsiella pneumoniae*(고령자, 패혈증에 합병)

② 급성 세균성 수막염이 의심되는 경우는 진찰 후 30분 이내에 혈액배양을 채취해 그 즉시 항생제를 개시한다. 두부 CT와 골수검사는 그 뒤에 실시한다.

③ 항생제의 제1선택은 세프트리악손(2 g 12시간마다)+반코마이신(1 g 12시간마다)±암피실린(2 g 4시간마다)±리팜피신 600 mg/일 #2
(65세 이상이나 *Listeria*를 부정할 수 없는 경우에는 여기에 암피실린을 추가한다. 세프트리악손 대신 세포탁심 2 g 6시간마다도 좋다. 페니실린 내성 폐렴구균의 가능성이 있고 세프트리악손에 중등도 이상의 내성균에 의한 경우나 스테로이드를 사용하는 경우는 리팜피신을 추가한다)

④ 항생제의 제3선택은 메로페넴(2 g 8시간마다)±반코마이신

⑤ 원인균 판명 후의 특이적 치료로는

A. *Streptococcus pneumoniae*
페니실린 G의 MIC≤0.06의 경우에는 페니실린 G 1,800~2,400 만 단위/일 #6 또는 암피실린 2 g 4시간마다 또는 세프트리악손(또는 세포탁심)
페니실린 G의 MIC≥0.1인 경우에는 세프트리악손+반코마이신±리팜피신 600 mg/일 #2(중증례나 세프트리악손의 MIC≥1.0인 경우에는 리팜피신을 추가한다)

B. *Staphylococcus aureus*(MSSA)
메로페넴 2 g 8시간마다.

C. 그람음성간균

세프트리악손 2 g 12시간마다, 세페핌 2 g 8시간마다(녹농균을 다루는 경우)

2) 아급성 수막염(수액: 세포 수 증가, 다핵백혈구<단핵구, 당 저하, 단백 증가)

① 원인균은 *Listeria monocytogenes*, *Mycobacterium tuberculosis*, *Crytococcus*, 바이러스(Herpes simplex 등). Listeria에서는 다핵백혈구≥단핵구의 경우도 있다. 바이러스에서는 수액 세포 수 증가, 다핵백혈구<단핵구, 당, 단백의 변화는±또는 경도

② 초기 치료는 중증례나 진행례에서는 원인균이 판명될 때까지 아래를 병용한다.

A. *Listeria*(그람양성간균)

암피실린 2 g 4시간마다+겐타마이신

B. *M. tuberculosis*에 대한 의심(수액의 항산균염색, PCR 법)

이소니아지드+리팜피신+피라지나미드(pyrazinamide)〔증례에 따라 스트렙토마이신(streptomycin)을 추가한다〕

C. *Cryptococcus*에 대한 의심(먹물염색, *Cryptococcus* 항원)

플루코나졸(fluconazole) 400 mg/일 24시간마다.

D. 헤르페스(Herpes simplex virus) 뇌염에 대한 의심(언동 이상, 의식장애, 경련 등)

아시클로버(acyclovir) 10 mg/kg 정주 8시간마다.

27 원내 발생 수막염의 원인균으로 많은 것은?

▶ 포도상구균과 녹농균

해설

1) 원내 발생 수막염은 주로 뇌외 수술 후(뇌실배농)에 일어나 때때로 패혈증으로 속발하기 쉽다(특히 *Staphylococcus. aureus* 심내막염으로 속발). 드물게 요추천자 후 등에 합병한다.

2) 원인균은 *Klebsiella*, *Enterobacter*, *Pseudomonas aeruginosa*, *Acinetobacter*, MRSE(표피 포도상구균 등 비교적 많다), MRSA 등.

3) 초기 치료는 반코마이신 1 g 12시간마다+세페핌(또는 세프타지딤) 2 g 8시간마다±ST 합제(3A 12시간마다)

A. MRSA

반코마이신+리팜피신 600 mg/일 #2+ST 합제 3A 12시간마다.

B. MRSE

반코마이신+리팜피신+ST 합제

C. *Pseudomonas aeruginosa*

세프타지딤 또는 세페핌+토브라마이신

D. *Acinetobacter*

세프타지딤 또는 세페핌 또는 메로페넴

28 감염성 심내막염을 의심하는 경우, 검사는?

▶ ① 반복적인 혈액배양, ② 심초음파검사(특히 경식도)

해설

1) 감염성 심내막염은 원인균에 의해 아급성과 급성의 형태로 나눌 수 있으며 각각 원인균이 다르다.
2) 혈액배양을 반복하여 원인균을 검출하는 것이 중요하고, 심초음파검사(특히 경식도 심초음파검사)로 vegetation을 포함한 이상의 유무를 검색한다.
3) 급성 감염성 심내막염의 원인균은 *Staphylococcus aureus*(MSSA), *β Streptococcus*, *Streptococcus pneumoniae*, MRSA(원내 감염증)
4) 아급성 감염성 심내막염의 원인균은 *viridans Streptococcus*(*α* 연쇄구균), *Enterococcus faecalis*, 그람음성간균(HACEK group 등), *Candida* sp. (혈관내 카테터 감염 등)
5) 원인균 미정 시의 초기 치료는 지역사회획득 감염에서는 세파졸린 2 g 8시간마다+암피실린 2 g 4시간마다+겐타마이신 또는 (원내 감염의 경우도) 세프트리악손 2 g 12시간+반코마이신 1 g 12시간마다.
6) 원인균 판명 시의 치료는

① viridans *Streptococcus*

페니실린 G 1,800~2,400 만 단위/일 #6 또는 암피실린 12

g/일 #6 또는 페니실린 G+겐타마이신(초기 2주간), 세프트리악손 2 g 12~24시간마다.

② *Enterococcus faecalis*
암피실린 2 g 4시간마다+겐타마이신 3 mg/kg/일 #3

③ MSSA
세파졸린 2 g 8시간마다±리팜피신 600 mg/일 #2

④ MRSA
반코마이신+리팜피신±ST 합제 3A 12시간마다.

⑤ HACEK group
암피실린 또는 세프트리악손

29 중증 담도계 감염에서 목표로 하는 균은?

▶ 그람음성간균과 장관내 혐기성균

해설 1) 담도계 감염증으로 중증인 경우에는 그람음성간균(대장균, *Klebsiella* 등)과 장관내 혐기성균(*Bacteroides* 등)을 목표로 하는 항생제 치료를 실시한다.

2) 원인균은 *E. coli*, *Klebsiella pneumoniae*, *proteus*, *Enterococcus*, *Bacteroides*, *Clostridium* 등

3) 초기 치료는

① 경증~중등증이면, 세파메타졸 또는 암피실린/설박탐+겐타마이신

② 중증이라면, 세포탁심+클린다마이신±겐타마이신, 피페라실린/타조박탐±겐타마이신

30 간농양의 주 원인 미생물은?

▶ 세균과 이질아메바(entamoeba histolytica)

해설 1) 간농양의 주요 기인 미생물로서 세균성(주로 장관 내 그람음성간균, 장구균, 혐기성균의 혼합 감염, 때때로 구강 내 연쇄구균

Streptococcus milleri 등)과 이질아메바성이 있어 양자를 감별할 필요가 있다.

2) 특히 이질아메바의 감별을 위해서는 여행력이나 sexual history를 신중하게 청취한다.

3) 메트로니다졸(metronidazole)은 장관 내 혐기성균과 이질아메바 양자 모두에게 효과적이다.

4) 이질아메바에는 성인에서는 9정(2,250 mg)/일을 #3으로 10일간 투여한다.

5) 원인균은 *E. coli*, *Klebsiella pneumoniae*, *Proteus*, *Streptococcus* sp., *Enterococcus*, *Bacteroides*, *Clostridium*, *Entamoeba histolitica* (이질아메바) 등

6) 초기 치료는

① 세균성인 경우, 가능한 한 배농을 실시한다. 항생제는 세포탁심+클린다마이신±겐타마이신, 피페라실린/타조박탐±겐타마이신, 시프로플록사신+클린다마이신

② 이질아메바의 가능성이 있는 경우, 배농은 실시하지 않는다. 항생제는 세포탁심+메트로니다졸(2,250 mg/일, #3) (아메바성으로 판명되면 세포탁심은 중지한다)

31 골수염의 원인균으로 많은 것은?

▶ **황색포도상구균과 연쇄구균**

해설

1) 골수염의 진단을 위해서는 MRI 검사를 실시한다.

2) 혈액배양검사를 실시하고 나서 항생제 치료를 개시한다.

3) 급성 골수염의 치료 기간은 약 6주가 필요하다.

4) 골수염의 원인균은, *Staphylococcus aureus*, β *Streptococcus*, 구강 내 α *Streptococcus*, *Streptococcus pneumoniae*, *Haemophilus influenzae*(2세 이하), *Klebsiella pneumoniae*, *E. coli*, *Pseudomonas aeruginosa* 등

5) 초기 치료는 세파졸린±겐타마이신

6) 원내 발생에서는 반코마이신+세프트리악손 등

32 구개편도의 발적 · 종창이 나타나면?

▶ 급성 세균성 편도염과 전염성 단핵구증을 의심한다.

해설 1) 편도염의 원인균은 β *Streptococcus* A군, G군, *Corynebacterium*, EB 바이러스(전염성 단핵구증)

2) 초기 치료는

① β 시슬알균 or 연쇄구균(*Streptococcus*)

A. 입원 치료에서는 페니실린 G 200만 단위 6시간마다 또는 암피실린 1 g 6시간마다, 세파졸린 1 g 8시간마다.

B. 외래 치료에서는 세프트리악손 1~2 g 정주 1~3일(증상이 강한 경우) 이후 아목시실린 1.5 g/일 #3, 클린다마이신

② EB 바이러스

항생제는 불필요. 암피실린에서 발진이 90%로 출현.

③ 상기의 어느 것이 불명확한 경우

클린다마이신

급성 세균성 편도선염과 전염성 단핵구증의 감별

	급성 세균성 편도염	전염성 단핵구증
원인균	β 사슬알균 or 연쇄구균(주로 A군)	EB 바이러스
신체 소견	편도의 종대 · 발적, 농전, 악하림프절 종대	편도선의 종대 · 발적, 농전, 현저한 양측 경부림프절 종대, 때때로 악하림프절 종대, 간종대, 비종. 안검부종
검사 소견	말초혈 백혈구(호중구) 증가, CRP 상승	말초혈 림프구, 단핵구, 이형 림프구의 증가, 간장애, CRP 상승은 경도
진단	인두배양에서 β 사슬알균 or 연쇄구균이 양성	EB 바이러스 혈청항체검사에서 VCA IgM 양성, VCA IgG 상승, EA 항체 양성, EBNA 항체 음성(EB 바이러스 초감염을 나타낸다)

33 괴사조직을 가지는 연부조직 감염의 치료는?

▶ 외과적 치료+강력한 항생제 치료

해설 1) 연부조직 감염은 감염 심부의 심달도에 의해서 봉와직염, 괴사성 봉와직염, 괴사성 근막염, 괴사성 근육 염증으로 분류할 수 있다.

2) 괴사조직을 가지는 중증의 연부조직 감염은 치료를 잘못하면 치명적이다. 따라서 반드시 외과적 치료(debridement, drainage, amputation 등)를 실시해 원인균에 따른 적절하고 강력한 항생제 치료를 실시한다.

3) 봉와직염

① 순환장애가 없는 부분의 원인균은 β *Streptococcus*(A, B, C, G균), *Staphylococcus aureus*. 초기 치료는 세파졸린, 페니실린 G+클린다마이신, 암피실린+클린다마이신, 암피실린/설박탐, 세프트리악손 등

② 순환장애가 있는 부분(당뇨병성 족괴저, 혈행장애부의 연부조직 감염)의 원인균은 혼합 감염이 많고, β *Streptococcus*, *Staphylococcus aureus*(MSSA, MRSA), *Klebsiella pneumoniae*, *E. coli*, *Proteus*, *Enterococcus*, *Bacteroides*, *Clostridium* 등이 있다.

③ 순환장애가 있는 경우의 초기 치료는

A. 원외성이나 경증~중등증의 경우는 세프메타졸, 암피실린/설박탐, 세파졸린+클린다마이신

B. 원내성이나 중증의 경우는 세포탁심+클린다마이신

C. *Pseudomonas aeruginosa*를 포함시켜야 하는 경우는 세페핌+클린다마이신, 피페라실린/ 타조박탐

D. MRSA를 포함시켜야 하는 경우는 상기에 더해 반코마이신

4) 중증 괴사성 연부조직 감염증+패혈증

① 원인균은 β *Streptococcus*(A, B, G균)가 많다.

순환장애가 있는 경우의 봉와직염의 원인균은 상기의 혼합 감염

간경변, 면역부전이 있는 경우에는 *Vibrio vulnificus*,

Aeromonas hydrophila 등

② 초기 치료는 세포탁심+클린다마이신+미노사이클린. 반드시 외과적 치료 괴사조직 제거술(debridement)도 병용한다.

A. 극증 사슬알균 or 연쇄구균 감염증
페니실린 G 1,800~2,400 만 단위/일 #6+클린다마이신 1,800 mg/일 #3 또는 암피실린 12 g/일 #6+클린다마이신

B. *Vibrio vulnificus*
세포탁심+미노사이클린

C. *Aeromonas hydrophila*
세포탁심

D. 혼합 감염
세포탁심+클린다마이신, 피페라실린/타조박탐 등

34 혈관 내 카테터 감염이 의심된다면?

▶ ① 혈액배양, ② 카테터 제거, ③ 카테터 끝부분 배양, ④ 항생제 개시

해설

1) 혈관 내 카테터 감염에서는 균혈증을 수반해 중증이 되기 쉽다. 특히 *Staphylococcus aureus*(MRSA, MSSA)와 *Candida*에서는 합병증(감염성 심내막염, 패혈증성 혈전성 정맥염, 안내염 등)을 일으켜 중증이 되기 쉽다.
2) *Candida* 감염의 경우는 반드시 안과의에 의한 안저검사를 실시해 안내염(칸디다혈증의 30~50%에 합병)의 유무를 조사한다. 안내염이 있으면 치유될 때까지, 안내염이 없는 경우에도 적어도 2주간은 항진균제를 지속한다.
3) 혈관 내 카테터 감염의 원인균은 *Staphylococcus epidermidis* (MRSE), *Staphylococcus aureus*(MRSA, MSSA), *Candida*, *Klebsiella*, *Pseudomonas aeruginosa* 등
4) 초기 치료는
① 경증~중등증의 경우는 반코마이신

② 중증, 패혈증적인 경우는 반코마이신+아즈트레오남(또는 세페핌), *Candida*가 의심되면 상기+미카판긴
③ 혈액배양 또는 카테터로부터 *Candida*가 검출된다면, 미카판긴 150 mg/일(안저검사를 실시해 안내염이 있으면 225~300 mg/일) 또는 암포테리신 B 또는 리포소말암포테리신 B, 플코나졸(fluconazol) 400 mg/일(감수성균인 경우에만)

35 호중구감소 환자에서 발열이 나타나면?

▶ 그 즉시 ① 혈액배양, ② 광범위 스펙트럼의 항생제 개시

해설

1) 호중구감소자(말초혈 호중구 수 500/mcL 미만)가 발열을 보이는 경우, 방치하면 24~48시간 이내에 패혈증성 쇼크가 발생할 위험이 높다.
2) 따라서 신속하게 혈액배양검사를 실시한 뒤, 30분 이내에 녹농균도 다루는 광범위 스펙트럼 항생제의 정주를 개시한다.
3) 호중구감소자의 발열을 보았을 때의 원인균은 *E. coli*, *Klebsiella*, *Pseudomonas aeruginosa*, *α Streptococcus*, MRSA, MRSE, *Enterococcus*, *Bacteroides*, *Candida*, *Aspergillus* 등
4) 초기 치료는 ① 세페핌 1 g 6~8시간마다±토브라마이신, ② 세프타지딤 1 g 6시간마다+토브라마이신 3~4 mg/kg/일, ③ 피페라실린/타조박탐 2.5 g 6시간마다(그람음성균, 장구균, 혐기성균 등의 혼합 감염이 의심될 때)±토브라마이신.
5) 그람양성균 감염(MRSA, MRSE 등)이 의심될 때(정맥염, 혈관내 카테터 감염 등)는 상기의 ① 세페핌±토브라마이신 또는 ② 세프타지딤+토브라마이신에 반코마이신을 추가한다.
6) 상기의 ① 세페핌±토브라마이신 또는 ② 세프타지딤+토브라마이신 또는 ③ 피페라실린/타조박탐±토브라마이신을 3일간 투여해 반응이 나타나지 않는 경우에는 반코마이신을 추가한다.
7) 또 3일간 투여해도 반응이 불충분한 경우에는 미카판긴 150 mg/일 또는 보리코나졸 또는 암포테리신 B를 더한다(0.5 mg/kg/일까지 점증한다).
8) 제3, 4세대 세펨 내성균 감염이 의심되는 경우나 중증 패혈증례

에서는 메로페넴 0.5 g 6시간마다 단제로 시작한다.

9) 페니실린, 세펨 알레르기가 있는 경우에는 아즈트레오남 1 g 6시간마다+반코마이신 또는 시프로플록사신 300 mg 12시간마다+반코마이신으로 시작한다.

10) 폐렴이 있고, 아스페르길루스 등 진균류 감염이 의심되는 경우는 보리코나졸(voriconazole) 또는 리포소말암포테리신 B를 투여한다.

36 활동성 폐결핵에 대한 초기 치료는?

▶ 이소니아지드+리팜피신+피라지나마이드(pyrazinamide)+에탐부톨(또는 스트렙토마이신)의 4제 병용 요법

해설

1) 활동성 폐결핵에 대해 WHO가 권장하는 표준적 치료법은 ① 처음 2개월은 이소니아지드+리팜피신+피라지나마이드+에탐부톨(또는 스트렙토마이신)의 4제 병용 요법이다. ② 그 후 4개월간 이소니아지드+리팜피신+에탐부톨(이소니아지드와 리팜피신에 감수성의 균이 있다면, 에탐부톨은 투여하지 않아도 좋다) 이상 총 6개월간의 치료를 실시한다.

2) 만약 이소니아지드 내성균의 빈도가 4% 미만의 지역이라면 이소니아지드+리팜피신+피라지나마이드의 3제로 치료를 개시해도 좋다.

3) 속립성 결핵, 결핵성 수막염, 골관절결핵에서는 총 1년간의 항결핵제 치료를 실시한다.

4) 이소니아지드+리팜피신+에탐부톨의 3제로 활동성 폐결핵의 치료를 실시하는 경우는 9개월간 투여한다.

5) 이소니아지드 내성균으로 판명된 경우는 그 밖의 효과적인 1차 항결핵제를 적어도 3제를 이용해서 6~9개월간 치료한다.

6) 다제내성결핵균(적어도 이소니아지드와 리팜피신에 내성)의 경우는 감수성이 있는 항결핵제 3~4제를 이용해 18~24개월간 치료를 실시한다.

37 치료 저항성의 결핵에 대한 항결핵제는?

▶ 2제 이상의 효과적인 항결핵제를 추가

해설 1) 결핵균은 단제로 치료하면 이윽고 내성을 획득하여 그 효과가 없어지고 만다. 특히 리팜피신은 단제 치료에서는 내성 획득이 빠른 편이다.

2) 결핵 치료는 반드시 그 균에 효과적인 2제 이상의 약제를 병용해 치료하는 것이 원칙이다. 거기에 따라 치료효과가 높아져 내성 획득도 방지할 수 있다.

3) 치료 저항성의 결핵에 대해서는 새롭게 1제를 더하지 않고, 반드시 2제 이상을 추가한다.

38 아프리카와 동남아시아로부터 귀국한 사람에서 불명열이 나타나면?

▶ 전자에서는 열대열 말라리아, 후자에서는 ① 말라리아(3일열 말라리아, 열대열 말라리아), ② 장티푸스, ③ 뎅기열, ④ 쯔쯔가무시병(scrub typhus)

해설 1) 말라리아의 진단은 말초혈 도말 김자염색에 의해 말라리아 원충의 유무를 조사한다.

2) 말라리아에는 ① 열대열 말라리아 *Plasmodium falciparum*, ② 3일열 말라리아 *Plasmodium vivax*, ③ 4일열 말라리아 *Plasmodium malariae*, ④ 난형 말라리아 *Plasmodium ovale* 의 4종류가 있다. 열대열 말라리아와 3일열 말라리아가 많다.

3) 열대열 말라리아는 아프리카에 많지만, 발생 후 5일 이내에 치료하지 않으면 치명적으로 될 수 있다.

4) 장티푸스(Typhoid fever)는 *Salmonella* Typhi(파라티프스는 *Salmonella* Paratyphi)에 의해 발생하며 혈액배양, 변배양으로 균을 검출한다. 치료는 세프트리악손, 퀴놀론을 투여한다.

5) 뎅기열(Dengue fever)은 flavivirus가 그 원인으로 혈청항체검사를 통해 진단한다.

6) 쯔쯔가무시병은 일본뿐만 아니라, 동남아시아에서도 쉽게 찾아 볼 수 있다. 리켓치아의 *Orientia tsutsgamushi*가 원인이며 진단은 혈청항체검사에 의한다.

39 HIV 감염을 의심하는 임상 증상 · 소견은?

▶ 구강 내 · 인두 · 식도 칸디다증, 중증 대상포진, 반복적인 세균감염, 중증 결핵, 기초질환이 없었던 사람의 폐비만성 간질성 음영

해설

1) HIV 감염을 의심해야 할 상황이란 (항생제를 사용하고 있지 않은 사람에서) 구강 내 · 인두 · 식도 칸디다증, 대상포진(증상이 강하거나 반복하는 경우), 반복하는 세균감염, 중증 결핵, 뉴모시스티스 폐렴(서서히 진행하는 헐떡임, 기침, 발열, 흉부 X선으로 폐비만성 간질성 음영) 등 각종 성감염증, HIV 감염의 위험이 있는 행동 등이다.
2) HIV 감염의 위험이 있는 사람으로는 남성 동성애자, 양성애자, 불특정 다수의 이성과 성행위를 한 사람, 정주마약 사용자, 혈액응고인자제제 사용자 등이다.

40 항 HIV 약물 치료(HAART)의 적응은?

▶ ① HIV 감염에 수반하는 임상 증상이 있다, ② CD4 림프구 수가 200/mcL 미만, ③ CD4 림프구 수가 200~350/mcL로 CD4 림프구 수의 급속한 감소 또는 혈중 바이러스 양이 10만 copies/mL 이상

해설

1) 항 HIV 약물 치료(HAART)의 적응은 ① HIV 감염에 수반하는 임상 증상(2~4주 이상 계속되는 발열이나 설사, 구강 칸디다증, 10% 이상의 체중 감소가 있는 경우 등), ② 말초혈 CD4 림프구 수가 200/mcL 미만, ③ CD4 림프구 수가 200~350/mcL로, CD4 림프구 수의 급속한 감소 또는 혈중 바이러스 양이 10만 copies/mL 이상인 경우이다.
2) CD4 림프구 수가 350 이상/mcL에서는 경과 관찰로 한다.

3) 항 HIV 치료는, 3제 이상 병용의 다제 병용 요법(HAART)을 실시한다.
4) 치료에 의해 HIV 감염자의 AIDS 발생률과 기상 관찰 감염증의 발현 빈도는 현저하게 감소해, HIV 감염자의 예후는 매우 분명하게 개선되었다.

첫회 요법으로서 권장되는 다제 병용 요법과 1일 투여제 수

칼럼 A 및 칼럼 B로부터 1개씩 선택한다.
각 약제의 ( ) 안의 숫자는 표준적인 1일 투여제 수(합제가 있는 경우는 그것을 이용했을 경우의 수를 기재)이며, 필요에 따라서 증감을 검토한다.
AZT/3TC에 대해서는 콤비비어(Combivir®)(1일 2정), ABC/3TC에 대해서는 에프지콤(epzicom®)(1일 1정), TDF/FTC에 대해서는 트루바다(truvada®)(1일 1정)라고 하는 합제를 이용하면 복약제 수를 줄이는 것이 가능하다.

QD: 1일 1회 투여, BID: 1일 2회 투여
알파벳 순
합제가 있는 구성

	칼럼 A(NNRTI 또는 PI)[1]		+	칼럼 B(NRTI)
바람직한 약제	NNRTI	EFV[2] [QD] (3)		ABC★/3TC[6] [QD] (1) AZT/3TC[6] [BID] (2) TDF★★/FTC[6] [QD] (1)
	PI	ATV*+RTV [QD] (2+1) FPV+RTV [BID] (2+2) LPV/RTV [BID][3] (4)		
그 외의 바람직한 약제	NNRTI	NVP[4][BID] (2)**		ddI+3TC[6] [QD] (3~4)*** (ddI은 범용되고 있는 EC 캡슐 [QD]를 전제로 해 투여 횟수와 약의 개수를 기재)
	PI	ATV[5]* [QD] (2) FPV [BID] (4) FPV+RTV [QD] (2+2)		

1) PI 1제 또는 2제(PI의 혈중 농도를 올리기 위해 저용량 RTV를 병용)
2) EFV는 임신 제1기 또는 피임약을 복용하고 있지 않은 임신의 가능성이 있는 여성에게는 권장되지 않는다.
3) LPV/RTV를 바람직하다고 평가하고 있는 주요한 임상 시험은 BID이다(주: LPV/RTV의 QD 처방은 미국에서만 첫회 치료에 인정되고 있다).
4) NVP는 증후성 간장애의 위험이 높아지므로 CD4>250/mcL의 성인 여성 또는 CD4>400/mcL의 성인 남성에게는 사용해서는 안 된다.
5) DHHS 지침에서는 ATV는 TDF와의 병용 시에는 RTV을 추가해야 한다고 여겨지고 있으나, 그 밖의 다른 NRTI와의 병용에서도 ATV 단독에서는 혈중 농도가 매우 불규칙하기 때문에 실제로는 저용량 RTV를 추가하는 경우가 많다.
6) 3TC와 FTC는 대체가 가능하다.

★ ABC/3TC는 DHHS 지침에서는 '그 외의 바람직한 약제'에 위치하고 있다.
★★ TDF와 PI와이 구성은 이전에는 '바람직한 구성'은 아니었으나, 최근 새롭게 더해졌다. 그러나 일부의 PI와는, 병용하는 것으로 TDF의 AUC가 증가하는 것이 보고되고 있고, 신장애 등 TDF의 부작용이 증강될 가능성이 있으므로 주의가 필요하다. 투여 전에 신장애의 위험성을 검토하고, 투여 후는 신기능의 모니터링을 실시하는 것이 바람직하다.
* ATV: RTV 병용 시는 150 mg 캡슐, 비병용 시는 200 mg 캡슐
** NVP: 최초 2주간은 1T, 그 후 2T [BID]
*** 3TC: 300 mg 정의 경우는 1T, 150 mg 정의 경우는 2T

일본에서 승인되고 있는 항 HIV 약제(2007년 11월)

핵산계 역전사 효소 저해제(NRTI)		
일반명	**약어**	**상품명**
지도부딘(zidovudine)	AZT(ZDV)	레트로빌(retrovir)
디다노신(didanosine)	ddI	바이텍스(vitex)/바이텍스 EC
잘시타빈(zalcitabine)	ddC	하이비드(hivid)
라미부딘(lamivudine)	3TC	에피비르(epivir)
사닐부딘	d4T	제리트(zerit)
지도부딘 · 라미부딘 배합제	AZT/3TC	콤비비어(combivir)
아바카빌(abacavir)	ABC	지아겐(ziagen)
아바카빌(abacavir) · 라미부딘 배합제	ABC/3TC	에프지콤(epzicom)
테노포비어(tenofovir)	TDF	바이리드(viread)
엠트리시타빈(emtricitabine)	FTC	엠트리바(emtriva)
테노포비어 · 엠트리시타빈 배합제	TDF/FTC	트루바다(truvada)

비핵산계 역전사 효소 저해제(NNRTI)		
일반명	**약어**	**상품명**
네비라핀(nevirapine)	NVP	바이라문(viramune)
에파비렌즈(efavirenz)	EFV	스톡크린(stocrin)
델라비르딘(delavirdine)	DLV	레스크립터(rescriptor)
프로테아제 저해제(protease inhibitors, PI)		
인디나비어(indinavir)	IDV	크릭시반(crixivan)
사키나비어(saquinavir)	SQV	인비라제(invirase)
리토나비어(ritonavir)	RTV	노비어(norvir)
넬피나비어(nelfinavir)	NFV	비라셉트(viracept)
로피나비어(lopinavir) · 리토나비어 배합제	LPV/RTV	칼레트라(kaletra)
아타자나비어(atazanavir)	ATV	레야타즈(reyataz)
포삼프레나비어(fosamprenavir)	FPV	렉시바(lexiva)
다르나빌(darunavir)	DRV	프리지스타(Prezista)*

*해외에서는 이미 승인되고 있다. 일본에서는 승인 신청 중.

내분비 · 대사편

1 내분비질환 증상의 특징은?

▶ 장기 특이성이 얼마 없고 부정형 신체 증후가 많다.

증례 39세 여성.
반년 정도 전부터 목이 자주 마르고 오심, 구토도 출현. 가까운 병원에서 위내시경을 시행했으나 이상 없음. 월경도 하지 않아 부인과에서 검사를 받았으나 기질적인 이상은 지적받지 않았다. 전신의 권태감과 연일 지속되는 구토 때문에 2개월 전부터 회사를 쉬고 있으며, 하루 종일 거의 누워서 지내고 있다. 칼피스라는 일본의 유산균 음료만 마셨다. 증상이 계속되자 본 병원에서 진찰을 받았다. 반년 만에 체중은 10 kg이나 감소하였다.
의식청명, BP 100/60 mmHg, P84/분, 안검에 부종, 시야장애 없음, 건반사 저하.
Na 152 mEq/L, K 4.2 mEq/L, Ca 10.7 mg/dL, 혈당 90 mg/dL, HbA_{1c} 4.7%, free T4 0.7 ng/dL ↓, TSH 1.54 uIU/mL, 프롤락틴(prolactin) 53 ng/mL, 코르티졸(cortisol) 1.5 mcg/dL ↓, ACTH 5 pg/mL ↓, E2 10 pg/mL ↓, LH 0.2 mIU/mL ↓, FSH 3.5 mIU/mL ↓, ADH 0.1 pg/mL ↓, 혈장침투압 301 mOsm/kg, 요침투압 142 mOsm/kg ↓
뇌하수체 MRI 터키안장으로부터 안장 위에 직경 4 cm의 부정형의 커다란 종양이 있으며, 후엽의 강도 소실
진단은?
→ 두개인두종에 의한 범뇌하수체기능저하증

해설 1) 뇌하수체기능저하증의 증상은 각각 호르몬의 결핍이나 뇌하수체의 점거에 의해 초래된다.
2) 범뇌하수체기능저하증의 증상
① 호르몬 저하에 의한 증상

ACTH: 피로성, 저혈압, 구토
TSH: 추위를 탐, 부종, 탈모, 변비, 무기력, 기면
GH: 피로, 근력저하, 저혈당(소아의 경우 저신장)
LH, FSH: 성욕저하, 무월경, 액모 · 음모의 탈락
ADH: 구갈, 다음, 다뇨

② 공간의 점거에 의한 증상
두통, 구토, 시야시력장애

3) 범뇌하수체기능저하증의 원인
종양 89%(뇌하수체기능저하증 76%, 두개인두종 12%, 전이 10%)
염증 5%(자기면역성 림프구성 뇌하수체염, 사르코이도시스(sarcoidosis), 결핵, 매독 등
뇌하수체졸중 1%(경색, 출혈)
뇌외과수술, 방사선조사
외상
선천성

4) 내분비질환은 일반적으로 장기 특이성이 별로 없고 부정형 신체 증후와 같은 증상이 많아 간과하기가 쉽다. 예를 들면, 환자 자신이 '갑상선이 좋지 않다' 라고 말하며 내원하는 경우는 드물다.

5) 질환명으로부터 증상을 밝히는 것은 간단하지만, 증상으로부터 질환을 판단하는 것은 어렵다. 부정형 신체 증후로부터도 내분비질환의 가능성을 생각해 의심하는 것이 중요하다.

2 중추성 요붕증의 특징적인 MRI 소견은?

▶ 뇌하수체 후엽의 고신호 강도(high signal intensity)의 소실

해설

1) 뇌하수체의 MRI에서는 뇌하수체 전엽과 후엽이 용이하게 구별될 수 있다.

2) 뇌하수체 후엽은 T1 강조영상에서는 고신호를 나타낸다. 이 고신호는 후엽 내의 신경말단에 저장되어 있는 신경분비과립〔아르기닌 바소프레신(AVP), 옥시토신(oxitocin)〕에 의한 것으로 여겨지고 있다.

3) 중추성 요붕증에서는 이 AVP 분비부전에 의해 후엽의 고신호는 소실된다. 심인성 요붕증, 신성 요붕증에서는 AVP가 유지되고 있으므로 후엽의 고신호는 유지된다.

3 ACTH 비의존성과 ACTH 의존성 쿠싱증후군. 각각 원인으로서 많은 선종은?

▶ 부신 선종과 뇌하수체 선종

해설

1) 쿠싱증후군에서는 중심성 비만이 특징적이지만, 체중이 표준 체중을 넘는 비만을 의미하는 것은 아니다.
2) 일반 검사에서는 백혈구의 증가(호중구의 증가와 호산구의 감소 및 소실), 내당능 이상을 보인다.
3) 정상에서는 혈중 코르티졸은 아침에 높고 저녁에 낮아져, 야간 측정감도 이하와 일중변동을 나타낸다. 혈중 ACTH도 마찬가지다. 그러나 쿠싱증후군에서는 이 일중변동이 우선 소실되어 있다.
4) overnight 덱사메타존(dexamethasone) 억제 시험〔23시에 데카드론(decadron®) 1 mg을 내복하고, 다음 날 아침 ACTH와 코르티졸을 측정〕은 외래에서 간단하게 할 수 있는 선별검사(screening test)로, 코르티졸 5 mcg/dL 이하로 억제되면 쿠싱증후군은 제외할 수 있다.
5) ACTH 의존성은 뇌하수체 선종에 의한 쿠싱병이 대부분이고, ACTH 비의존성은 부신 선종에 의한 것이 많다. 각각 영상 진단이나 각종 부하 시험에 의해 감별한다.
6) 분류와 진단 순서를 다음에 나타낸다.

쿠싱증후군의 병형 분류

① ACTH 의존성: 쿠싱병(뇌하수체선종)
　이소성 ACTH 생성종양
② ACTH 비의존성: 부신선종, 부신암
　부신피질결절성 과형성
　의인성 당질 스테로이드 과잉증

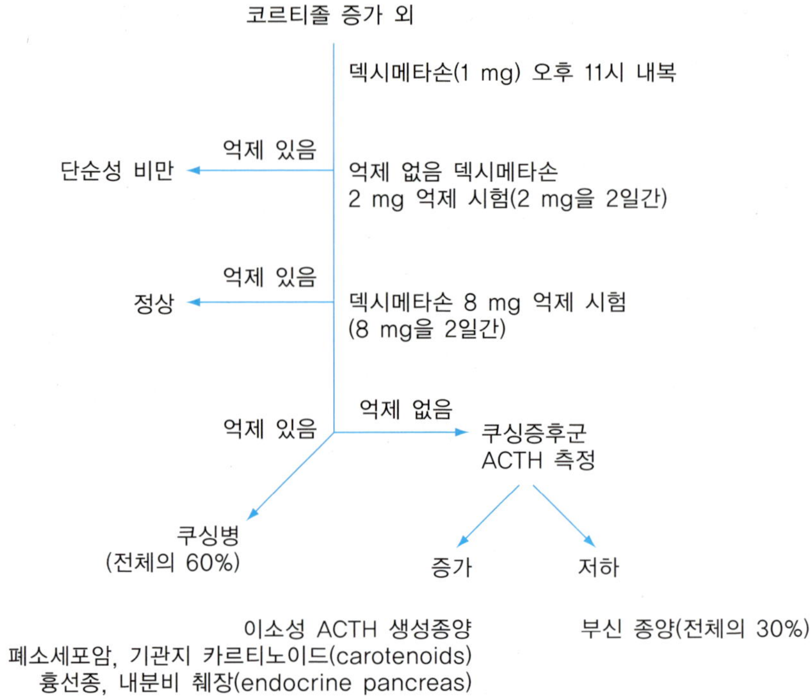

쿠싱증후군의 진단 순서

4 프로락티노마(prolactinoma)의 진단에 필요한 검사는?

▶ 혈중 프로락틴과 MRI

해설

1) 프로락틴 분비는 시상하부의 도파민에 의해 억제적으로 조절되고 있다.
2) 고프로락틴혈증을 초래하는 원인은 프로락티노마와 도파민 길항제 · 항정신병제 · 에스트로겐 제제 등이다. 대부분은 약제이기 때문에 우선 복약력을 문진한다.
3) 혈중 프로락틴은 일중변동을 나타내, 야간에는 주간의 약 2배로 증가한다. 식후나 운동에서도 일과성으로 상승하기 때문에, 채혈은 오전 중의 공복 안정 시에 실시한다.

4) 프로락티노마는 뇌하수체 종양의 약 40%를 차지한다.
5) 프로락티노마는 혈중 프로락틴의 절대값만으로는 확정 진단할 수 없고, 확정 진단이 가능한 부하 시험도 없다. 형태학적인 뇌하수체 종양의 존재에 대한 진단이 필요하며, 여러 차례에 걸친 혈중 프로락틴 측정에 의한 이상 증가의 지속과 MRI에 의한 뇌하수체 종양의 증명이 필요하다.
6) 프로락틴은 종양 크기에 비례해 증가한다. 프로락틴이 200 ng/mL 이상 있으면, 거의 100% 프로락티노마이며 종양이 발견된다.
7) 1 cm 이상의 macroadenoma의 경우는 뇌하수체 전엽 기능장애일 가능성도 있으므로, 뇌하수체 전엽 기능 부하 시험도 시행한다. 또, 다발성 내분비선선종(MEN)을 나타내는 경우도 많기 때문에 다른 내분비선의 검사도 실시한다.

5 프로락티노마의 제1선택의 치료는?

▶ 약물 요법

해설

1) 프로락티노마는 대부분이 양성 종양이다.
2) 프로락티노마는 경년적으로 관찰해도 종양이 증대하지 않는 경우가 많고, 임신과 출산을 거쳐서 축소하는 예도 있다.
3) 그러나 외과적 수술 후 재발도 많이 일어나는 편이고, 수술 후 뇌하수체기능저하증도 무시할 수 없다.
4) 치료는 도파민 D2 수용체 작동제인 브로모크립틴(bromocryptin)(parlodel®), 테르구라이드(terquride)(테르론®), 카베르골린(cabergoline)(cabaser®)을 이용하는 약물 요법이 제1선택이 된다. 혈중 프로락틴의 정상화와 함께 종양 축소 효과가 있다.
5) 약물 요법 중은 정기적인 혈중 프로락틴 측정과 영상 검사에 의해 평가한다.

6 갑상선기능 평가에 필수적인 검사는?

▶ TSH, Free T4

해설 1) 갑상선으로부터는 주로 티록신(thyroxine)(T4)이 분비되고, 혈중 트리요오드타이로닌(triiodothyronine)(T3)의 상당수는 말초 조직에서 탈요오드 반응에 의해 T4로부터 생산된다.

2) 갑상선호르몬은 지용성이며, T4의 99.9%, T3의 99.7%는 결합 단백(TBG)에 결합하고 있다.
갑상선호르몬의 작용을 발휘하고 있는 것은 TBG와 결합하고 있지 않은 극미량의 유리 갑상선호르몬(Free T4, Free T3)이다.

3) TBG의 증감에 의해 T4, T3의 값은 변화하기 때문에 갑상선의 기능을 측정할 때에는 Free T4, Free T3을 측정하는 것이 바람직하다. 또 체내의 갑상선호르몬의 과부족을 예민하게 반영하고 있는 것은 뇌하수체로부터 분비되는 TSH이다.

4) 이상에서 갑상선기능 평가에 필수적인 검사는 TSH, Free T4 이다.

TSH, Free T4에 의한 갑상선기능 평가

	TSH 상승	TSH 저하
Free T4 저하	갑상선기능저하증	아급성 갑상선염에서의 회복기 뇌하수체성 갑상선기능저하증
Free T4 상승	갑상선호르몬불응증	갑상선기능항진증

7 전신 권태감, 기력 저하가 나타난다면 우울증?

▶ 그렇지만은 않다. 갑상선기능저하증도 무시할 수 없다.

증례 45세 여성.
몇 년 전에 우울증으로 진단받고 근처 정신과에서 관리를 받고 있었다. 수주 전부터 양손의 저림 증상이 있어 본 병원에서 진찰을 받았다. 주간에 꾸벅꾸벅 조는 일이 많고 체중이 10 kg 증가했다고 한다. 매우 부드러운 말투를 갖고 있다. 신장 158 cm, 체중 63 kg, 혈압

120/90 mmHg, 맥박 62/분, 눈꺼풀을 포함한 얼굴 전체가 자주 붓곤 한다. 입술과 혀가 비후하고 비만성 갑상선종이 있으며, 하지에 non-pitting edema가 있고 DTR은 relaxation time의 지연이다. Free T4 0.04 ng/dL, TSH 148 mcU/mL, TPO Ab 486 U/mL. 진단은?

→ 하시모토병에 의한 원발성 갑상선기능저하증

해설

1) 전신 권태감, 기력 저하 등 우울증을 의심하게 하는 증상이 있는 환자는 많으나, 갑상선기능저하증에서도 같은 증상을 초래하는 경우가 있다.
2) 단순히 우울증 증상을 보인다고 해서 우울증으로 성급하게 결정 내리지 말고, 갑상선기능을 체크하는 것이 중요하다. 갑상선기능저하증이라면, 치료에 의해 증상은 극적으로 개선이 가능하다.

8 고령자에서 체중 감소와 심방세동을 보이면?

▶ 반드시 갑상선기능항진증을 의심한다.

해설

1) 갑상선기능항진증은 젊은 사람에서는 심계항진 · 다한 · 진전 · 체중 감소 · 갑상선 종대 등의 증상이 눈에 띄는 경우가 많다.
2) 그러나 고령자에서는 체중 감소나 심방세동만 나타나며, 그 외의 증상은 분명하게 나타나지 않는(masked hyperthyroidism) 경우가 많다. 따라서 심질환이나 악성 종양으로 잘못 판단하는 경우가 종종 있다. 갑상선의 기능(Free T4, TSH)에 대한 확인이 무엇보다 중요하다.

9 바세도우병(Basedow disease)의 혈액 검사 소견은?

▶ ① Free T4, Free T3 증가, ② TSH 억제, ③ TRAb, TSA 양성

해설

1) 갑상선중독증의 대부분은 바세도우병이다.
2) 갑상선 자가 항체의 TRAb(TSH 수용체 항체), 또는 TSAb(갑상

선 자극 항체)는 바세도우병의 95%에서 양성이지만, 일부 음성인 예도 있다. 이 경우 ^{123}I 섭취율에 의해 진단한다.

3) 바세도우병은 갑상선호르몬의 합성을 촉진하므로 ^{123}I 섭취율은 항진하며, 무통성 갑상선염 등은 갑상선 여포세포의 파괴에 의해 ^{123}I 섭취율은 저하된다.

10 바세도우병의 내복약에서 가장 심각한 부작용은?

▶ 메티마졸(methimazole)에 의한 무과립구증

증례 38세 여성.

바세도우병으로 메티마졸(mercazole®) 30 mg/일을 개시했다. 거의 1개월이 지났을 무렵에 인두통과 39℃의 발열을 보여 응급실에서 진찰을 받게 되었다.

가장 의심되는 것은?

→ 메티마졸에 의한 무과립구증

해설

1) 바세도우병의 치료에는 내복약 · 외과적 치료 · 방사선 치료가 있으며 각각 장점과 단점이 있다.
2) 일본에서는 내복약의 치료가 대부분이나 몇 가지 부작용이 있다. 주된 것으로는 ① 알레르기, ② 간기능장애, ③ 무과립구증이 있다.
3) 이중 가장 심각한 부작용은 무과립구증이며, 500~1,000명 중 1명의 비율로 나타난다.
4) 무과립구증이 발병했을 때는 즉시 투여를 중지하고 입원 관리를 한다. 또한 광범위 항생제, G-CSF 제제 등을 사용한다. 수일 내로 과립구 수는 개선한다.
5) 개선된 뒤에 다른 약제로 변경하더라도 50%의 비율로 무과립구증이 일어나기 때문에, 이런 경우에는 외과적 치료 · 방사선 치료로 바꿀 필요가 있다.
6) 갑상선호르몬이 증가된 경우에는 무기 요오드를 투여한다. 무기 요오드는 속효성이 있어 긴급 시 등에는 유용하지만, 2~3주 내로 이스케이프(escape) 현상이 일어나 효과가 없어지고 만다.

11 바세도우병의 임산부 · 수유부에 대한 치료제는?

▶ 프로필티오우라실(propylthiouracil, PTU)

해설 1) 갑상선기능항진 상태의 바세도우병 환자의 임신은 기형아 출산의 확률이 높지만, 갑상선 기능이 양호하면 임신을 중단할 필요는 없다.

2) 바세도우병의 내복약에는 메티마졸(MMI)과 프로필티오우라실(PTU)이 있지만, 임신 시 및 수유 시는 PTU로 변경한다.

3) MMI는 모친의 혈중 농도와 같은 양이 모유로 이행하지만, PTU의 모유로의 이행은 1/10 이하이며, 300 mg까지는 태아의 갑상선 기능에는 영향을 미치지 않는다(MMI도 1일 1회 5 mg으로, 내복 12시간이 지났다면 수유가 가능).

12 갑상선기능항진 증상과 갑상선의 압통이 나타나면?

▶ 아급성 갑상선염을 의심한다.

증례 38세 여성.
전경부통과 이개부의 통증과 38.4℃의 발열이 있어 진찰을 받았다.
갑상선부에 일치하는 압통과 딱딱한 갑상선을 촉지했다.
진단은?
→ 아급성 갑상선염(갑상선기능항진증을 초래하는 질환은 바세도우병 외에도 존재한다)
치료는?
→ 프레드니졸론(PSL) (프레드닌®)

해설 1) 아급성 갑상선염의 상당수는 여성이며, 갑상선호르몬(Free T4, Free T3)의 상승, 갑상선자극호르몬(TSH)의 저하를 보이며 갑상선 자가항체는 대부분이 음성이다.
CRP 상승, 적혈구 침강속도(ESR) 항진, 백혈구 증가 등 강한 염증 소견도 나타낸다.

2) PSL 30 mg으로 투여를 개시하면, 반나절에서 1일 내에 극적으

로 통증의 소실과 해열을 볼 수 있다. 증상의 개선과 함께 PSL은 점점 감량해 약 1개월 후 PSL을 중지한다. 감량하는 중 재연하는 경우에는 초기량으로 돌아가 천천히 감량한다. 병태가 갑상선 파괴성이므로 ^{123}I 섭취율은 저하한다. 갑상선 초음파검사에서는 저흡수상을 본다.

3) 대부분은 일과성의 갑상선기능 저하를 거쳐 정상으로 돌아오지만, 일부는 영속성의 갑상선기능저하증이 된다.

13 갑상선기능저하증의 환자에게 우선 확인해야 하는 병력은?

▶ 식사 내용과 내복약

해설 1) 식품에 의한 요오드 과잉섭취나 요오드를 포함한 약품의 사용은 갑상선 기능에 영향을 미친다.

2) 다시마나 미역 등의 요오드 함유 식품을 다량으로 섭취하거나 이소딘®(isodine®), 아미오다론(amiodarone®), 조영제 등을 사용하면, 요오드 과잉이 되어 갑상선호르몬의 생산이나 분비가 억제되고 갑상선기능저하증을 일으키는 경우가 있다.

3) 리팜피신, 카르바마제핀(carbamazepine)은 T4의 대사 항진, 인터페론(interferon)은 면역학적 구조, 스테로이드는 T4로부터 T3으로의 변환 억제에 의해 갑상선기능저하증을 초래하는 경우가 있다.

4) 갑상선기능저하증의 치료제와의 병용에서 주의해야 할 약제로는, 아루사루민®(ulcermin®), 마록스®(maalox®), 철분제, 마그네슘 제제가 있다. 이들은 치라진 S®와 결합해 흡수를 방해할 가능성이 있다.

14 하시모토병의 진단에 필요한 소견은?

▶ 갑상선종, 갑상선 자가 항체

해설 1) 갑상선기능저하증의 상당수는 하시모토병이다.

2) 하시모토병은 조직 진단이지만, 자기면역 구조에 의해 발병하는 아래의 B) 1. 2.와 같이 자가 항체가 양성이면 진단이 가능하다.

하시모토병의 진단 지침

A) 임상 소견
비만성 갑상선 종대. 다만 바세도우병 등 그 밖의 다른 원인이 없는 것

B) 검사 소견
1. 항갑상선 마이크로좀(microsome)(또는 TPO) 항체 양성
2. 항사이로글로블린(thyroglobuline) 항체 양성
3. 세포진으로 림프구 침윤을 인정한다

만성 갑상선염(하시모토병): A 및 B 중 하나 이상을 가지는 것

3) 하시모토병의 전례로 갑상선기능저하증이 출현하는 게 아니라, 갑상선기능저하증이 없으면 치료의 필요는 없다.

15 일본에서 성인의 지질이상증의 진단 기준은?

▶ ① LDL 콜레스테롤 140 mg/dL 이상, ② HDL 콜레스테롤 40 mg/dL 미만, ③ 트리글리세리드(triglyceride) 150 mg/dL 이상

해설 1) LDL 콜레스테롤의 상승과 함께 관상동맥질환의 상대적 위험도도 연속적으로 상승한다. 지질이상증의 치료는 관상동맥 질환의 예방에 있어서 중요하다.

2) 지질이상증의 선별검사 기준은 총콜레스테롤 수치 220 mg/dL(LDL 콜레스테롤 140 mg/dL) 이상이다.

3) NIPPON DATA80의 역학 조사에서는 총콜레스테롤 수치 220 mg/dL 이상의 상대적 위험도는 160 mg/dL 미만의 약 1.6배가 된다.

지질이상증의 진단 기준(공복시 채혈)

고 LDL 콜레스테롤 혈증	LDL 콜레스테롤	$\geq$140 mg/dL
저 HDL 콜레스테롤 혈증	HDL 콜레스테롤	$<$40 mg/dL
고 트리글리세리드 혈증	트리글리세리드	$\geq$150 mg/dL

16 관상동맥 질환 예방의 LDL-C 목표치의 결정 방법은?

▶ 위험인자에 의한 위험도 분류

해설 1) 관상동맥 질환의 예방을 위한 LDL-C의 목표치는 위험도에 따라 다르다.

2) 일시 예방을 위한 위험도를 결정하는 주요 위험인자에는 ① 흡연, ② 고혈압(BP≥140/90 mmHg 또는 항고혈압제 복용 중), ③ 낮은 HDL-C(<40 mg/dL), ④ 조기 관상동맥 질환 가족력(남성 1촌<55세, 여성 1촌<65세), ⑤ 연령(남성≥45세, 여성≥55세)이 있고, HDL-C≥60mg/dL면 위험인자 1가지가 제외된다.

위험도 분류에 따른 치료적 생활습관 개선(therapeutic lifestyle change, TLC)과 약물치료를 위한 LDL-C 목표치와 Cutpoint(Harrison's principles of internal medicine, 18th edition)

위험도 분류	LDL Level, mmol/L(mg/dL)		
	목표치	TLC 시작	약물치료 고려
매우 높음 ACS, or CHDw/DM, or multiple CRFs	<1.8(<70)	≥1.8(≥70)	≥1.8(≥70)
높음 CHD or CHD risk equivalents (10-year risk>20%) If LDL<2.6(<100)	<2.6(<100) 〔선택 목표치: <1.8(70)〕 <1.8(70)	≥2.6(≥100)	≥2.6(≥100) 〔<2.6(<100): 약물 고려 Rx〕
보통 높음 2+risk factors (10-year risk, 10~20%)	<2.6(<100)	≥3.4(≥130)	≥3.4(≥130) 〔2.6-3.3(100-129): 약물 고려 Rx〕
보통 2+risk factors (risk<10%)	<3.4(<130)	≥3.4(≥130)	≥4.1(≥160)
낮음 0-1 risk factor	<4.1(<160)	≥4.1(≥160)	≥4.9(≥190)

약어: ACS: acute coronary syndrome, CHD: coronary heart disease, CRFs: coronary risk factors, DM: diabetes mellitus, LDL: low-density lipoprotein.

출처 Adapted from S Grundy et al: Circulation 110:227, 2004

LDL-C 이외의 주요 위험인자
① 가령(남성≥45세, 여성≥55세), ② 고혈압, ③ 흡연, ④ 조기 관상동맥 질환의 가족력, ⑤ HDL-C<40mg/dL, ⑥ 당뇨병(내당능 이상도 포함)
※ 당뇨, 증상이 있는 경동맥 질환(일과성 뇌허혈 혹은 경동맥에 기인한 뇌졸중 혹은 경동맥 50% 이상의 협착), 말초동맥 질환, 복부 대동맥류, 위험인자가 2개 이상이고 10년 심장질환 위험도가 >20%인 환자는 고위험군(CHD equivalent)으로 분류한다.

17 고 LDL 콜레스테롤 혈증과 고중성 지방혈증의 치료제는?

▶ 전자는 HMG-CoA 환원효소저해제와 소장 콜레스테롤 트랜스포터 저해제. 후자는 피브레이트(fibrate)계 약제

해설

1) 현재 일본에서 사용할 수 있는 HMG-CoA 환원효소저해제에는 프라바스타틴나트륨(pravastatin sodium)(메바로친®), 심바스타틴(symvastatin)(리포바스®), 푸르바스타틴나트륨(fluvastatin)(locol®), 아토르바스타틴(atorvastatin)(lipitor®), 피타바스타틴(pitavastatin)(리바로®), 로슈바스타틴(rosuvastatin)(클레스톨®)이 있다.
2) 프라바스타틴, 심바스타틴, 프루바스타틴은 LDL을 25~30% 저하시키고, 아토르바스타틴, 피타바스타틴, 로슈바스타틴은 LDL을 40% 정도 저하시킨다.
3) 소장 콜레스테롤 트랜스포터 저해제의 에제티미브(ezetimibe)(zetia®)는 최근 일본에서도 사용이 가능해졌다. 스타틴과 동일한 정도의 LDL 효과 작용이 있어, 스타틴과의 병용으로 LDL을 한층 더 강력하게 저하시킨다.
4) TG 증가에는 피브레이트계 약제가 제1선택이 된다. 베자피브레이트(bezafibrate)(bezatol SR®), 페노피브레이트(fenofibrate)(lipidil®)가 있다. 이코사펜타엔산(icosapentaenoic acid)(epadel®, EPA)도 10~15%의 TG 저하 작용이 있다.
5) 황색종을 수반하는 것 같은 가족성 고지혈증에 대해서는 프로브콜(로렐고®, 신레스탈®)의 병용이 효과적이다.
6) 그 밖의 다른 치료제로서는 체내 흡수가 없는 음이온 교환 수지 콜레스티미드(콜레바인®)나 니코틴산계 약제(cholexamin®), (perycit®)가 있다.

18 당뇨병의 혈액 검사 소견은?

▶ 공복시 혈당 126 mg/dL 이상, HbA_{1c} 6.5% 이상, 수시 혈당 200 mg/dL 이상, 지속성 고혈당

해설 1) 당뇨병의 진단 순서(1999년 일본당뇨병학회 권고로부터)

① 공복 시 혈당치≥126 mg/dL, 75 g 경구 포도당 부하 시험(OGTT) 2시간 수치≥200 mg/dL, 수시 혈당치≥200 mg/dL 중 어떤 항목(정맥혈장치)이 다른 날에 실시한 검사에서 2회 이상 확인 가능하면 당뇨병으로 진단하고, 1회만 확인 가능하면 당뇨병형으로 부른다.

② 당뇨병형을 나타내고, 또한 구갈, 다음, 다뇨, 체중 감소의 전형적 증상의 존재, HbA_{1c}≥6.5%, 당뇨병성 망막증의 존재 중 어떤 항목이 확인 가능하면 당뇨병으로 진단.

③ 과거에 있어서 1개 내지는 2개가 나타나고 또한 병력에서도 확인 가능하다면 당뇨병으로 진단한다.

2) 1회째의 검사에서 공복시 혈당 126~139 mg/dL인 경우, 2회째는 75 g OGTT를 실시하는 것이 바람직하다. 1회째의 판정이 수시 혈당 수치≥200 mg/dL인 경우, 2회째의 검사는 그 밖의 다른 방법이 바람직하다. 공복 시 혈당은 전날 밤부터 10시간 이상 금식을 하고, 식사 전에 측정한 것(물은 마셔도 좋다).

19 75 g 포도당 부하 시험 2시간 수치의 정상 범위와 당뇨병 범위는?

▶ 140 mg/dL 미만과 200 mg/dL 이상

해설 1) 1999년 일본당뇨병학회 권고

75 g 포도당 부하 시험

	정상 범위	당뇨병 범위
공복시 수치 75 g OGTT 2시간 수치	<110(6.1) <140(7.8)	≥126(7.0) ≥200(11.1)
	양자 모두를 일으키는 것을 정상형이라 한다	어느 한 쪽을 일으키는 것을 당뇨병형이라 한다
75 g OGTT의 판정	정상형에도 당뇨병형에도 속하지 않는 것을 경계형이라고 한다	

정맥혈장치, mg/dL, 괄호안은 mmol/L: 혈당치(mg/dL)÷혈당치(mmol/L)

2) 수시 혈당 수치 200 mg/dL(11.1 mmol/L) 이상인 경우도 당뇨병형으로 분류한다. 정상형에서도 1시간 수치가 180 mg/dL 이상인 경우는 당뇨병으로 악화될 위험이 높기 때문에 경과 관찰이 필요하다.

20 당뇨병의 분류는?

▶ ① 1형 당뇨병, ② 2형 당뇨병, ③ 그 밖의 다른 구조나 질환에 의한 당뇨병, ④ 임신당뇨병

해설 당뇨병의 성인 분류(일본당뇨병학회 지침에서 일부 변경)

I. 1형 β 세포의 파괴, 통상 절대적 인슐린 결핍에 이른다.

A. 자기면역성 B. 특발성

II. 2형 인슐린 분비 저하, 인슐린 저항성

III. 그 밖의 다른 구조, 질환에 의한 것

유전인자로서 유전자 이상으로 분류된 것

① 췌장 β 세포 기능에 관여하는 유전자 이상, ② 인슐린 작용의 전달 구조에 관여하는 유전자 이상

그 밖의 다른 질환, 조건에 수반하는 것

① 췌외분비질환, ② 내분비질환, ③ 간질환, ④ 약제나 화학물질에 의한 것, ⑤ 감염증, ⑥ 면역 구조에 의한 드문 병태, ⑦ 그 외의 유전적 증후군

21 혈당 조절의 가장 중요한 지표는?

▶ HbA_{1C}

해설 1) HbA_{1c}는 환자의 과거 1~2개월간의 평균 혈당치를 반영한다.
2) HbA_{1c}는 환자 개인에 있어서 수치의 격차가 적고, 혈당 조절의 가장 중요한 지표이다.

혈당 컨트롤의 지표

지표	우수	양호	가		불가
			불충분	불량	
HbA_{1c}	5.8 미만	5.8~6.5 미만	6.5~7.0 미만	7.0~8.0 미만	8.0 이상
공복시 혈당(mg/dL)	80~110 미만	110~130 미만	130~160 미만		160 이상
식후 2시간 혈당치(mg/dL)	80~140 미만	140~180 미만	180~220 미만		220 이상

22 당뇨병 치료의 기본은?

▶ 식사 요법과 운동 요법

해설 1) 당뇨병에서 아무리 경구용 혈당강하제 · 인슐린을 사용하더라도, 식사 요법 · 운동 요법이 지켜지지 않으면 혈당의 조절은 어렵다. 이런 경우는 단지 체중을 증가시킬 뿐이다.
2) 당뇨병 치료의 기본은 식사 요법과 운동 요법이다.

23 인슐린 분비부전과 인슐린 저항성 당뇨병. 각각의 경구용 혈당강하제는?

▶ 전자는 SU 제제, 속효형 인슐린 분비촉진제. 후자는 비구아나이드제(biguanides), 인슐린 저항성 개선제

해설 1) 경구용 혈당강하제에는 SU 제제, 속효형 인슐린 분비촉진제, 비구아나이드제, 인슐린 저항성 개선제, α 글루코시다제(α glucosidase) 저해제 등이 있다.

2) 인슐린 분비부전이 주체인 당뇨병에 대해서는 인슐린 분비촉진 작용이 있는 SU 제제, 속효형 인슐린 분비촉진제가 효과적이다.

3) 인슐린 저항성이 주체인 당뇨병에는 저항성 개선 작용이 있는 비구아나이드제, 인슐린 저항성 개선제가 효과적이다.

4) α 글루코시다제 저해제는 장의 흡수를 완만하게 하기 때문에 식후 고혈당에 효과가 있다.

24 1형 당뇨병의 자가항체는?

▶ 항글루타민산탈탄산효소항체(GAD), 항췌두세포항체(ICA), 인슐린 자가 항체(IAA), 항 IA-2 항체(anti- insulinoma-associated protein-2)

해설 1) 상기의 자가 항체는 1형 당뇨병 발생 조기에 많은 비율로 검출된다.

2) 항 GAD(glutamic acid decarboxylase) 항체의 양성율은 60~70%이며, ICA(islet cell antibodies)에 비해 양성 지속 기간이 길다.

3) 이들 항체에 대해 양성인 사람에서 높은 비율로 1형 당뇨병이 발생하며, 고위험군으로 여겨진다.

4) 1형 당뇨병의 발생은 복수의 유전자에 의해 지배되고 있다. HLA 항원에서는 일본인은 DR4, DR9, 구미인은 DR3, DR4와 강한 상관관계를 갖는다.

25 수일 내에 케톤산증이 되는 급격한 발생의 당뇨병에 대해서는?

▶ 극증 1형 당뇨병을 생각한다.

증례 30세 여성.

경과가 양호한 22주의 임산부로, 입원 4일 전부터 구역질 · 구토가 출현해 전날에는 인두통, 발열도 나타나 자주 가는 산부인과에서 진찰을 받게 되었다. 태아에게 이상이 없고 요검사도 이상이 없다(요당 음성)하여 해열제만 처방 받아 귀가. 그러나 증상은 개선되지 않았고, 구갈 · 다음 · 다뇨, 빈호흡도 출현했기 때문에 본 병원의 응급실에서 다시 진찰을 받았다.

혈당 694 mg/dL, HbA_{1c} 5.2%, 요당(3+), 요케톤(3+), 혈액 가스 pH 7.05, Na 124 mEq/dL, K 6.2 mEq/dL, 아밀라아제 182 IU/L, 리파제(lipase) 72 IU/L.

당뇨병성 케톤산증이며, 즉시 생리식염수의 대량 투여와 속효형 인슐린의 지속 정맥 내 투여를 개시했다. 초음파검사에서 자궁 내 태아 사망이 확인되어 인공만출술을 실시했다.

항 GAD 항체 · 항 란게르한스섬 항체는 음성이며, 요중 C-peptide(CPR) 8.2 mcg/일과 내인성 인슐린 분비가 매우 분명하게 저하되고 있었다.

진단은?

→ 극증 1형 당뇨병(매우 분명한 고혈당, HbA_{1c} 정상보다 급격한 발생의 당뇨병이다)

해설 1) 극증 1형 당뇨병은 급격하게 발생해 단기간에 심각한 케톤산증에 빠진다. 진단이 늦어지면 사망에 이르기 때문에 긴급 질환임을 꼭 명심해 두어야 하겠다.

① 극증 1형 당뇨병의 진단 기준(일본당뇨병학회 지침)

아래의 모든 항목을 만족시키는 것

당뇨병 증상 발현 후 1주일 전후 이내에 케톤증 또는 케톤산증에 빠진다(초진 시 요케톤체 양성, 혈중 케톤체 상승 중 어느 한 쪽이 나타난다).

② 초진 시(수시) 혈당치 288 mg/dL 이상에서 또는 HbA_{1c} <8.5%

③ 증상 발생 시 요중 C-peptide(CPR)<10 mcg/일 또는 공복 시 혈청 C-peptide(CPR)<0.3 ng/mL 또는 글루카곤 부하 후 혈청 C-peptide(CPR)<0.5 ng/mL

2) 원칙으로서 GAD 항체 등의 췌장 관련 자가 항체는 음성.

3) 케톤증으로 진단될 때까지는 대개 1주가 걸리지만, 1~2주가 걸리는 증례도 있다.

4) 98%의 증례에서 발생 시에 체외분비효소(아밀라아제 등)이 상승.

5) 70%의 증례에서 전구 증상으로서 발열, 인두통 등의 상기도염 증상, 상복부통, 오심 · 구토 등의 소화기 증상을 나타낸다.

6) 임신과 관련하여 발생하는 경우가 있다.

26 고령자에서 이유없이 급격한 고혈당을 보이면?

▶ 췌장암을 의심한다.

증례 72세 남성.

과거 5년간, 건강 검진을 받아 왔으나 당뇨병으로 진단 받은 적은 없었다. 이번의 건강 검진에서 고혈당을 지적 받아 당뇨병 조절 목적으로 본 병원에서 진찰을 받게 되었다. 최근에 목이 자주 말라 물을 많이 마시고 있고 체중은 2~3개월에 2 kg이 감소했다. 당뇨병의 가족력은 없으며 비만의 기왕도 없다. 식사도 억제하고 있었다. HbA_{1c}는 2년 전 6.3%, 1년 전 7.0%였다.

신장 168 cm, 60 kg, 혈당 126/84 mmHg, 빈맥 84/분.

BS 520 mg/dL, HbA_{1c} 13.7%, WBC 7, 100/mcL, BUN 31.8 mg/dL, Cr 1.54 mg/dL

복부 CT: 췌체부에 경계가 선명하지 못한 직경 2.5 cm의 커다란 종류. 미측의 췌관의 확장과 췌실질의 위축

진단은?

→ 췌제부암에 의한 인슐린 분비장애

해설 1) 당뇨병 치료 중 생활 습관의 악화 등으로 인해 때때로 혈당 조절이 어렵게 된다.

2) 그러나 위의 증례와 같이 어떤 원인도 없이 급속하게 혈당 조절의 악화에 직면한 경우에는 다른 질환, 특히 췌장암의 합병을 의심해야 한다.

27 당뇨병의 만성 합병증은?

▶ 미세순환장애(망막증, 신증, 신경장애), 대혈관장애(관상동맥질환, 뇌혈관질환, 동맥경화증)

해설

1) 당뇨병성 만성 합병증에는 당뇨망막증, 신증, 신경장애의 미세순환장애와 관상동맥질환, 뇌혈관 질환, 동맥경화증 등의 대혈관장애가 있다.
2) Diabetes Control and Complication Trial(DCCT)나 United Kingdom Prospective Diabetes Study(UKPDS) 등의 대규모 임상 연구에 의해, 당뇨병성 합병증을 예방하고 진행을 저지하기 위해서는 엄격한 조절이 필요하다는 것이 밝혀졌다.
3) 또, 범형 연구 등에 의해 관상동맥질환이나 뇌혈관질환의 발생을 예방하기 위해서는 HbA_{1c}를 지표로 한 조절만으로는 불충분하고, 식후 고혈당과 관련된다는 사실이 밝혀졌다.

28 당독성이란?

▶ 고혈당 지속에 의해 인슐린 저항성이 증가하고, 인슐린 분비저하가 현저하게 나타나는 병태

증례

45세 남성.
진찰 시 FPG 283 mg/dL, HbA_{1c} 9.5%. 1년 전의 검진에서는 공복시 혈당이 조금 높기만 했었다. 속효형 인슐린 6-4-4 단위를 외래에서 도입했다. 약 반년 만에 인슐린이 필요 없게 되었다.
→ 위의 증례는 당독성(glucose toxicity)의 병태로 생각된다.

해설

1) 당독성이란 고혈당의 지속에 의해 인슐린 저항성이 증대하고

인슐린 분비능의 저하가 현저하게 나타나는 병태이다.

2) 이런 경우, 우선 속효형 인슐린으로 혈당을 조절하면, 인슐린 저항성과 인슐린 분비부전이 개선되고(즉, 내당능이 개선된다), 즉 당독성이 없어져, 인슐린으로부터 해방되는 경우가 많다.

29 관리가 불충분한 임신 당뇨병에서 높은 비율로 나타나는 위험은?

▶ 거대아, 양수 과다, 태아 기형

해설

1) 임신 시에 발생한 내당능장애를 임신 당뇨병(GDM)이라 한다.

2) 엄격하게 관리되지 않는 상태의 임신에서는 거대아(4,000 g 이상의 태아를 출산), 양수 과다, 태아 기형의 위험률이 높다.

3) 식사 요법을 철저하게 하고, 필요에 따라 분할식을 지도하며 또 소량의 인슐린 주사를 실시한다. 더불어 SMBG에서의 자기관리 지도 등을 실시한다.

4) 본 병원에서의 GDM 출산 후 수년이 지난 시점에서는 분만 후 90%는 정상형이 되었고, 1년 후는 경계형의 90%도 정상형으로 돌아왔다.

30 오심 · 구토, 고혈당에 대해서는?

▶ 당뇨병성 케톤산증을 의심한다.

증례

47세에 1형 당뇨병으로 진단 받아 인슐린 치료 중인 70세 여성.
1주일 전부터 미열, 콧물, 권태감 등의 증상이 있으며, 진찰 당일의 이른 아침에 흉부 불쾌감, 울렁거림, 구토, 복통 증상이 나타나 진찰을 받았다.
→ 당뇨병성 케톤산증을 의심하고 혈당, 요당, 요케톤을 측정한다.

해설

1) 혈당 774 mg/dL, 요케톤(3+), 아시도시스를 보이고 당뇨병성 케톤산증(DKA)였다.

2) DKA의 원인에는 인슐린의 중단, 감소나 요로 감염 등이 있다.
3) 전혼수상태가 되면 오심, 구토, 복통 등의 소화기 증상이 출현한다. 급성 복증으로 잘못 판단 내리기 쉽다. 당뇨병 환자에서 급성 복증을 나타내는 경우, DKA도 염두에 둘 필요가 있다.

31 두통, 의식장애, 경련에 대해서는?

▶ 반드시 고삼투압성 비케톤성 혼수를 의심한다.

증례 58세 남성.
경련과 의식의 저하를 원인으로 진찰을 받았다. 공복시 혈당 682 mg/dL, 요당 (3+), 요케톤(−), 혈청 삼투압 337 mOsm/kg
→ 고삼투압성 비케톤성 혼수(non-ketotic hyperosmolar coma)로 진단

해설 1) 당뇨병의 기왕이 없는 이러한 증례가 갑자기 나타난 경우에는 주로 중추신경 증상이 나타나고 따라서 단순히 중추신경질환으로 여겨져, 고삼투압성 비케톤성 혼수의 진단이 늦어지는 경우가 있다.
2) 2형 당뇨병에 많고, 두통, 권태감으로 시작되어 서서히 의식장애 및 경련 등이 나타난다.
3) 고혈당이 분명하게 나타나지만 회복 후의 인슐린 사용량은 확실히 감소한다.

32 혈당 강하제에 의한 저혈당성 의식소실. 포도당 정주에 의한 의식 회복 후의 관리는?

▶ 입원관리가 필요

증례 74세 여성.
당뇨병은 글리메피드(glimepide) (amaryl®) 3 mg에 의해 조절되

고 있었다. 최근에는 체중을 줄일 수 있도록 식사량을 줄이고, 당일 아침은 평상시보다 바쁘게 활동했다. 오후가 되어 쓰러져 있는 것을 발견해 응급실에 실려와 진찰을 받게 되었다.
혈당 44 mg/dL와 저혈당을 보이고 포도당 정주에 의해 신속하게 의식이 돌아왔다. 일단 귀가 조치를 내렸으나, 스스로 혈당을 측정한 결과 저혈당이 계속되므로 재차 응급실에서 진찰을 받았다.

해설

1) 경구용 혈당 강하제를 복용 중인 경우, 의식소실을 초래하는 저혈당은 포도당의 보충으로 일단 혈당이 상승해도 다시 저혈당이 일어나는 경우가 많다.
2) 위의 증례의 경우에는 포도당의 지속적인 점적과 혈당 측정에 의한 입원관리가 필요하다. 퇴원은 식사가 가능해져 저혈당이 일어나지 않는 것을 확인하고 또, 약제를 조정하고 난 뒤에 이루어진다.

33 고칼슘 혈증에 대한 혈액 검사는?

▶ intact PTH, PTHrP

해설

1) 고칼슘 혈증의 원인 90%는 원발성 부갑상선기능항진증(PHP)이나 악성 종양이다.
2) intact PTH가 높으면 PHP, PTHrP가 높으면 악성 종양을 생각한다.
3) PTH에는 생물 활성이 있는 intact PTH, 중간부 부분(fragment)의 고감도 PTH (HS-PTH), 생물 활성이 없는 C 말단 부분 PTH가 있다.
4) 중간부 부분과 C 말단 부분은 신기능의 영향을 받아 신기능 악화와 함께 상승한다. 특히 C 말단이 증가한다.
5) PTHrP는 악성 종양에서 생산되는 고칼슘 혈증의 원인인자이다.
6) PTHrP는 C 말단과 N 말단, intact PTHrP가 있다. C 말단은 신장애의 영향을 받으므로 intact PTHrP의 측정이 좋다.

34 보정 칼슘을 구하는 식은?

▶ 보정 칼슘=실측 칼슘+(4−알부민)

해설 1) 혈중 칼슘의 반은 단백과 결합되어 있다. 대부분은 알부민과 결합하고 있으며 알부민 1 g/dL 당 0.8 mg/dL의 칼슘이 결합된다. 그 외는 이온화 칼슘(Ca^{2+})으로서 존재한다.

2) 저알부민 혈증이 있으면 외관상 혈중 총 칼슘 농도(단백 결합 칼슘과 Ca^{2+})는 감소된다. 아래의 Payne의 보정식을 이용해 보정값을 구한다.
보정 칼슘(mg/dL)=실측 칼슘(mg/dL)+〔4−알부민 농도(g/dL)〕

35 고칼슘 혈증의 치료는?

▶ ① 수액 보충, ② 칼시토닌(calcitonin), ③ 비스포스포네이트(bisphosphonate)

해설 1) 고칼슘 혈증의 치료에는 우선, 탈수의 개선과 신장으로부터의 강제적 칼슘 배설을 위해서 생리식염수를 이용해 수액 투여를 실시한다. 때때로 부하 나트륨과 칼슘의 배설 촉진을 위해 루프 이뇨제도 병용한다.

2) 칼시토닌(elcitonin®)은 속효성이 뛰어나 투여 후 3시간 정도에 그 효과가 나타난다. 파골세포 기능을 억제하는 것으로 골흡수에 의한 칼슘 유리를 줄여, 신속하게 칼슘을 저하시킨다. 수일로 escape 현상이 일어나 효과는 현저히 줄어든다.

3) 비스포스포네이트인 파미드론산나트륨(pamidronate disodium) (aredia®)은 파골세포에 선택적으로 받아들여져 파골세포의 기능을 직접적으로 억제해 혈청 칼슘을 저하시킨다. 효과가 나타나기까지 1~3일이 걸리지만, 1회의 사용으로 투여 후 4~6일 만에 최저치가 되고 1~2주 동안 그 효과가 지속한다.

36 극히 빈도가 높은데도 쉽게 간과하기 쉬운 이차성 고혈압은?

▶ 원발성 알도스테론증(aldosteronsism)

증례 42세 남성.

7년 정도 전부터 고혈압을 지적 받아 칼슘 차단제를 사용하고 있었지만, 쉽게 조절할 수 없었다. 이번에 건강 검진에서 복부 초음파검사로 우부신 종양을 또한 지적 받아 내원했다.

신장 170 cm, 체중 80 kg, 혈압 164/110 mmHg

Na 147 mEq/L, K 2.9 mEq/L, Cl 103 mEq/L, BUN 17.5 mg/dL, Cr 0.95 mg/dL, 레닌 0.2 ng/mL/시간(0.2~2.7), 알도스테론 21.7 ng/dL (2~13)

복부 CT에서 우부신에 종양. 알도스테론 신티그래피에서 우부신에 집적 있음.

진단은?

→ 원발성 알도스테론증

해설

1) 이차성 고혈압에는 신(실질 · 혈관)성 고혈압, 내분비성 고혈압, 혈관성 고혈압, 약물 유발성 고혈압이 있다.
2) 내분비성 고혈압에는 원발성 알도스테론증, 선천성 부신피질 과형성, 쿠싱 증후군, 갈색세포종, 그 외의 내분비성 고혈압이 있다.
3) 원발성 알도스테론증은 부신피질로부터 자율적으로 알도스테론이 과잉 분비된 결과, 물 · 나트륨의 저류에 수반하는 고혈압, 저칼륨 혈증, 대사성 알칼리증(metabolic alkalosis) 등을 나타낸다.
4) 알도스테론증은 원위 요세관 세포의 미네랄콜티코이드(mineralocorticoid) 수용체에 작용해, 나트륨의 재흡수를 촉진하고 순환 혈액량을 증가시킨다. 또 총말초혈관저항도 약간 증가시키고 이러한 구조로 혈압을 상승시킨다.
5) 알도스테론증의 80~90%는 부신피질 선종이며, 편측의 선종은 외과적 수술을 실시하고 양측성 선종이나 부신 과형성은 약물 치료를 실시한다.

6) 최근의 검토에서 원발성 알도스테론증의 빈도는 극히 높아 본태성 고혈압증의 5~10%에 달한다는 보고가 있다. 레닌과 알도스테론의 측정이 핵심적이다.

37 부신부전 환자의 감염증 합병 시의 대처는?

▶ 스테로이드 커버

해설 1) 부신피질기능저하증에서는 발열 등 경도의 스트레스로도 스트레스에 따른 스테로이드 호르몬의 분비량이 잘 얻어지지 않기 때문에, 급성 부신부전에 빠지기 쉽다.

2) 그러한 환자는 아래와 같이 지도한다.

발열	글루코콜티코이드
37℃ 이상	1.5배
38℃ 이상	2배
그 외, 소수술 등	주치의와 상담

38 급성 부신부전을 의심하는 경우의 검사는?

▶ ACTH 부하 시험

해설 1) ACTH (부신피질 자극 호르몬) 신속 부하 시험에서는 5 mL의 생리식염수에 용해한 합성 ACTH(코트로신® 250 mcg)를 정주하고, 정주 전의 값과 함께 정주 후 30분, 60분의 코르티졸을 측정해 반응의 유무를 살핀다.

2) 결과가 나올 때까지 수일이 걸리므로 검사 후 즉시 하이드로코르티손(hydrocortisone)을 투여한다.

39 갈색세포종을 의심하는 경우의 검사는?

▶ 혈중 카테콜라민 3분획과 요중 메타네프린(metanephrine) · 노르메타네프린(normetanephrine)의 정량

해설

1) 갈색세포종의 진단을 위해서는 혈중 카테콜라민 3분획(adrenaline, noradrenaline, dopamine)의 정량이 필요하다. 감도 · 특이도도 90% 이상이다. 채혈을 할 때에는 안정적으로 누운 자세에서 진행시킨다. 왜냐하면, 긴장이나 운동 등에 의해 교감신경이 긴장 상태에 놓여 있으면 정상 상한의 2~3배가 되기 때문이다.
2) 요중 카테콜라민은 신기능에 영향을 받지 않는다.
3) 혈중, 요중 카테콜라민 모두 정상의 5배 이상이면 본 증상을 의심하며 10배 이상이면 확정적이 된다.
4) 카테콜라민의 중간대사산물인 메타네프린, 노르메타네프린의 요중 정량이 감도 · 특이도 모두 90%로 우수하다. 요중 VMA의 정량은 감도 · 특이도가 60%로 떨어진다.

40 갈색세포종의 영상학적 검사는?

▶ 복부 CT · MRI, ^{131}I MIBG 신티그래피

해설

1) 갈색세포종에서는 복부에서 내부로 변성을 수반한 종류 형성을 나타낸다.
2) MRI의 전형상은 T1 강조 영상에서 저신호, T2 강조 영상에서 고신호를 나타내고, 내부에 변성상을 보인다.
3) ^{131}I MIBG는 노르아드레날린과 유사한 구조를 갖는 구아네티딘(guanethidine)을 ^{131}I으로 표식한 것이며, 카테콜라민 생산 세포에 저장된 카테콜라민의 생산을 반영하기 때문에 갈색세포종, 신경아세포종으로 집적한다.
4) 부신조영검사는 현저하게 혈압의 상승을 초래할 우려가 있으므로 피하는 편이 바람직하다.

교원병편

1 류마티스 관절염의 선별검사 진찰은?

▶ PIP, MCP, 손목관절, MTP 관절의 진찰

해설 1) 류마티스 관절염의 진찰에 있어서의 선별검사로는 ① 손가락을 편 상태에서 양손의 수배측에서 PIP, MCP, 손목 관절의 붓기가 있는지 확인한다. ② 양손의 MCP 관절, 양다리의 MTP 관절을 따라서 압통이 있는지 확인한다. ③ 손목의 가동역을 굴곡 신전으로 확인한다라는 3개의 간편한 방법이 있다.

2 류마티스성 인자는 정상인에서도 양성인 경우가 있다?

▶ 그렇다. 정상인의 5% 정도에서 양성이 된다.

해설 1) 류마티스성 인자는 정상인의 5% 정도에서 양성이 되며, 특히 70세 이상의 고령자에서는 가양성률이 20%를 넘는다는 보고도 있다.

2) 류마티스성 인자는 류마티스 관절염 분류 기준에 있어서 1개의 항목에 지나지 않는다.

3) 만성 간염 등 염증성 질환에서도 위양성이 되는 경우가 많다. 또, 세균성 심내막염, 사람파르보바이러스(human parvovirus) B19 감염증 등의 감염증이나 SLE 등의 교원병에서도 류마티스성 인자가 양성인 관절염이 나타나기 때문에 주의가 필요하다.

4) 류마티스성 인자가 높은 수치인 양성에서 관절 증상이 분명하지 않은 때에는, 쇼그렌 증후군(sjogren syndrome), 크리오글로블린(cryoprecipitation) 혈증을 고려한다.

미국류마티즘학회 류마티스 관절염 분류 기준(1987년)

1. 1시간 이상 지속되는 조조강직
2. 세 군데 이상(PIP, MCP, 손목, 팔꿈치, 무릎, 발목, MTP)의 관절 종창
3. 손목, MCP, PIP 관절의 종창
4. 대칭성 관절 종창
5. 류마티스성 인자 양성
6. 손, 손가락의 관절골 미란, 또는 관절 주위의 골밀도 저하 소견
7. 류마티스성 결절

1~4는 6주 이상 지속이 조건
7개의 항목 중 4개 이상의 항목을 만족시키는 것을 류마티스 관절염으로 분류한다.

3 류마티스성 인자가 음성이라면 류마티스 관절염은 부정해도 좋다?

▶ 부정해서는 안 된다. 류마티스 관절염 환자의 20%에서 류마티스성 인자 음성

해설 1) 류마티스성 인자는 류마티스 관절염 환자의 20%에서 경과를 통해 음성을 나타내며, 특히 조기 류마티스 관절염에서는 1/3 이상의 환자에서 음성을 나타낸다.
2) 류마티스 관절염의 진단에 있어서는 골막증식을 수반하는 대칭성 다관절염이라고 하는 질환의 개념을 이해하는 것이 중요하다.

4 류마티스성 인자 음성의 류마티스 관절염이 의심되는 환자에 대해서는 무엇을 측정?

▶ 항 CCP 항체

해설 1) 항 CCP 항체는 류마티스성 인자보다 감도, 특이도 면에서 모두 뛰어나 조기 류마티스 관절염 환자에서도 류마티스성 인자보다 감도가 높다.
2) 그러나 항 CCP 항체 음성인 류마티스 관절염도 드물지는 않고 또, 감별 진단에 나타나는 SLE 등의 교원병이나 결핵 등에서 항

CCP 항체가 양성이 되는 예도 드물지 않다. 따라서 항 CCP 항체에만 의존하는 류마티스 관절염의 진단은 권장되지 않는다.

5 류마티스 관절염에서 류마티스성 인자 양성례는 음성례와 비교해 중증화되기 쉽다?

▶ 그렇다.

해설

1) 류마티스 관절염에 있어서의 관절 예후 불량 인자로서 류마티스성 인자 양성, 항 CCP 항체 양성, 진단 시 다수의 관절염, CRP 지속 상승, MMP-3 지속 상승 등이 보고되고 있다. 따라서, 류마티스성 양성례는 음성례에 비해 중증화되기 쉽다.
2) 이러한 예에서는 보다 적극적인 항류마티즘제의 사용에 의해 관절의 파괴를 방지하는 것이 권장된다.

6 류마티스 관절염의 진단이 내려지면?

▶ 신속하게 항류마티즘제를 개시한다.

해설

1) 항류마티즘제는 조기에 개시하는 것이 보다 효과적인 것으로 알려져 있다. 또, 약물 요법의 진보에 의해 관절의 파괴를 방지하는 것이 대부분의 예에서 가능해졌다.
2) 메토트렉세이트(methotrexate)는 국제적으로 가장 널리 사용되고 있는 항류마티즘제이지만, 일본에서는 다른 항류마티즘제가 충분히 효과적이지 않을 때에 사용하기 때문에, 일반적으로는 사라조설파피리딘(salazosulfapyridine)(azulfidine®), 부시라민(bucillamine)(rimatil®)등이 제1선택제가 된다.

7 메토트렉세이트 개시 전의 선별검사는?

▶ 간염, 간질성 폐렴검사

해설 1) 메토트렉세이트의 사용 시에는 간효소의 상승이 나타나는 경우가 있는데 1% 미만의 증례에서 간경변이 나타난다. 이 때문에 약물의 개시 전에는 B형, C형 간염의 선별검사와 개시 후에도 정기적인 간효소의 검사가 필수적이다.

2) 또, 일본에서는 약제성 간질성 폐렴의 빈도가 높고, 특히 류마티스 폐 등에서 간질성 폐렴을 이미 갖고 있는 증례에서는 약제성 폐렴의 위험도 높기 때문에 주의가 필요하다.

8 항류마티즘제는 1~2주간 이내에 효과가 발현한다?

▶ 그렇지 않다. 항류마티즘제의 효과 발현에는 6주 이상 필요

해설 1) 사라조설파피리딘(azulfidine®)의 효과가 충분히 발현하려면 8주, 메토트렉세이트에서도 통상 6주가 필요하다.

2) 따라서 항류마티즘제의 효과 발현까지는 속효성이 있는 NSAID를 병용하지만, 일상생활에 지장이 있을 정도의 심각한 증상이 남아있는 환자에서는 단기 저용량 스테로이드제를 병용하는 일도 있다.

9 생물학 제제(항 TNF 제제)의 사용 전 필요한 선별검사는?

▶ 결핵에 대한 선별검사

해설 1) 항 TNF 제제인 인플릭시맙(Infliximab)(remicade®), 이터너셉트(etanercept)(enbrel®), 아달리무맙(adalimumab)(humira®)

은 항류마티즘제 중에서도 특히 유효성이 높고, 관절의 파괴를 방지하는 효과가 우수하다.

2) 그렇지만 결핵 등의 감염증이 부작용으로 존재하며 개시 전에는 투베르크린(tuberculin) 반응의 선별검사가 반드시 필요하며, 기준 이상의 양성례에서는 항결핵제의 예방 투여가 권장되고 있다. 결핵이 발병했을 경우에는 속립성 결핵, 폐외 결핵이 많은 것도 중요한 특징이다.

10 PIP 관절의 종창은 류마티스 관절염과 퇴행성 관절염 중 어느 병태에서 관찰 가능한가?

▶ 양쪽 모두에서

해설 1) 퇴행성 관절염에서는 DIP 관절과 PIP 관절에서 종창을 관찰할 수 있으나, MCP 관절에 종창이 있는 경우는 헤모크로마토시스(hemochromosis) 등의 특수한 예를 제외하고 드물다.

2) 류마티스 관절염에서도 PIP 관절에 종창이 있지만, 통상 DIP 관절에 이상은 없으며 퇴행성 관절염에서는 통상 이상이 없던 MCP 관절이나 손목관절에 종창이 있다.

3) 따라서 PIP 관절의 종창은 류마티스 관절염과 퇴행성 관절염 양쪽 모두에서 관찰 가능하다.

11 전신성 홍반성 루푸스(SLE)의 진단에서 우선 필요한 정보는?

▶ 병력, 진찰 소견, 일반 검사 소견

해설 1) SLE의 분류 기준은 민감도 96%, 특이도 96%이며, SLE의 임상 진단에 유용하다. 11개의 항목 중 4개의 항목으로 기준을 만족시키는 것이 되지만, 기준 항목의 상당수는 병력, 진찰 소견과 일반적인 검사(혈산, 요검사) 소견이다.

미국류마티즘학회 SLE 분류 기준(민감도 96%, 특이도 96%)

1. 접형(협부) 홍반	
2. 원판상 홍반	
3. 광선과민증	
4. 구강내궤양	
5. 관절염	
6. 신경장애	a) 경련 b) 정신장애
7. 장막염	a) 흉막염: 통증, 마찰음, 흉수 b) 심막염: 심전도, 마찰음, 심막액
8. 신장애	a) 0.5 g/일 이상 또는 3+이상의 지속성 단백뇨 b) 세포성 원주: 적혈구, 과립, 요세관성 원주
9. 혈액학적 이상	a) 용혈성 빈혈 b) 백혈구 감소증: 4,000/mcL 미만이 2회 이상 c) 림프구 감소증: 1,500/mcL 미만이 2회 이상 d) 혈소판 감소증: 100,000/mcL 미만
10. 면역학적 이상	a) 항 DNA 항체: native DNA에 대한 항체의 이상적인 증가 b) 항 Sm 항체의 존재 c) 항인지질 항체: 항 카디오리핀 항체, 루푸스 항응고인자 (lupus anticoagulant, LA) 양성, 매독 위양성 반응
11. 항핵항체의 검출	

12 항핵항체 음성의 SLE는 드문가?

▶ 그렇다.

해설 1) 항핵항체 음성인 SLE는 매우 드물고, 현재의 측정법으로는 1% 정도이다.

2) 항핵항체가 음성인 경우에서도 항 Ro 항체(항 SS-A 항체)는 양성이 된다. 따라서, 항핵항체와 항 Ro 항체 양쪽 모두가 음성이라면 분류 기준을 만족시켜도 SLE의 진단은 정확하지 않은 경우가 많다.

13 레이노 증상은 SLE에서도 볼 수 있는가?

▶ 볼 수 있다.

해설 1) 레이노 증상은 전신성 경화증의 90% 이상, 혼합성 결합조직질환의 거의 모든 예에서 나타나며 SLE나 피부근염에서도 드물지 않은 증상이다.

2) 교원병 이외에도 염화비닐 등의 화학물질로의 폭로나 혈관수축작용이 있는 약물이 그 원인이 된다.

14 SLE의 활동성의 지표로서 CRP는 적절한가?

▶ 적절하지 않다.

해설 1) SLE의 임상 증상은 균일하지 않고 활동성의 지표도 환자마다 다르다. ESR, 보체, 단백뇨, 항 dsDNA 항체, 크레아티닌, 혈소판 수, 백혈구 수, 림프구 수 등이 지표가 되는 경우가 많다. CRP는 장막염, 관절염이 합병해 있는 예 이외에서는 일반적으로 상승하지 않기 때문에 활동성의 지표라고 하는 것은 적절하지 못하다.

2) ESR이 상승하고 CRP가 정상인 경우의 감별 진단으로는 SLE 이외에 빈혈, 쇼그렌 증후군, 다발성 골수종 등을 들 수 있다.

15 피부근염, 다발성 근염에서는 어느 쪽의 근육이 침범되는가?

▶ 근위근

해설 1) 피부근염, 다발성 근염에서는 상완, 대퇴부 등의 근위근이 침범

되는 경우가 많다. 손으로 보조하지 않으면 의자에서 일어나는 것이 어렵고, 머리 빗질이 괴로운 등의 증상이 나타나는 경우가 있다.

2) 진찰에서 이러한 근위근에 압통이 있는 경우나 혈액 검사에서 CK 등의 효소 상승이 있는 경우가 진단에 도움이 된다.

16 mechanic hand가 있는 피부근염에서는 무엇을 의심한다?

▶ 간질성 폐렴

해설 1) mechanic hand는 공장 노동자의 거친 손과 비슷한 증상이 나타나는 피부염이다.

2) 피부근염에 mechanic hand가 합병하고 있는 예에서는 항 Jo-1 항체, 간질성 폐렴, 발열, 관절염 등이 많이 나타난다.

17 다발성 근염의 진단에서 근생검은 필요한가?

▶ 필요하다.

해설 1) 전형적인 피부 증상을 수반하는 피부근염에서는 근생검은 반드시 필요하지는 않다.

2) 한편, 다발성 근염에서는 대사성 질환, 근이영양증 등과의 감별이 문제가 되는 경우도 있어, 이 때문에 임상 증상, CK 상승, 근전도에 더해 근생검을 실행할 필요가 있다.

18 근염에 수반하는 간질성 폐렴은 근염 증상보다 선행하는 경우가 있는가?

▶ 그렇다. 간질성 폐렴이 근염 증상에 선행하는 경우가 있다.

해설

1) 류마티스 관절염, SLE, 다발성 근염, 피부근염, 전신성 경화증, 쇼그렌 증후군 등 대부분의 교원병에서 간질성 폐렴의 합병이 나타난다.
2) 간질성 폐렴이 교원병의 초발 증상이 되는 경우도 적지 않아, 원인 불명의 간질성 폐렴에서는 교원병을 염두에 두고 병력 청취와 진찰을 실시한다.

19 임신 제2기 이후의 유산에 대해서는?

▶ 항인지질 항체 증후군을 의심한다.

해설

1) 항인지질 항체 증후군은 약 과반수에서 SLE를 합병해 혈전증을 주 증상으로 하는 증후군이다.
2) 루푸스 항응고인자(LA) 와 항 β_2 GPI 항체 등이 원인 항체로서 분류된다.
3) 심부정맥혈전증 등의 정맥혈전증과 폐경색, 뇌경색 등의 동맥혈전증 양쪽 모두가 일어나기 쉽다.
4) 유산은 태반 경색이 주요 원인이며 특히 임신 제10주 이후의 유산에서는 항인지질 항체 증후군이 의심된다.

20 건조 증상을 나타내지 않는 쇼그렌 증후군의 환자에서 주요한 병력은?

▶ 충치의 증가, 여러 차례의 결막염

해설 1) 쇼그렌 증후군에서는 침샘과 눈물샘의 분비부전에 의한 구강 및 안부의 건조가 나타난다.
2) 건조 증상을 나타내지 않는 환자의 경우에는, 타액의 감소로 인한 구강 위생의 악화에 의해 충치가 증가하거나 여러 차례 결막염이 발생하는 등 병력상에서 명확해지는 경우가 있다.

21 쇼그렌 증후군에 합병하기 쉬운 악성 종양은?

▶ 악성 림프종

해설 1) 일차성 쇼그렌 증후군에서는 관절염, 간질성 신염, 간질성 폐렴, 신경 증상 등의 선외 증상을 10%로 합병한다.
2) 악성 림프종의 발생률은 SLE, 류마티스 관절염으로도 상승하지만, 쇼그렌 증후군에서는 수십배나 증가한다는 사실이 알려져 있어 주의가 필요하다.

22 혼합성 결합조직질환(MCTD)에서 가장 주의해야 하는 합병증은?

▶ 폐고혈압

해설 1) 폐고혈압은 전신성 경화증, SLE 등에서도 나타나지만 MCTD에서 특히 합병률이 높고, 돌연사의 원인이 되기도 한다.
2) MCTD 환자에서는 활동 시 호흡곤란의 출현을 조심하고 심초음파검사 등 정기적인 선별검사가 필요하며, 폐고혈압이 의심되는 경우에는 환자를 전문 시설에 소개하도록 한다.

23

39℃ 이상의 발열을 수반하는 다관절염에 대해서는 임균성 등의 세균성 관절염, SLE와 더불어 무엇을 의심한다?

▶ 성인 발생 스틸병

해설

1) 39℃ 이상의 발열을 수반하는 급성 발생 다관절염에서는 임균성 등의 세균성 관절염, SLE, 성인 발생 스틸병 등을 감별로 이용할 수 있다.

2) 성인 발생 스틸병 진단 시에는 발생 전의 인두통, 관절염에 선행하는 발열, 간효소의 상승 등이 있으나 페리틴의 상승도 중요하다.

성인 발생 스틸병 분류 예비 기준(Yamaguchi, et al. : J Rheumato l9 : 424, 1992)

대항목
1. 발열(≥39℃, 1주 이상 지속)
2. 관절통(2주 이상 지속)
3. 정형적인 피진
4. 80% 이상의 호중구 증가를 포함한 백혈구 증가(≥ 1만/mcL)

소항목
1. 인두통
2. 림프절 종창 혹은 췌종
3. 간기능 이상
4. 류마티스성 인자 음성 및 항핵항체 음성

제외 항목
1. 감염증(특히 패혈증, 전염성 단핵구증)
2. 악성 종양(특히 악성 림프종)
3. 교원병(특히 결절성 다발 동맥염, 악성 류마티스 관절염)

2개 항목 이상의 대항목을 포함한 총 항목 수가 5개 이상이면 성인 스틸병으로 분류한다. 다만 제외 항목은 제외한다.

24 통증 때문에 잠에서 깬 아침에 자연스러운 몸 뒤척임을 할 수 없는 고령자에 대해서는?

▶ 류마티스성 다발성 근육통을 의심한다.

해설 1) 류마티스성 다발성 근육통은 빈도가 높은 질환으로, 나이가 듦에 따라 증상도 더 심해지기 때문에 혈액 검사에서 염증 반응의 증가를 발견하기까지 진단을 방치하는 증례도 많다.

2) 이 증상은 근염과는 다르게 근력이 저하되거나 CK가 상승하지는 않는다. 측두동맥염의 합병에 주의가 필요하다.

25 외과 수술 후 다리 한 쪽에서 슬관절염이 발병한 고령의 남성에 대해서는?

▶ 위통풍을 의심한다.

증례 65세 남성.
외과 수술 다음날에 갑자기 한 쪽 무릎에서 발적, 종창, 통증이 출현. 무릎의 X선 사진에서 관절 연골부에 희미한 석회영상을 나타낸다. 말초혈 백혈구 수 12,000/mcL, ESR 54 mm, CRP 3.5 mg/dL
→ 가장 가능성이 높은 진단은 위통풍(관절 연골 석회화증)

해설 위통풍은 통상 피로린산(pyrophosphoric acid) 칼슘의 침착에 의해 일어나며 가족성, 대사성〔부갑상선기능항진증, 갑상선기능저하증, 헤모크로마토시스(hemochromosis) 등〕도 있지만 드문 편이다. 특발성이 대부분으로 고령자에서 많고, 관절 외상으로 유발되거나 외과 수술 후에 발병하는 경우가 있다.

26 악성 류마티스 관절염은 단순한 중증 류마티스 관절염(RA)?

▶ 그렇지 않다.

해설

1) 악성 류마티스 관절염(malignant rheumatoid arthritis, MRA)은 혈관염에 기초하는 관절외 증상이나 폐섬유증을 수반하는 RA로, 이러한 증상은 난치성 내지 중증이다. 모든 RA 환자의 1% 이하에서 발생하며, RA는 여성에게 4배 많지만 MRA는 남성 쪽이 많다.
2) 관절외 증상으로서는, 다발성 신경염, 피부의 궤양 · 경색 · 지지(指趾) 괴저, 피하결절, 상강막염이나 홍채염, 흉막염, 심낭염, 심근염, 간질성 폐렴이나 폐섬유증, 혈관염에 의한 장기(장관, 심근, 폐 등)경색 등이 있다.
3) RF 증가, 면역복합체 양성, 보체(C_3, C_4, CH_{50} 등)의 저하를 본다. 혈관염은 면역복합체성 혈관염으로 보체는 소비되어 저하한다.

27 결절성 홍반을 관찰했을 시의 감별질환은?

▶ 약제성, 용연균 감염, 결핵균 감염, 사르코이도시스(sarcoidosis), 베체트병(Behcet's disease), 염증성 장질환

해설

1) 결절성 홍반(erythema nodosum)은 상기의 질환이 감별되지만, 기초 질환이 불명확한 예도 많다.
2) 결절성 홍반은 하퇴전경부에서 호발하며 다발성이고 직경 1~3 cm의 경계가 약간 선명하지 못한 융기성 홍반이다. 경결이 촉지 가능하며 압통이 있다. 또 발열이나 관절염을 수반하는 경우도 있다.
3) 감별 진단으로서 Weber-Christian 병, 췌장염이나 췌장암에 수반하는 지방직염이 있다.

28 갱년기 증상의 하나로서 감별을 요하는 교원병은?

▶ 류마티스 관절염

증례 약 반년 전에 폐경한 52세 여성.
아침에 손가락이 걸리는 것과 PIP 관절의 가벼운 종창, 통증 때문에 진찰을 받았다. ESR 정상, CRP 음성, RF (±).

해설 이 증례와 같은 경우에는 갱년기 증상일 가능성도 있어 필요하면 NSAID를 처방하여 경과를 관찰한다. 갱년기 증상이면 증상은 자연스럽게 사라진다.

혈액편

1 빈혈의 감별. 2개의 지표는?

▶ 평균적혈구용적(MCV)과 망상적혈구

해설 1) 빈혈의 감별은 우선 MCV에 주목한다.

2) MCV의 정상치는 90 fl 전후. 80 fl 이하라면 소구성, 81~100 fl 이라면 정구성, 101 fl 이상이라면 대구성으로 기억해 둔다.

MCV에 의한 빈혈의 분류

소구성 빈혈 (MCV≤80)	정구성 빈혈 (MCV=81~100)	대구성 빈혈 (MCV≥101)
1) 철결핍성 빈혈 2) 2차성 빈혈 악성 종양, 감염증 내분비질환, 교원병 신질환 3) 지중해 빈혈 (thalassemia) 4) 철아구성 빈혈	1) 급성 출혈 2) 용혈성 빈혈 3) 골수저형성 재생불량성 빈혈 적아구노 4) 2차성 빈혈 5) 백혈병 6) 골수이형성증후군	1) 거대적아구성 빈혈 비타민 B_{12} 결핍 (악성 빈혈, 위절제 후 등) 엽산 결핍 2) 간장애, 갑상선기능저하증에 수반하는 빈혈 3) 망상적혈구 증가 (급성 출혈, 용혈성 빈혈) 4) 백혈병 5) 골수이형성증후군

3) 빈혈의 감별에서 다음으로 주목하는 것이 망상적혈구

4) 망상적혈구가 증가하고 있을 때는 출혈, 용혈, 빈혈로부터의 회복기로 생각한다.

망상적혈구에 의한 빈혈의 감별

	질환
증가	출혈 용혈 빈혈으로의 회복기
감소	골수저형성 재생불량성 빈혈, 적아구노 철결핍, 비타민 B_{12}, 엽산의 결핍 신부전 갑상선기능저하증 만성 염증성 질환

2 철결핍성 빈혈 진단. 포인트 3개는?

▶ ① 소구성 빈혈(MCV<80), ② 혈청철 감소 · 총철결합능(TIBC) 증가, ③ 페리틴(ferritin) 감소

해설
1) 소구성 빈혈은 2차성 빈혈이나 지중해 빈혈(thalassemia)에서도 일어난다.
2) 혈청철 감소가 반드시 철결핍성 빈혈을 의미하지는 않는다. 2차성 빈혈에서도 혈청철 감소를 나타낸다.
3) TIBC 상승이나 페리틴 감소는 철결핍성 빈혈에 특이성이 높다.
4) 따라서 철결핍성 빈혈의 진단에는 소구성 빈혈, 철 감소 · TIBC 상승, 페리틴 감소, 이 3개가 핵심이다.

3 식욕 부진, 체중 감소, 고도의 대구성 빈혈에 대해서는?

▶ 악성 빈혈이나 위절제 후의 비타민 B_{12} 결핍성 빈혈을 의심한다.

해설
1) 고도의 대구성 빈혈(MCV가 120 fl 이상)에 대해서는 우선 거대적아구성 빈혈을 고려한다.
2) 거대적아구성 빈혈에는 비타민 B_{12} 결핍성 빈혈과 엽산 결핍성

빈혈이 있지만, 대부분은 악성 빈혈이나 위절제 후의 비타민 B_{12} 결핍성 빈혈이다.

3) 비타민 B_{12} 결핍성 빈혈은 식욕 부진, 체중 감소가 주로 나타나고, 소화관의 악성 종양과 자주 혼동한다. 소화관의 악성 종양에서 만성 출혈이 빈혈의 원인이라면 철결핍성 빈혈로 소구성 빈혈이 된다.
4) 비타민 B_{12} 결핍성 빈혈에서는 헌터설염에 수반하는 미각장애에 의해 식욕 부진, 체중 감소를 초래한다.
5) 악성 빈혈을 의심하면 비타민 B_{12} 감소를 확인한 뒤에 비타민 B_{12}의 주사나 경구제를 개시한다.

증례 74세 여성.
수개월 전부터 구내염이 있고 식욕도 저하해 최근 1개월 동안 10 kg의 체중 감소가 있었다. 소화기 내과에서 진찰 받아 상부 소화관 내시경으로 위축성 위염을 나타냈으나, 흉부 X선, 복부 CT 등에 이상은 없었다. 빈혈에 진행이 있어 환자에게 혈액 내과를 소개했다.
WBC 4,000/mcL, Hb 8.2 g/dL, MCV 125.4 fl, PLT 14.5만/mcL
혀를 살피자 설유두는 위축되어 있고 혀의 표면은 번들번들하다.
진단은?
→ 식욕 부진, 체중 감소는 헌터설염 때문이며, 고도 대구성 빈혈도 있는 전형적인 악성 빈혈.
추가 검사에서 비타민 B_{12}는 111 pg/mL로 현저하게 감소, 항내인자 항체는 양성.
곧바로 비타민 B_{12}의 근주와 경구투여를 개시. 2주 뒤에는 구내염, 미각장애, 식욕 부진은 소실되었고 체중도 증가했다.

4 외래에서 혼자서 진찰 받은 고도의 소구성 빈혈 환자. 수혈은?

▶ 수혈의 적응은 없다.

해설 1) 이 환자에게 수혈의 적응은 없다. 왜냐하면, 고도의 소구성 빈혈이므로 철결핍성 빈혈일 가능성이 높고 철분제의 사용으로 빈혈은 쉽게 개선될 것으로 예상되기 때문이다. 외래에서 혼자서 도 진찰을 받을 수 있는 상태이며, 따라서 급하게 수혈을 실시할 필요는 없다.

2) 고도의 빈혈에서도 순환 상태가 안정되어 있으면 중대한 감염 등의 위험이 있는 수혈은 가능한 한 피해야 한다. 우선은 빈혈의 원인을 진단하여 치료하는 것이 원칙이다.

3) 수혈의 적응은 ① 사고나 수술로 인한 대량의 출혈이 있을 때, ② 골수에서 혈액이 생산될 수 없을 때이다.

4) 철결핍성 빈혈, 비타민 B_{12} 결핍성, 엽산결핍성 빈혈, 자가면역성 용혈성 빈혈 등에서는 기본적으로 적혈구의 수혈은 불필요하고 때때로 이것은 인체에 유해하다.

5 철결핍성 빈혈의 철분제에 의한 치료. Hb가 정상화되면 중지해도 좋은가?

▶ 중지해선 안 된다. 3개월 이상 계속한다.

해설 1) 철결핍성 빈혈에 대해 철분제를 사용하여 Hb가 정상화하더라도 저장철은 아직 정상화되지 않는다. 페리틴값의 정상화를 기준으로 3개월 이상 더 철분제를 계속할 필요가 있다.

2) 철분제에 의한 치료 이상으로 철결핍성 빈혈의 원인 검색과 그 치료가 무엇보다 중요하다.

6 범혈구감소증에 대해서는?

▶ 간경변에 수반하는 비기능항진증, 약제(특히 항암제)에 의한 골수억제, 골수이형성증후군, 재생불량성 빈혈, 거대적아구성 빈혈, 중증 감염증, SLE 등을 감별

해설 1) 백혈구 감소, 빈혈, 혈소판 감소의 범혈구감소증은 의외로 많이 나타나는 편이다.

2) 범혈구감소증을 초래하는 질환에는 골수 검사로 진단할 수 있

는 질환과 그렇지 않은 질환이 있다.

3) 가장 응급인 질환은 APL(급성 전골수구성 백혈병)이다.

범혈구감소증을 초래하는 주 질환

1. 골수 검사로 진단할 수 있는 질환
1) 재생불량성 빈혈(약제성 골수 억제)
2) 골수이형성증후군(MDS)
3) 골수의 다른 세포에 의한 치환
   백혈병(APL이 대표), 암의 골수 전이, 다발성 골수종, 악성 림프종
   골수 섬유증
4) 거대적아구성 빈혈
5) 혈구빈식 증후군

2. 골수 검사로 진단할 수 없는 질환
1) 비종을 초래하는 질환
   간경변, 특발성 문맥압항진증, 악성 림프종, 사르코이도시스
2) 감염증
   속립성 결핵, 전신성 진균증, 중증 패혈증 · 바이러스 감염증, 말라리아
3) 전신성 홍반성 루푸스(SLE)
4) 파종성 혈관내응고증후군(DIC)
5) 발작성 야간혈색소뇨증(PNH)

7 재생불량성 빈혈의 중증도를 결정하는 3개의 항목은?

▶ 망상적혈구 수, 호중구 수, 혈소판 수

해설

1) 재생불량성 빈혈의 중증도 분류(2004년에 개정)에 있어서 중증도를 결정하는 3개의 항목은 망상적혈구 수, 호중구 수, 혈소판 수이다.

2) 망상적혈구 수 6만/mcL 미만, 호중구 수 1,000/mcL 미만, 혈소판 수 5만/mcL 미만 중 2개 항목 이상을 만족시키는 것을 '중등증'으로 분류하고, 거기에 더해 한 달에 2단위 이상의 정기적인 수혈을 필요로 하는 것을 '약간 중증'으로 분류한다.

3) 이 분류는 치료방침에 직결된다.

재생불량성 빈혈의 중증도 기준(2004년 개정)

Stage 1	경증	하기 이외
Stage 2	중등증	아래의 2개 항목 이상을 만족시킨다 망상적혈구 <6만/mcL 호중구 <1,000/mcL 혈소판 <5만/mcL
Stage 3	약간 중증	아래의 2개 항목 이상을 만족시키며, 매월 2단위 이상의 정기적인 적혈구 수혈을 필요로 한다 망상적혈구 <6만/mcL 호중구 <1,000/mcL 혈소판 <5만/mcL
Stage 4	중증	아래의 2개 항목 이상을 만족시킨다 망상적혈구 <2만/mcL 호중구 <500/mcL 혈소판 <2만/mcL
Stage 5	최고 중증	호중구 200/mcL 미만에 더해 아래의 1개 항목 이상을 만족시킨다 망상적혈구 <2만/mcL 혈소판 <2만/mcL

(특발성 조혈장애에 관한 조사연구반)

8 40세 이상에서 '약간 중증' 이상의 재생불량성 빈혈에 대한 치료는?

▶ 항림프구글로불린(ATG)+사이클로스포린(cyclosporine, CyA)

해설

1) 연령이 40세 이상으로 '약간 중증', '중증', '최고 중증'의 재생불량성 빈혈에서는 ATG+CyA의 면역억제 요법이 적응이 된다. '최고 중증'에서는 G-CSF도 적응이다.
2) 40세 미만으로 '중증' 이상에서는 HLA(human leukocyte antigen) 일치자로부터의 골수 이식이 제1선택이 된다.
3) 40세 미만에서도 HLA 일치자가 없는 경우에는 '약간 중증' 이상이라면 면역억제 요법이 적응이다.

9 림프절 종창의 촉진으로 악성 질환을 의심하는 소견은?

▶ 압통이 없다, 딱딱하다, 직경 1.5 cm 이상

해설 1) 압통이 없고 딱딱하며 직경이 1.5 cm 이상인 림프절 종창이라면 악성 림프종이나 암의 림프절 전이가 의심스럽다. 림프종은 탄성경, 암의 림프절 전이는 석양경이라고 표현한다.

2) 한편, 압통이 있는 부드러운 림프절 종창이라면 바이러스성 림프절염 등의 양성 질환이 의심된다.

림프절 종창을 초래하는 질환

1. **염증성 질환**
   바이러스 감염증: 전염성 단핵구증, 거대세포바이러스(cytomegalovi-rus), 홍역, 풍진, AIDS, 고양이긁힘병 등
   세균감염증: 화농구균, 결핵, '성병' 등
   그 외: 매독, 쯔쯔가무시병(tsutsuga-mushi disease), 톡소플라스마증(toxoplasmosis) 등
2. **조혈기 종양**
   악성 림프종, 림프성 백혈병, 골수성 백혈병, 성인 T 세포성 백혈병, 마크로글로불린혈증(macroglobulinemia) 등
3. **암의 림프절 전이**
4. **반응성 증식**
   자기면역성 질환: 전신성 홍반성 루푸스, 류마티스 관절염, 피부근염 등
   약물 알레르기: 히단토인(hydantoion) 등
   그 외: 괴사성 림프절염, 피부병성 림프절염, 사르코이도시스, 혈청병 등
5. **내분비질환**
   갑상선기능항진증, 애디슨병 등
6. **지질대사 이상**
   고셔병(gaucher's disease), 니만피크병(niemann-pick disease) 등

10 악성 림프종의 조직 분류는 무슨 분류?

▶ WHO 분류

해설 1) 악성 림프종의 조직 분류에는 WHO 분류가 널리 이용되고 있다.

2) WHO 분류는 크게 골수계 종양과 림프계 종양으로 나뉘어지고 악성 림프종은 이 림프계 종양에 포함된다.
3) WHO 분류는 반이 형태학적 및 면역학적 표현형에 의한 것으로, 여기에 임상상을 반영하는 염색체 이상 · 유전자 이상이 함께 들어가 있다.
4) 림프계 종양은 B 세포 종양, T/NK 세포 종양(이것들을 합해서 비호지킨 림프종이라 부른다), 호지킨 림프종의 3가지로 크게 구별된다.

11 악성 림프종의 병기 분류에서 B 증상은?

▶ 체중 감소, 발열, 야간 발한

해설 1) 악성 림프종의 병기는 I기부터 IV기로 분류된다.
2) 최근 6개월간 10% 이상의 체중 감소, 38℃ 이상의 원인 불명의 발열, 야간 발한의 3가지가 B 증상이다. 예를 들면 II기에서 B 증상이 나타나면 병기 IIB로 표현한다.
3) 거대한 병변에는 X, 림프절 이외에서 출현한 병변에는 E를 붙인다.

악성 림프종의 병기 분류(Ann Arbor 분류 · Cotswold 분류 수정안)

병기 I: 1개의 림프절 영역 또는 림프성 조직의 침습
병기 II: 횡격막의 측편, 2개 이상의 림프절 영역의 침습
병기 III: 횡격막의 상하, 복수의 림프절 영역 또는 림프 조직의 침습
병기 IV: 1개 또는 복수의 림프 조직 이외의 장기나 부위로의 미만성 침습

A: 증상 없음
B: 1) 초진 6개월 이내, 10% 이상의 체중 감소
2) 38℃ 이상의 원인 불명의 발열
3) 야간 발한
X: bulky disease: 최대 직경 10 cm 이상의 병변. 또는 흉추 5/6 레벨의 흉곽의 가로 직경 1/3 이상의 흉강 내 병변

12 중 · 고악성도 비호지킨 림프종의 국제예후인자(IPI)에서의 5가지 예후인자는?

▶ ① 연령, ② 병기, ③ PS, ④ LDH, ⑤ 관절 외 병변 수

해설

1) IPI는 예후의 추정과 치료방침의 결정에 중요한 지표가 된다.
2) ① 연령이 60세를 넘는다, ② 임상 병기가 III기 이상, ③ performance status(PS)가 2 이상, ④ 유산 탈수소효소(LDH)가 증가, ⑤ 관절 외 병변 수가 2개 이상의 5개 항목이 예후 불량인자가 된다.
3) 60세 이하에서는 ① 병기, ② PS, ③ LDH의 3가지 인자를 이용한다(age adjusted IPI라고 한다).

중 · 고악성도 비호지킨 림프종의 국제예후인자 International Prognostic Index(IPI)

예후인자
1) 연령>60세 2) 임상 병기≥III기 3) 진단 시의 performance status(PS)≥2 4) LDH>정상 상한 5) 관절 외 병변 수≥2개 * 연령 60세 이하에서는 2) 임상 병기, 3) PS, 4) LDH의 3가지 인자만 이용한다(age adjusted IPI라고 한다)

위험 그룹 분류 International Prognostic Index(age adjusted)
위험인자의 수 0, 1개(0개): low risk 2개(1개): low-intermediate risk 3개(2개): high-intermediate risk 4, 5개(3개): high risk

(　)의 개수는 연령 60세 이하인 경우(age adjusted IPI)

13 여포성 림프종의 국제예후인자(FLIPI)에서의 5가지 예후인자는?

▶ ① 연령, ② 병기, ③ LDH, ④ Hb, ⑤ 병변림프절 수

해설

1) 여포성 림프종은 PS가 양호한 예가 많고 관절 외 병변이 적고, 화학 요법에 의해서 관해가 되어도 대부분이 재발하기 때문에 상기의 IPI에서는 층별화가 불가능하다.
2) 여포성 림프종에서는 ① 연령이 60세 이상, ② 임상 병기가 III 이상, ③ LDH 증가, ④ Hb가 12 g/dL 미만, ⑤ 병변림프절이 5곳 이상의 5개가 예후 불량인자가 된다.
3) 덧붙여 진행기 호지킨 림프종의 국제예후점수(IPS)는 ① 혈청알부민이 4 g/dL 미만, ② Hb가 10.5 g/dL 미만, ③ 남성, ④ 임상 병기가 IV, ⑤ 연령이 45세 이상, ⑥ WBC 15,000/mcL 이상, ⑦ 림프구 감소(600/mcL 이하 또는 8% 이하)의 7개가 예후 불량인자가 된다.

여포성 림프종의 국제예후인자 Follicular Lymphoma International Prognostic Index(FLIPI)

예후인자
1) 연령≥60세 2) 임상 병기≥III기 3) LDH>정상 상한 4) 헤모글로빈<12 g/dL 5) 병변림프절 부위 수≥5곳

위험 그룹 분류 FLIPI
위험인자의 수 0, 1개: low risk 2개: intermediate risk 3개 이상: high risk

14 비호지킨 림프종의 CHOP 요법, 호지킨 림프종의 ABVd 요법. 각각 무엇을 나타내는가?

▶ CHOP: 사이크로포스파미드(cyclophosphamide)(endoxan®), 독소루비신(doxorubicin)(adriacin®), 빈크리스틴(vincristine)(oncovin®), 프레드니솔론(prednisolone)(predonine®). ABVd: 독소루비신(doxorubicin)(Adriacin®), 블레오마이신(bleomycin)(bleo-R), 빈블라스틴(vinblastine)(exal®), 다카르바진(dacarbazine)(dacarbazine®)

해설 1) 사이크로포스파미드와 독소루비신은 골수 억제가 강한 약제들이다.

2) 독소루비신 등의 안트라사이클린(anthracycline)계 약제나 빈크리스틴 등의 빈카알카로이드(vinca alkaloid)계 약제에서는, 혈관 외로 누출하면 수포성 괴사나 난치성 피부궤양을 일으킨다.

3) 안트라사이클린계 약제에는 축적성의 심독성이 있다.

4) 블레오마이신은 폐섬유증의 부작용이 있어 180 mg/body를 상한량으로 한다.

5) 다카르바진은 빛에 의해 분해되어 그 분해물이 혈관통을 일으키기 때문에, 점적의 모든 경로를 차광할 필요가 있다.

15 악성 림프종의 치료방침을 결정하는 2개의 인자는?

▶ 조직 진단과 병기

해설 1) 비호지킨 림프종이라면 ① 조직 진단: aggressive형(대표적인 것이 미만성 대세포형 B세포성 림프종)인가 indolent형(대표적인 것이 여포성 림프종)인가, ② 병기: 국한기인가 진행기인가의 조직 진단과 병기가 치료방침을 결정하는 중요한 2개의 인자다.

2) aggressive형 비호지킨 림프종. ① 국한 병기(I, non bulky II)라면, 〔CD20 양성이라면 리툭시맵(rituximab)〕과 CHOP 요법 3코스와 방사선 요법, ② 진행 병기(bulky II, III, IV)라면, 〔CD20 양성이라면 리툭시맵(rituximab)〕과 CHOP 요법 6~8코스.
3) indolent형 비호지킨 림프종. ① 국한 병기라면 방사선 요법 단독, ② 진행 병기라면 리툭시맵을 병용한 화학 요법.
4) 호지킨 림프종. ① 국한 병기(IA, IIA)라면 단기 ABVd 요법과 방사선 요법, ② 진행 병기(IB, IIB, III, IV)라면 ABVd 요법 6~8코스.
5) 특수한 타입의 림프종에서는 상기의 치료방침에 따르지 않는다. 예를 들면, 림프아구성 림프종에서는 급성 림프구성 백혈병에 준한 화학 요법, 위 MALT 림프종에서는 우선 *Helicobacter pylori*의 제균 요법, 중추신경 악성 림프종에서는 대량 메토트렉세이트(methotrexate) 요법+방사선 요법.

16 리툭시맵(rituxan®)에 특이한 부작용은?

▶ infusion reaction

해설

1) 리툭시맵에 특이한 부작용에는 ifusion reaction이 있다. 그 밖에 종양융해증후군.
2) infusion reaction이란 투여 개시 30분~2시간 후에 일어나는 아나필락시양 증상, 폐장애, 심장애 등의 부작용.
3) 첫회 투여 시에는 특히 주의가 필요하다. 급성 변화를 예측하여 증상과 활력 징후를 확인한다.
4) 종양세포가 많다(혈중에 25,000/mcL 이상), 고도의 비종이 있는 예에서는 infusion reaction이나 종양융해증후군의 위험이 높기 때문에 사용해서는 안 된다.

17 종양량이 많은 조혈기 종양에 대해 화학 요법 개시 시 예방적인 조치가 필요한 병태는?

▶ 종양융해증후군

해설
1) 종양융해증후군이란 화학 요법에 의한 종양세포의 급격한 융해 때문에 현저하게 고요산혈증(통상 20 mg/dL 이상), 급성 신부전, 고칼륨 혈증, 고인산 혈증, 저칼슘 혈증 등이 생기는 병태
2) 항종양제에 감수성이 높고 종양량이 많은 급성 림프구성 백혈병이나 악성 림프종에 호발한다.
3) 예방이 중요. 화학 요법 개시 전부터 충분한 양의 수액을 개시하고 100~150 mL/시(3~4 L/일)의 요량을 확보하며, 알로푸리놀(allopurinol)(zyloric®) 300~600 mg/일을 투여한다.

18 악성 림프종에서 조혈간세포 이식이 적응이 되는 병기는?

▶ 저악성도 림프종은 제2관해기 이후, 중악성도 림프종은 제2관해기, 고악성도 림프종은 관해 조기, 호지킨 림프종은 재발 후

해설
1) 저악성도 림프종이라면 제2관해기 이후가 이식의 적응
2) 중악성도 림프종이라면 제2관해기에 자가 이식, 재발 난치라면 동종 이식
3) 고악성도 림프종의 림프아구성 림프종이라면 ALL에 준해 관해 조기에 동종 이식
4) 호지킨 림프종이라면 재발 이후에 자가 이식, 재발 난치라면 동종 이식

19 중 · 고령자의 골통증, 고단백혈증, 빈혈에 대해서는?

▶ 다발성 골수종을 의심한다.

해설

1) 요통이나 배부통이 있고 골다공증으로 진단 받은 중 · 고령자가 실은 다발성 골수종이었다고 하는 예는 드물지 않다.
2) 중 · 고령자로 고도의 골통증과 빈혈, 고단백혈증이 나타난다면 다발성 골수종을 의심한다.
3) 확정 진단을 위해서는 혈청과 요의 면역전기영동, 전신 뼈의 X선 검사, 골수 검사가 필수적이다.
4) 전형적인 다발성 골수종(IgG 형, IgA 형)에서는 대량의 M 단백에 의한 고감마글로블린혈증에서 고단백혈증이 된다.
5) 한편, 비진헝직인 다발성 골수종(BJP 형, 비분비형)에서는 골통증이나 빈혈은 같으나 저감마글로블린혈증에 의해 저단백혈증이 된다. 이 때문에 쉽게 간과되고 만다.

증례

65세 남성.

3개월 정도 전부터 요배부통이 있고 타 병원에서 Th_{11}과 L_1의 고도의 압박골절을 지적받아 본 병원에서 진찰을 받았다.

WBC 5,300/mcL, Hb 9.8 g/dL, MCV 102.5 fl, PLT 20.6 만/mcL, TP 9.7 g/dL

진단은?

→ 고령자로 골통증, 고단백 혈증, 빈혈이 있는 전형적인 다발성 골수종

추가 검사인 면역전기영동에서는 혈청에 IgG, 감마 형의 M 단백, 요에 BJP(벤스존스 단백, Bence Jones protein)가 있다. 골수에서는 고도의 이형성이 있는 형질세포가 증가.

20 다발성 골수종의 병기 분류(ISS)를 결정하는 2개의 항목은?

▶ 알부민과 β_2 마이크로글로불린(microglobulin, MG)

해설 1) 골수종의 병기 분류는 오랜 세월 Durie & Salmon의 분류가 이용되어 왔으나 최근에는 ISS가 병용되고 있다.

2) 골수종의 가장 중요한 예후인자는 혈청 β_2 MG이다. ISS에서는 병기를 결정하는 항목으로서 혈청 β_2 MG와 혈청 알부민을 이용하고 있다.

Durie and Salmon의 병기 분류

	기준	골수종세포 수 ($\times 10^{12}/m^2$)
I 기	다음의 모든 기준을 만족시킨다 헤모글로빈>10 g/dL 혈청 칼슘 정상 뼈 X선상 정상 또는 독립성 형질세포종 M 단백량 IgG<5 g/dL IgA<3 g/dL 요 벤스존스 단백<4 g/일	<0.6(low)
II 기	I기도 III기도 아니다	0.6~1.20 (intermediate)
III 기	다음 중 1개 이상 기준을 만족시킨다 헤모글로빈>8.5 g/dL 혈청 칼슘>12 mg/dL 뼈 X선상 광범위한 골융해상 M 단백량 IgG>7 g/dL IgA>5 g/dL 요 벤스존스 단백>12 g/일	>1.20(high)

아분류 (A, B)	A: 신기능이 정상에 가깝다. (혈청 크레아티닌<2.0 mg/dL) B: 신기능 이상 (혈청 크레아티닌≥2.0 mg/dL)

ISS(International Staging System)의 병기 분류

	기준	생존 기간 중앙치
Stage I	β_2 MG<3.5 mg/L and albumin>3.5 g/dL	62개월
II	not I or II	45개월
III	β_2 MG>5.5 mg/L	29개월

21 다발성 골수종에서 요배부통에 지속적으로 일어나는 하지마비에 대해서는?

▶ 척수압박을 의심한다.

해설

1) 기초 질환으로 악성 종양이 있으며 요배부통에 지속적인 하지마비를 보인다면 우선 척수압박을 의심한다. 척수압박은 oncologic emergency이다.
2) 척수압박은 요배부통이나 경부통으로 발병해 운동성 하지마비(드물게 사지마비), 계속해서 지각성 하지마비, 마지막으로 방광직장장애의 순으로 진행한다. 하지마비의 단계에서는 아직 가역성이지만 방광직장장애로까지 진행되면 불가역성이 된다.
3) 다발성 골수종에서는 척추의 종양(형질세포종)이나 척추의 병적인 압박골절이 척수압박의 원인이 된다.
4) 척수압박에 대해서는 MRI가 가장 뛰어난 영상 진단이다.
5) 치료는 항부종 요법으로서 글리세올(glyceol)과 데카드론(decadron), 국소적인 방사선 요법, 골수종이나 림프종이면 화학 요법. 때때로 수술 요법도 고려한다.

22 4일 이상 계속되는 발열, 빈혈, 출혈 경향에 대해서는?

▶ 급성 백혈병을 의심한다.

해설

1) 급성 백혈병 증상은 정상 조혈 작용의 억제에 의한 호중구감소, 빈혈, 혈소판감소와 백혈병 세포의 수외 침윤 등에 의해 생긴다.
2) 발열의 원인은 백혈병에 의한 종양열이나 합병하는 호중구감소성 발열 등의 감염증에 있다.
3) 급성 백혈병의 초기에는 대부분의 경우 감기로 오진한다. 그러나 감기와 다르게 4~5일 지나도 해열되지 않고 빈혈 증상, 출혈 경향도 출현한다. 또한 혈액 검사를 실시한 뒤 얼마 지나지 않아 금방 피곤해지는 경우가 많다.
4) 4일 이상 계속되는 발열, 빈혈, 출혈 경향 3개 중 2개 이상의 증상을 보인다면 우선 급성 백혈병을 의심한다.

23 고도의 출혈 경향, 발열, 범혈구감소증에 대해서는?

▶ 급성 전골수구성 백혈병(APL)을 의심한다.

해설

1) APL은 통상 급성 백혈병과는 달리 백혈구감소를 나타내기 때문에 빈혈, 혈소판감소의 범혈구감소증으로 발생하는 경우가 많다. 골수부전에 의한 혈소판감소에 더해 파종성 혈관내응고증후군(DIC)을 합병해 고도의 출혈 경향을 나타낸다.
2) 따라서 고도의 출혈 경향, 발열이 있고 범혈구감소증을 보인다면 우선 APL을 의심한다.
3) APL은 치료가 늦어지면 치명적이 된다. 그러나 진단 · 치료가 순조롭게 진행되면 급성 백혈병 중에서는 가장 예후가 양호하며 70~90%의 무병생존율이 얻어질 수 있다.

증례 38세 남성.

10일 전부터 우견관절부에 자반을 수반하는 통증이 출현. 가까운 정형외과에서 진찰을 받았으나 원인 불명. 7일 전에는 좌상지나 혀에서도 출혈반이 생김. 전날부터는 38.5℃의 발열과 다른 부위의 관절통도 더해져 본 병원에서 진찰을 받았다.

의식은 청명, 혈압 133/71 mmHg, 빈맥 128/분 · 정, 호흡수 24/분, 체온 37.7℃, 사지에 다수의 자반을 보임, 구강을 진찰하자 피 냄새가 난다.

긴급 혈액 검사 WBC 800/mcL, Hb 9.0 g/dL, PLT 1.0 만/mcL, CRP 7.8 mg/dL

진단은?

→ DIC를 합병한 APL

말초혈에는 faggot cell이 나타나고 골수 검사에서 전형적인 APL로 진단.

곧 ATRA(레티노인산, retinoic acid) 요법, 이어서 화학 요법을 시행. 완전관해가 되어 관해 후 요법을 반복해 그 뒤는 치료없이 장기관해를 유지.

24 백혈병성 아구의 골수성을 나타내는 2개의 형태학적 표지는?

▶ 골수세포형과산화효소(myeloperoxidase)(MPO) 양성과 아우어소체(Auer' s body)

해설

1) 골수에서 아구가 20% 이상을 차지하고 있으면 급성 백혈병으로 진단한다. 다음에 문제가 되는 것은 골수성 백혈병인가 아닌가이다.
2) 아구의 3% 이상이 MPO 양성이거나 아우어소체(Auer' s body)가 있다면 세포표면 지표를 확인할 필요 없이 바로 급성 골수성 백혈병으로 진단 가능하다.

25 급성 골수성 백혈병(AML)의 염색체 이상에서 예후양호군과 예후불량군은?

▶ 예후양호군은 t(15 : 17), t(8 : 21), inv(16)/t(16 : 16)
예후불량군은 5번 · 7번 염색체 이상, 복잡성 염색체 이상, 3q26의 이상

해설

1) AML의 주요 예후인자는 연령, 염색체 이상, 유전자 이상, 골수세포형과산효소(MPO) 양성률, 초진 시 백혈구 수이다.
2) JALSG(japan adult leukemia study group)에 의해 예후인자 시스템이 작성되어 있다.
3) 염색체 이상에 의한 예후양호군과 불량군도 알려져 있어 양호군은 t(15 : 17), t(8 : 21), inv(16)/t(16 : 16), 불량군은 5번 · 7번 염색체 이상, 복잡성 염색체 이상, 3q26의 이상이다.

AML의 예후 예측을 위한 점수 시스템(JALSG)

아구의 MPO 양성률	50% 이상	2점
연령	50세 이하	2점
초진 시 백혈구 수	20,000/mcL 이하	2점
FAB 분류	M0, M6, M7 이외	1점
PS	0, 1, 2	1점
관해도입 요법 횟수	1회	1점
염색체 이상	t(15 : 17), t(8 : 21) 또는 inv(16)	1점

양호군	8~10점
중간군	5~7점
불량군	0~4점

26 급성 골수성 백혈병(AML)의 표준적 관해도입 요법은?

▶ IDA 또는 DNR+Ara C 요법

해설

1) AML의 표준적 관해도입 요법은 이다마이신(idamycin, IDA) 또

는 다우노루비신(daunorubicin, DNR)과 Ara C 시타라빈(cytarabine)이다. 관해도입률은 75~80%

2) 관해도입 후에는 뒷받침해주는 요법이 필요하다. t(8 : 21)이나 inv(16)/t(16 : 16) 음성의 AML에서는 대량 Ara C 요법에 의한 관해 후 요법이 유용하다.

3) 동종 조혈모세포 이식의 적응은 예후불량군이라면 제1관해기, 양호군이라면 재발 후의 제2관해기

27 급성 림프구성 백혈병(ALL)의 염색체 이상에서 예후 불량군은?

▶ Ph 염색체〔t(9 : 22)〕, t(4 : 11), −7, +8, hypodiploid

해설

1) ALL의 주요 예후인자는 연령, 초진 시 백혈구 수, 관해에 필요한 기간, 염색체 이상이다.

2) JALSG에 의해 예후인자에 의한 성인 ALL의 층별화가 보고되고 있다.

3) ALL에서도 염색체 이상의 예후인자군과 불량군이 알려져 있다. 양호군은 del(12p), t(10 : 14), hyperdiploid, 불량군은 Ph 염색체〔t(9 : 22)〕, t(4 : 11), −7, +8, hypodiploid이다. 다만 Ph 염색체례의 예후는 이마티니브(imatinib)의 등장에 의해 분명하게 개선되었다.

예후인자에 의한 성인 ALL의 층별화(JALSG)

저위험군	연령 30세 미만 및 백혈구 수 30,000/mcL 미만
중위험군	연령 30세 미만 또는 백혈구 수 30,000/mcL 미만
고위험군	Ph 염색체 양성
	연령 30세 이상 및 백혈구 수 30,000/mcL 이상

28 스테로이드의 5가지 중대한 부작용은?

▶ ① 이감염성, ② 당뇨병, ③ 소화성 궤양, ④ 정신 증상, ⑤ 골병변(골다공증, 대퇴골두 괴사)

해설 1) 프레드니솔론을 비롯한 스테로이드는 혈액질환뿐만 아니라 다양한 질환에 이용되는 유용한 약제이지만, 반면에 몇 가지 중대한 부작용도 있다.

2) 이감염성(세포성 면역부전에 의해), 각종 진균류 감염, 뉴모시스티스 폐렴(pneumocystis pneumonia, PCP), 결핵의 합병이 많다.

3) 당뇨병. 혈당의 모니터가 중요.

4) 소화성 궤양. 예방적인 위약을 사용.

5) 정신 증상. 불면증, 우울 증상 등에 주의.

6) 골병변. 장기 사용하는 경우에는 골다공증, 대퇴골두 괴사의 위험이 높다. 예방적인 약을 사용.

7) 치료를 위해 사용한 스테로이드가 부작용을 일으키는 바람에 결과적으로 죽음을 앞당기는 경우도 있다. 특히 대량 혹은 장기적으로 사용하는 경우에는 부작용에 대한 대책을 강구하도록 한다.

29 골수이형성증후군(MDS)에 가장 특이성이 높은 4가지의 혈구형태 이상은?

▶ ① 저분엽 성숙호중구, ② 탈과립 호중구, ③ 미소거핵구, ④ 환상철아구

해설 1) MDS는 중고령자에서 많고 수개월 이상 경과하면서 백혈구감소, 경도대구성(MCV 100대)의 빈혈, 혈소판감소를 초래하는데 무엇보다 혈구형태 이상(이형성)이 특징적이다.

2) MDS에 가장 특이성이 높은 혈구형태 이상은 ① 저분엽 성숙호중구(위 펠거핵형이상증, Pelger' s nuclear anomaly), ② 탈과립호중구 수(호중구의 과립이 소실), ③ 미소거핵구(전골수구

이하의 작은 거핵구), ④ 환상철아구(철과립이 핵 주위 1/3 이상이나 5개 이상 있는 철아구)의 4개이다.

30 골수이형성증후군의 예후 예측의 IPSS 분류. 3가지 예후인자는?

▶ ① 골수의 아구 %, ② 염색체 이상, ③ 혈구감소의 계통 수

해설 1) MDS는 골수부전에 의한 감염증이나 출혈, 백혈병 이행, 수혈에 의한 철과잉증 등이 치명상이 되는데, MDS의 예후 예측 분류로서 IPSS 분류가 사용된다.

2) IPSS 분류의 예후인자는 ① 골수의 아구 %, ② 염색체 이상, ③ 혈구감소의 계통 수의 3개가 있다. IPSS 분류는 MDS의 치료방침을 결정하는데 있어서 중요하다.

골수이형성증후군의 IPSS 분류

	점수값				
예후인자	0	0.5	1	1.5	2
골수에서의 아구비율 염색체 양식* 혈구감소(계통 수)**	<5% 양호 0/1	5~10% 중간 2/3	– 불량	11~20%	20~30%

*염색체 양식

예후양호핵형 정상, −Y, del(20q), del(5q)
예후중간핵형 양호핵형 · 불량핵형 이외
예후불량핵형 복잡(3개 이상에서의 염색체 이상, 7번 염색체 이상

**혈구감소(계통 수)

백혈구 수 1,800/mcL 미만
헤모글로빈 10 g/dL 미만
혈소판 수 10만/mcL 미만

위험 분류	Low	Int−1	Int−2	High
점수값	0	0.5~1.0	1.5~2.0	>2.5
평균 생존 기간(60세 미만)	11.8년	5.2년	1.8년	0.3년
평균 생존 기간(60세 이상)	4.8년	2.7년	1.1년	0.5년
평균 생존 기간(70세 미만)	9.0년	4.4년	1.3년	1.0년
평균 생존 기간(70세 이상)	3.9년	2.4년	1.2년	0.4년

31 조혈모세포 이식의 종류. 모세포 3종류의 채취부위와 3종류의 제공자는?

▶ 채취부위는 ① 골수, ② 말초혈, ③ 제대혈. 제공자는 ① 자기, ② 타인, ③ 일란성 쌍생아

해설

1) 조혈모세포 이식에서의 모세포 채취부위(공급원)에는 골수, 말초혈, 제대혈의 3종류가 있다.
2) 모세포의 제공자에는 자기(자가 이식), 타인(동종 이식), 일란성 쌍생아(동형 이식)의 3종류가 있다.
3) 자가 이식의 모세포 채취는 최근에는 골수가 아니고 말초혈에서 실시되게 되었다. 2000년 이후 급격하게 말초혈 모세포 이식이 증가해 비혈연의 동종 골수 이식, 제대혈 이식도 증가하고 있는 추세이다.

조혈세포 이식의 종류

자가 이식
- 자신의 조혈세포를 이용한 이식 — • 골수 • 말초혈

동형 이식
- 일란성 쌍생아간 이식 — • 골수 • 말초혈

동종 이식
- 타인으로부터의 이식
  - 혈연간 이식
  - 비혈연간 이식
  - — • 골수 • 말초혈 • 제대혈

32 건강 진단에서 무증상의 백혈구증가증을 보면?

▶ 흡연에 의한 반응성 증가와 만성 골수성 백혈병을 감별

해설
1) 건강 진단에서 이상이 없는 사람에게 경도의 백혈구증가가 발견되는 경우가 있다. 그 대부분은 흡연에 의한 반응성 백혈구증가로, 드물게 조기의 만성 골수성 백혈병(CML)이다.
2) 양자의 감별은 중요. CML이면 호염기구의 증가, 골수구나 후 골수구의 출현, 혈소판의 증가, 호중구 알칼리포스파타제(neutrophil alkaline phosphatase, NAP)의 감소, 비타민 B_{12}의 증가 등이 나타나는 경우가 많다. 이러한 소견이 없고 장기적인 흡연력이 있으면 흡연에 의한 반응성 백혈구증가일 가능성이 높다.

증례1 50세 남성.
건강 진단에서 수년 동안 WBC 12,000/mcL 전후의 증가가 있어 본 병원을 소개받고 진찰을 받았다. 백혈구 분류는 성숙호중구 우위에서 건강 진단의 다른 검사 소견에 이상은 없다. 추가 검사의 NAP, 비타민 B_{12}는 정상.
백혈구증가의 원인은?
→ 흡연에 의한 반응성 백혈구증가를 고려한다. 실제로 30년 동안 30개/일의 흡연력이 있었다.
치료는 금연밖에는 없다.

증례2 63세 여성.
건강 진단에서 올해 처음으로 WBC 12,800/mcL의 증가를 지적받아 본 병원에서 진찰을 받았다. 백혈구 분류는 호중구 67, 림프구 19, 단구 2, 호산구 6, 호염기구 6%
적혈구, 혈소판을 포함해 다른 검사 소견에서는 이상 없음.
백혈구증가의 원인은?
→ 조기의 CML을 의심한다.
CML를 의심하는 핵심은 호염기구 6%의 증가에 있다. 추가 검사에서는 NAP 저하, 비타민 B_{12} 증가를 보이며 CML은 보다 확정적이 되었다.

33 만성 골수성 백혈병(CML)과 다른 만성 골수증식성 질환과의 감별 포인트는?

▶ CML만이 Ph 염색체 · BCR/ABL 융합유전자 양성

해설

1) CML과 감별을 요하는 만성 골수증식성 질환에는 본태성 혈소판혈증, 진성 적혈구증가증, 만성 골수단구성 백혈병, 만성 호중구성 백혈병, 분류 불능 골수증식성 질환 등이 있다.
2) CML의 진단에서 가장 특이적인 소견은 Ph 염색체 · BCR/ABL 융합유전자 양성이다.
3) 따라서 상기 32의 증례 2도 CML의 확정 진단을 위해서는 Ph 염색체 양성, BCR/ABL 융합유전자 양성에 대한 확인이 필요하다.

34 CML의 제1선택의 치료는?

▶ 이마티니브(imatinib, gleevec®)

해설

1) CML에 획기적인 효과를 갖는 글리벡®(gleevec®)의 등장에 의해 CML의 치료방침은 일변했다. 제공자가 있어 이식을 고려하는 젊은 사람을 제외하고 CML의 제1선택의 치료는 글리벡®이다.
2) 글리벡®은 Ph 염색체 유래의 BCR/ABL 티로신 키나아제(tyrosine kinase)를 저해하는 분자 표적제이다.
3) 글리벡®은 CML 이외에도 Ph 양성 급성 림프성 백혈병, KIT 양성 GIST(소화관 간질종양), HES(호산구증다증후군), CEL(만성 호산구성 백혈병) 등에도 효과적이다.

35 DIC 진단의 3가지 포인트는?

▶ ① 원인 질환의 존재, ② 혈소판 10만/mcL 이하, ③ FDP(D-dimer) 10 mcg/mL 이상

해설 1) DIC의 원인 질환은 급성 백혈병, 악성 종양, 중증 감염 등 심각한 질환이 대부분이다. 절대적으로 많은 질환은 패혈증, 쇼크, 악성 림프종. 합병율이 높은 질환은 APL, 극증 간염, 전치태반.

2) 후생성의 진단 기준이 자주 사용되지만, 마츠다(松田)의 진단 기준이 더욱 간편하다. 검사 소견에서는 응고의 활성화, 2차 선용의 항진, 혈소판 · 응고인자 소비의 3가지가 포인트가 된다.

3) DIC에는 응고 우위형과 선용 우위형이 있다. 응고 우위형 DIC는 패혈증에 많고 혈소판의 현저한 감소, FDP의 약간의 증가, 장기장애 등의 특징이 있다. 선용 우위형 DIC는 APL이 대표적 질환으로 FDP의 현저한 증가, 피브리노겐(fibrinogen)의 현저한 감소, 고도의 출혈 경향 등의 특징이 있다.

후생성의 DIC 진단 기준 요약(1988)

득점	0	1	2	3
기초 질환	무	유		
출혈 증상	무	유		
장기 증상	무	유		
FDP(mcg/mL)	<10	10≤ <20	20≤ <40	40≤
혈소판(만/mcL)	>12	12≥ >8	8≥ >5	5≥
Fbg(mg/dL)	150>	150≥ >100	100≥	
PT 시간비	<1.25	1.25≤ <1.67	1.67≤	

판정: 7점 이상 DIC, 6점 DIC 의심, 5점 이하 DIC일 가능성 적다.

- 백혈병 외에 골수의 거핵구감소가 현저하고 고도의 혈소판감소를 보이는 경우는 혈소판 수 및 출혈 증상의 항은 0점으로 해 판정의 총점은 3점씩 낮게 설정한다(4 점 이상 DIC 등).
- 본 진단 기준은 신생아, 산부인과 영역, 극증 간염의 DIC 진단에는 적용되지 않는다.

MATSUDA의 DIC 진단 기준

<table>
<tr><th colspan="5">DIC의 원인이 되는 질환이 존재하는 것</th></tr>
<tr><th colspan="2" rowspan="2"></th><th colspan="3">혈소판 수</th></tr>
<tr><th>10만 미만</th><th>10~15만</th><th>15만 이상</th></tr>
<tr><td rowspan="3">FDP</td><td>10 mcg/mL 이상
20 mcg/mL 미만</td><td>DIC가 매우 의심된다</td><td>DIC일지도 모른다</td><td></td></tr>
<tr><td>20 mcg/mL 이상
30 mcg/mL 미만</td><td>DIC</td><td>DIC가 매우 의심된다</td><td>DIC일지도 모른다</td></tr>
<tr><td>30 mcg/mL 이상</td><td>DIC</td><td>DIC</td><td>DIC가 매우 의심된다</td></tr>
</table>

- 3~5일 이내의 FDP의 현저한 증가, 혈소판 수의 현저한 감소는 DIC일 가능성이 몹시 크다.
- D-dimer는 FDP와 동일.
- 혈소판 생산 저하가 보이는 예에서는 FDP만이 참고가 된다.
- 중증 감염증에서 간기능장애가 없고, 혈청단백이 저하하지 않았는데도 피브리노겐이 정상이라면 DIC가 의심된다.

36 DIC 치료의 3가지 포인트는?

▶ ① 원인 질환의 치료, ② 항응고 요법, ③ 보충 요법

해설

1) DIC 치료의 성공 여부를 결정하는 것은 항응고 요법이나 보충 요법이 아니라 원인 질환에 대한 치료에 있다.

2) 원인 질환이 감염증이라면 적절한 항생제를 사용. 백혈병이라면 화학 요법이지만, 화학 요법 개시 직후에 DIC는 일시적으로 악화된다. APL이라면 ATRA(레티노인산)에 의해 극적으로 개선된다. 다발성 전이를 수반하는 악성 종양이라면 일반적으로는 치료가 곤란하지만, 소세포폐암이나 악성 림프종이라면 항종양제, 유방암이나 전립선암이라면 호르몬 요법이 효과적이다.

3) 항응고 요법에는 헤파린, 저분자 헤파린(fragmin®), 헤파리노이드(heparinoid)의 다나파로이드(danaparoid)(orgara®), 합성 프로테아제 저해제의 메틸산 가벡세이트(gabexate)(FOY®)나 후탄®(futhan®), AT III 제제 등이 있다.

4)헤파린 제제 사용 시에는 안티트롬빈(antithrombin, AT) 농도를 70% 이상으로 유지할 필요가 있다. 합성 프로테아제 저해제는 AT 비의존성으로 출혈 경향이 적지만, FOY®에는 정맥염, 후탄®에는 고칼륨 혈증의 부작용이 있다.

5) 보충 요법으로는 농후혈소판의 수혈, 신선동결혈장에 의한 응고인자의 보충이 있다. 보충 요법 단독으로는 DIC를 역으로 악화시키는 경우가 있으므로 원칙적으로 항응고 요법과 병용한다.

37 헤파린을 사용하여 1주일 후 혈소판감소, 혈전색전증이 나타난다면?

▶ 헤파린 기인성 혈소판감소증(HIT)을 의심한다.

해설 1) HIT는 헤파린 사용 개시 5일~2주일 후에 3~5%의 확률로 혈소판감소로서 발병해, 30~50%에서 혈전색전증을 수반하는 병태이다.

2) 사망률은 10~20%로 보고되고 있으나, 간과되는 경우가 많은 의원성 질환이다.

3) 항헤파린혈소판 제4인자 복합체 항체(HIT 항체) 생산이 원인이다.

4) 진단은 헤파린 사용 후에 혈소판 수가 투여 전의 50% 또는 10만/mcL 이하로 저하하는 것과 HIT 항체의 검출에 의한다.

5) 치료는 HIT를 매우 의심한다면 헤파린을 중지하고 항트롬빈제이 알가트롬반(argatroban)(novastan®)이나 다나파로이드나트륨(danaparoid sodium)(orgaran®)을 사용한다.

38 백혈구 · 적혈구 정상, 혈소판의 현저한 감소에 대해서는?

▶ 특발성 혈소판감소성 자반병(ITP)을 의심한다.

해설

1) 백혈구와 적혈구는 거의 정상으로 혈소판의 현저한 감소가 보인다면 우선 ITP를 의심한다.
2) 혈소판 수의 감소가 때때로 EDTA 의존성 위성 혈소판감소증인 경우가 있어 주의를 요한다.
3) PAIgG 상승은 ITP의 진단에 있어서 참고는 되지만 특이적인 소견은 아니다. 진단에는 골수 검사(거핵구는 정상이거나 증가, 적아구나 과립구계에 이상 없음)가 필수 항목으로, 혈소판 감소를 초래하는 다른 질환들을 제외시켜야 한다.
4) ITP는 의심하는 것은 쉬워도 정확한 진단은 의외로 어렵다.

39 특발성 혈소판감소성 자반병의 3가지 치료법은?

▶ 헬리코박터 파일로리(helicobactor pylori, HP) 제균 요법, 스테로이드, 비장적출

해설

1) ITP의 표준적 치료법은 우선 스테로이드, 효과가 없다면 비장적출이었으나, HP 양성례의 제1 선택의 치료법으로서 제균 요법이 제안되고 있다.
2) HP 양성례에 제균 요법을 실시하면 60~70%의 비율로 혈소판 증가를 얻을 수 있다. 스테로이드, 비장적출이 효과가 없는 예에서도 극적으로 효과를 얻는 경우가 있다.

40 젊은 사람에서의 폐색전이나 심부정맥혈전증에 대해서는?

▶ AT III 결핍증, Protein C 결핍증, Protein S 결핍증, 항인지질 항체 증후군 등을 의심한다.

해설

1) 젊은 사람에서 폐색전이나 심부정맥혈전증 등의 혈전 경향을 보았을 때는 우선 선천성 질환을 의심한다.
2) 선천성으로 정맥혈전증을 일으키기 쉬운 대표적인 질환은 AT III 결핍증, Protein C 결핍증, Protein S 결핍증이다. 선별검사로서 PT, APTT, AT III, Protein C와 Protein S의 항원량과 활성치를 조사한다.
3) 후천성 질환에서는 항인지질 항체 증후군을 의심한다. 본 증후군은 ① 정맥혈전증뿐만 아니라 뇌경색 등의 동맥혈전증, ② 각종 임신 합병증 등을 나타내며 ③ 루프스 항응고제(lupus anticoagulant, LA), IgG형 또는 IgM형의 항카르디오리핀 항체(anticardiolipin antibody, aCL), IgG형 또는 IgM형의 항β_2-glycoprotein I 항체 등이 12주 이상의 간격을 두고 2회 이상 검출된다.

신장편

1 신기능을 평가하는데 크레아티닌(Cr) 값보다 적절한 것은?

▶ GFR 추정식

해설 1) 혈청 Cr 값의 기준치는 연령, 성별, 체격에 따라 다르다. 근육량에 의해 Cr의 생산량이 다르기 때문이다.

2) 예를 들어 혈청 Cr 1.0 mg/dL은 30세 남성에서는 GFR≥60 mL/분/1.73 m^2의 정상 신기능을 나타내는 반면에, 50세 여성에서는 GFR 46.6 mL/분/1.73 m^2가 되어 중등도로 진행한 만성 신장병을 의미하게 된다.

3) 외래, 특히 초진 시에 대체적인 신기능을 추정하려면, 혈청 Cr 농도로부터 추정식을 이용해 GFR를 구한다.

4) 미국의 MDRD 연구에 기초하여 작성된 GFR 추정식을 국내 사정에 맞춰 수정한 식(MDRD II 공식)은

$$\text{eGFR}(\text{mL/min/1.73m}^2) = 186 \times \text{Cr}^{-1.154} \times \text{연령}^{-0.203}$$

여성의 경우×0.742

2 크레아티닌 제거율(creatinine clearance, Ccr)은 GFR을 과잉 평가? 과소 평가?

▶ 과잉 평가

해설 1) 단위 시간당 사구체 모세혈관에서 여과된 혈장의 양, 즉, 단위 시간당 정화되는 혈장의 양을 사구체 여과율(GFR)이라고 한다.

2) 사구체로 여과되지만 요세관에서 재흡수도, 분비도 되지 않는 물질의 제거율 측정에 의해, GFR을 계산할 수 있다. 그 대표적 물질은 이눌린(inulin)이나 그 측정은 일반적이지 않다.
3) 이 때문에 GFR은 Ccr로 대용되는 경우가 많았다. 그러나 Cr은 요세관에서 분비되기 때문에 Ccr=GFR+요세관으로부터의 Cr 분비량이며, Ccr은 GFR을 과잉 평가해 버린다. 예를 들어 GFR이 20 mL/분에서는 Ccr은 2배인 40 mL/분 전후가 되어 버린다.
4) 축뇨에 의해 GFR를 추정하려면 요소 제거율과 Ccr의 평균을 이용하면 좋다. 요세관에서 분비되는 Cr과 요세관에서 흡수되는 요소와의 값이 서로 상쇄되기 때문이다.

3 만성 신장병의 병기는 무엇에 의해 분류한다?

▶ GFR

해설

1) 만성 신부전(chronic renal failure)이라고 하는 용어는 일반인에게는 이해하기 어렵고, 또 전문가들 사이에서도 정확하게 정의가 내려지지 않은 상태였다.
2) 미국신장재단(NKF)이 2002년에 제창한 만성 신장병(chronic kidney disease, CKD) 분류가 국제적으로 널리 사용되고 있다.
3) CKD의 정의는 ① 요이상, 영상학적 진단, 혈액, 병리에서 신장애의 존재가 명확하게 나타나거나, ② GFR<60 mL/분/1.73 m^2, 중 어느 한 쪽이 3개월 이상 지속되고 있는 것.
4) CKD의 병기 분류를 표에 나타내었다.

표 만성 신장병 병기 분류

병기 단계	중증도의 설명	추산 GFR 값 mL/분/1.73m^2	진료 계획
	고위험군	≤90(CKD의 위험인 자를 갖는 상태에서)	-CKD 선별검사 -CKD 위험을 경감시키는 치료
1	신장애(+) GFR은 정상 또는 항진	≥90	상기에 더해 -CKD의 진단과 치료의 개시 -합병증 comorbi의 치료 -CKD 진전을 지연시키는 치료 -CVD 위험을 경감시키는 치료

병기 단계	중증도의 설명	추산 GFR 값 mL/분/1.73m^2	진료 계획
2	신장애(+) GFR 경도 저하	60~89	상기에 더해 신장애 진행도의 평가
3	GFR 중등도 저하	30~59	상기에 더해 신부전합병증을 파악해 치료 (빈혈, 혈압 상승, 2차성 부갑상선기능항진증 등)
4	GFR 고도 저하	15~29	상기에 더해 투석 · 이식을 준비
5	신부전	<15	투석 또는 이식의 도입(혹 요독증의 증상이 있다면)

4 신장 전문의에게 소개해야 할 만성 신장병 환자의 3가지 검사 소견은?

▶ ① 일정 이상의 단백뇨, ② GFR의 저하, ③ 단백뇨+혈뇨

해설 1) 만성 신장병 환자에서 아래와 같은 경우에는 확정 진단과 장기적 치료방침을 확정하기 위해 신장 전문의에게 소개하는 것이 바람직하다.

① 0.5 g/gCr 이상 또는 2+ 이상의 단백뇨

② 추정 GFR<50 mL/분/1.73 m^2

③ 단백뇨와 혈뇨가 모두 양성

5 만성 신장병 환자의 투석 전 사망 원인이 되기 쉬운 질환은?

▶ 심혈관병

해설 1) 미국, 유럽, 일본의 역학연구로부터 만성 신장병 환자는 투석이

필요한 말기 신부전에 달하기 전에 심혈관병 때문에 사망할 위험이 높은 것이 밝혀졌다.

2) 심혈관 사고 발생 위험이나 사망 위험은 GFR이 저하하는 것에 따라 높아지며, 혈청 Cr이 1 mg/dL 대에 있어도 신기능 정상자에 비해 위험이 높은 편이다.

3) 만성 신장병 환자의 진료에서는 신보호 요법이나 만성 신장병의 합병증(빈혈이나 전해질 이상 등)의 치료만이 아니라 심혈관 사고의 위험 평가와 예방, 치료에도 관심을 가져야 한다.

6 모든 만성 신장병 환자에서 치료는 필요?

▶ 그렇지만은 않다.

해설 1) 만성 신장병은 눈에 띄는 증상이 별로 없기 때문에 혈청 Cr 값 등으로부터의 조기 진단이 중요하다. 한편 GFR < 60 mL/분/1.73 m^2의 모든 만성 신장병 환자에서 특별한 치료가 필요하다고는 할 수 없다.

증례 80세 남성.

혈청 Cr 1.3 mg/dL. 추정 GFR은 41.4 mL/분/1.73 m^2이며, 3기의 만성 신장병에 해당한다.

혈압 정상, 단백뇨 음성, 심혈관 병변과 당뇨병도 없고, 10년 전 Cr 값이 1.2(추정 GFR 47)이며, GFR 저하 속도는 매해 0.5로 계산된다. 따라서, GFR 5~10 mL/분/1.73 m^2의 투석이 필요한 말기 신부전이 되는 것은 약 60년 후인 140세 경으로 추정된다.

80세 남성의 평균 남아있는 수명은 약 8년이며, 이러한 만성 신장병의 환자에게는 정기적인 신기능의 평가만으로도 충분하다.

이러한 사람에게 '당신은 만성 신장병입니다' 라고 말하는 것만으로는 쓸데없는 불안을 안겨 주게 된다. 개개의 환자에 대한 위험도 평가, 치료 적응을 판단한 후의 설명이 필요하다.

7 급성 신부전(ARF)을 의심할 때, 우선 판단해야 하는 것은?

▶ 긴급 투석의 필요성, 다음으로 원인 검색

해설 1) 빈뇨, 고질소혈증, Cr 상승, 전해질 이상 등으로 ARF가 의심된다면 긴급하게 투석이 필요한지, 대증 요법으로 대처할 수 있는지를 우선 판단한다.

2) 긴급 투석의 적응은 Acidosis, Intoxication, Uremia, Electrolyte disorder, (fluid) Overload이다.

3) 다음으로 원인 검색을 한다. 신전성, 신후성 신부전은 원인의 교정에 의해 가역성이지만, 치료의 시기를 놓치면 신성 신부전으로 이행한다.

4) 만성 신부전(CRF)의 급성 악화와의 감별도 중요하다. ARF의 임상 증상은 CRF보다 심각하다. CRF에서는 단백뇨, 혈뇨, 부종, 고혈압 등의 기왕이 있는 경우가 많고 초음파검사에서 신위축이나 신초음파 에코의 상승을 보이는 경우가 많다.

8 급성 신부전의 분류는?

▶ AKIN 분류가 유용

해설 1) 급성 신부전(acute renal failure)에 관한 정의는 일정하지 않고, 치료효과의 판정이나 공동 연구를 위해서 통일된 정의가 요구되고 있다.

2) 국제적인 연구 단체인 Acute Kidney Injury Network(AKIN)는 급성 신부전을 급성 신장애(acute kidney injury, AKI)라고 통일된 정의를 작성, 현재 국제적으로 사용되고 있다.

3) AKI의 정의는 급격(48시간 이내)한 신기능의 저하: 혈중 Cr 0.3 mg/dL 이상의 절대적 증가 내지 Cr 값의 50% 이상의 증가(기초값으로부터 1.5배) 내지 요량 감소(6시간 이상의 핍뇨<0.5

mL/kg/시간)이다. 다만 이 기준은 임상 상태와 적절한 수액 요법을 전제로 해 적용된다.

AKIN 분류에 의한 급성 신장애(AKI)의 정의를 표에 나타낸다.

AKI의 분류와 병기

혈청 Cr 증가	요량
1. Cr>0.3 mg/dL 기초값의 1.5~2.0배	<0.5 mL/kg/시간 for>6시간
2. 기초값의 2~3배	<0.5 mL/kg/시간 for>12시간
3. 기초값의 3배 이상 Cr>4 mg/dL에서는 0.5 이상의 급성 증가	<0.3 mL/kg/시간 for 24시간 Anuria for 12시간

(Mehta RL, et al: Crit Care 11 : R31, 2007)

9 요검사, 요침사의 정보량은 적은가?

▶ 그렇지 않다. 아래와 같이 많은 정보를 얻을 수 있다.

해설

1) 요침사는 요 10 mL를 1,500 rpm, 5분간 원심 후에 상청을 버리고 100배와 400배로 검경한다.
2) 조기 요나 산증 하의 요 pH가 5.5 이상이라면, 요산성화능장애를 의심한다.
3) 요비중으로 요농축능을 예측할 수 있지만 단백뇨, 당뇨는 요비중에 영향을 미친다.
4) 변형 적혈구는 사구체성 혈뇨를 시사한다.
5) 백혈구뇨(농뇨)는 요로감염증 이외에 요세관간질성 신장염, 사구체 신염의 활동기에 나타난다.
6) 호산구뇨는 알레르기성 간질성 신염으로 나타나지만 비특이적이고 콜레스테롤 색전, 요로감염증, 전립선염에서도 출현한다.
7) 적혈구 원주, 백혈구 원주, 과립 원주, 납 모양 원주, 요중 지방체의 출현은 신실질장애를 반영한다.
8) 요단백(mg/dL)/요 Cr(mg/dL) 비는 일일 단백량을 예측하는 데에 유용하다.

10 일일 요단백량을 추정하는 데 24시간 축뇨는 필요?

▶ 수시 요단백 농도/수시 요 Cr으로 추정 가능

해설 1) 요단백량의 정도는 만성 신장병의 진행 속도를 반영하므로 일일 단백뇨량을 추정하는 것은 중증도 및 예후 판정에 유용하다.
2) 치료효과를 판정하려면 정기적인 요단백량의 평가는 빠뜨릴 수 없다.
3) 일일 단백뇨량을 평가하는데에 24시간 축뇨를 실시하는 것은 번잡스러운 일인데, 외래에서의 수시뇨에 의한 요단백 농도와 요 Cr 농도의 비로부터 추측하는 것이 가능하다.
일일 요단백량(g/일)≒수시 요단백 농도(mg/dL)÷수시 요 Cr 농도(mg/dL)

이유는
일일 요단백량(mg/일)=요단백 농도(mg/dL)×요량(dL/일)
요 Cr 배설량=요 Cr 농도(mg/dL)×요량(dL/일)
일일 요단백량/요 Cr 배설량=요단백 농도/요 Cr 농도
일일 요단백량(mg/일)=요단백/Cr×요 Cr 배설량

여기서 요 Cr 배설량≒1,000 mg/일=1 g/일이므로
일일 요단백량(g/일)≒요단백 농도/요 Cr이 된다.

11 조영제에 의한 급성 신부전이 많이 발생하는 병태는?

▶ 신기능 저하(Cr>1.5 mg/dL), 고령, 탈수, 당뇨병, 동맥 경화, 다발성 골수종

해설 1) 조영제에 의한 급성 신부전 발생 원인으로 신동맥 수축에 의한 신혈류량 저하, 요세관장애, 요세관공의 폐색, 활성 산소 등이 상정되고 있다.
2) 조영제에 의한 급성 신부전이 발생하기 쉬운 병태로서 신기능 저하(Cr>1.5 mg/dL), 고령, 탈수, 당뇨병, 동맥경화, 다발성 골수종 등이 있다.

3) 경혈관적 투여에서는 비이온성 저삼투압성 조영제 쪽이 이온성 고삼투압성 조영제보다 신장애나 일반적 부작용(혈압 저하, 오심 · 구토, 아나필락시 등)은 적다.
4) 조영제 투여 24~72시간 후에 조영제 신부전 발생률이 가장 높다.
5) 카테터 조작을 수반한 조영제 투여 1주일 이후에 신기능의 악화가 나타나면 콜레스테롤 색전을 의심한다.

12 조영제 신증의 예방법은?

▶ **검사 전후에 생리식염수로 충분한 수액보충을 실시한다.**

해설 1) 조영제 신독성의 예방법으로 생리식염수(나트륨 농도 154 mEq/L)를 투여 전후 12시간, 1 mL/kg/시간의 속도로 투여한다. 이 때 프로세미드(furosemide), 마니톨(mannitol)은 병용하지 않는 편이 좋다.
2) 긴급히 조영제를 사용하는 경우에는 등장성 중탄산나트륨(쥬타민®)을 조영제 투여 전 1시간에 3 mL/kg/시간, 조영제 투여 후 6시간에 1 mL/kg/시간으로 투여하는 것으로써 예방할 수 있다.
3) 약물에 의한 예방법으로서 NAC(N acetylcystein)의 유효성이 시사되고 있지만, 현시점에서는 그 효과는 아직 증명되지 않고 있다.

13 조영제 투여 후에 조영제 제거 목적으로 투석이 필요?

▶ **원칙적으로 불필요**

해설 1) 조영제 투여(관상동맥조영으로 조영제 250 mL 사용) 후에 일시적인 투석을 필요로 하는 빈도는 비당뇨병 환자에서는 Ccr 50mL/분에 0.04%, Ccr 30에 2%, Ccr 20에 12%, Ccr 10에 48%, 당뇨병 환자에서는 Ccr 50에서 0.2%, Ccr 30에서 10%,

Ccr 20에서 43%, Ccr 10에서 84%라고 보고되고 있다(McCullough PA:Am J Med 103 : 368, 1997). 이러한 환자의 대부분은 이후의 투석은 필요없다.

2) 조영제 투여 후에 조영제 제거 목적으로 투석을 하거나 하지 않아도, 조영제 신증 발생률은 동일한 정도이며 오히려 투석 시행 예에서 신기능의 회복은 지연된다.

3) 따라서 울혈성 심부전, 고칼륨 혈증 등에서 투석의 적응이 있는 예 이외에는 조영제 투여 직후에 긴급 투석을 실시할 의학적 이유는 없다.

14 신기능 저하의 환자에게 MRI의 조영제 사용은?

▶ 금기

해설

1) 신기능 저하 증례에 MRI 조영제를 투여하면 신성 전신성 섬유증(nephrogenic systemic fibrosis, NSF)을 발생할 가능성이 있다.

2) NSF는 피부에 있어서 결합직의 과형성을 특징으로 하며 피부의 비후, 경직 외에 골격근, 폐, 심장 등의 장기나 조직의 섬유화도 일으키고, 5%의 예에서는 증상이 악화해 죽음에 이르기도 한다.

3) NSF의 원인은 아직 밝혀지지 않고 있으나 가도리니움(gadolinium) 함유 MRI 조영제와의 관련이 지적받고 있다.

4) GFR $<$ 30 mL/분/1.73 m^2의 예에서는 원칙적으로 MRI 조영제의 사용은 피하는 것이 좋다. 어쩔 수 없이 사용할 때는 위험과 이익을 꼼꼼히 검토해 환자에게 충분히 설명한 뒤 동의를 구하는 것이 필요하다.

15 급성 신부전(ARF)에 대해 도파민, hANP는 일상적으로 사용하는가?

▶ 일상적인 사용은 권장되지 않는다.

해설 1) 도파민의 소량투여(renal dose dopamine)는 신혈류량을 증가시킨다. 또 근위세뇨관의 도파민 수용체에는 Na, K-ATPase를 억제하는 것으로 나트륨 재흡수를 저하시키는 작용이 있다. 이 때문에 이전에는 ARF에 대해 소량 도파민 투여가 자주 실시되고 있었다.

2) 그러나 그 후의 임상 연구에 의해서 ARF에 대한 도파민 투여는 ARF의 회복이나 생명 예후에 어떤 영향도 주지 않는 것이 밝혀졌다. 따라서 현재는 ARF에 대한 도파민의 일상적인 사용은 권장되지 않는다.

3) 심장외과수술 후의 ARF에 대한 hANP의 유효성은 보고되었으나 그 외의 ARF에서의 hANP 유효성은 나타나지 않았다.

16 완전 정맥 영양(total parenterel nutrition, TPN) 중 자주 간과되는 전해질 이상은?

▶ 칼슘, 인, 마그네슘의 이상

해설 1) 나트륨, 칼륨, 염소는 정기적으로 검사되지만 반면에 칼슘, 인, 마그네슘은 간과되기 쉽다. 주 1회 이상은 확인이 필요.

2) 난치성 저칼륨 혈증의 약 30%에서 저마그네슘 혈증도 나타난다.

3) 신부전 환자에서는 TPN 개시 시에는 고칼륨, 고인산 혈증이 나타나도 칼륨, 인을 포함하지 않는 수액을 계속 투여하면 저칼륨 혈증, 저인산 혈증이 되는 경우가 자주 있다.

4) 비타민 B_1결핍에 의한 유산 산증에도 주의가 필요.

17 신장애를 수반하는 고혈압, 당뇨병 또는 단백뇨를 수반하는 신장애, 강압 목표치는?

▶ 130/80 mmHg 이하

해설
1) 사구체 고혈압은 신장애 악화인자이다.
2) 미국합동위원회의 고혈압 진료지침에 관한 제7차 보고(JNCVI)에서는 강압 목표치는 일반적으로 140/90 mmHg이지만 신장애를 수반하는 고혈압 증례, 당뇨병 또는 단백뇨(0.2 g/gCr 이상)를 수반하는 신장애 증례에서는 130/80 mmHg 이하이다.

18 ACEI(ACE 저해제), ARB(안지오텐신 II 수용체 길항제)는 신부전을 촉진한다? 억제한다?

▶ 억제한다.

해설
1) 안지오텐신 II는 사구체 수입세동맥과 비교해 수출세동맥을 수축시키고 사구체 내압을 상승시킨다.
2) ACEI는 수출세동맥을 보다 확장시키기 때문에 사구체 내압을 저하시키는 것에 의해 신보호 작용을 갖는다.
3) ACEI는 안지오텐신 II의 세포외기질의 생산 증가를 억제하는 것에 의해서도 신부전의 진행이 억제하는 것으로 생각된다.
4) 나트륨 제한이나 이뇨제 병용은 ACEI, ARB의 신보호 효과를 높인다.
5) 신기능 저하 예에서는 ACEI 투여 후에 GFR 저하, 고칼륨 혈증이 출현하기 쉬우므로 이 점에 주의가 필요하다.
6) 혈청 Cr 2~3 mg/dL 이상에서는 투여량을 조정한 뒤에 신중하게 투여한다. 신기능 저하 예에서 이용하는 경우에는 신장 전문의에 상담한 뒤, 투여 개시 후 1주일 이내에 혈청 칼륨 값, Cr 값을 확인할 필요가 있다.
7) 양측신장동맥협착, 단신(이식 신장 등)에서 신동맥협착, 임산부에 대해서는 ACEI를 투여해서는 안 된다.

19 만성 신부전에 대한 투석 도입의 적응은?

▶ 보존적 치료로는 개선되지 않는 만성 신기능장애 · 임상 증상 · 일상생활능의 장애

해설 1) 만성 신부전의 투석 도입 적응은 보존적 치료로는 개선될 수 없는 만성 신기능장애 · 임상 증상 · 일상생활능의 장애를 나타냈을 경우이다. 다만 BUN이나 Cr 등의 수치를 기준으로 투석 도입의 가불가를 결정해서는 안 된다.

2) 당뇨병 환자에서는 근위축에 의한 Cr 생산량의 저하로부터 요소질소에 비해 Cr은 저하된다. 또 체수분 관리가 곤란해 심부전 경향을 나타내기 쉽고 타 질환에 의한 만성 신부전에 비해 조기 도입이 필요하게 되는 예가 많다.

3) 일본 후생성신부전의료연구반의 기준을 나타낸다.

만성 신부전 투석 도입 기준

I. 임상 증상
1. 체액 저류(전신성 부종, 고도의 저단백혈증, 폐부종)
2. 체액 이상(관리 불능의 전해질, 산 · 염기 평형 이상)
3. 소화기 증상(오심, 구토, 식욕 부진, 설사 등)
4. 순환기 증상(심각한 고혈압, 심부전, 심낭염)
5. 신경 증상(중추 · 말초신경장애, 정신장애)
6. 혈액 이상(고도의 빈혈 증상, 출혈 경향)
7. 시력 장애(요독증성 망막증, 당뇨병성 망막증)

이 1~7개의 소항목 중 3개 이상인 것을 고도(30점), 2개를 중등도(20점), 1개를 경도(10점)로 한다.

II. 신기능

지속적으로 혈청 Cr 8.0 mg/dL 이상(혹은 Ccr 10 mL/분 이하)의 경우를 30점, 5~8 mg/dL 미만(또는 10~20 mL/분 미만)을 20점, 3~5 mg/dL(또는 20~ 30 mL/분 미만)를 10점으로 한다.

III. 일상생활 장애도

요독 증상 때문에 기상할 수 없는 것을 고도(30점), 일상생활이 현저하게 제한되는 것을 중등도(20점), 통근, 통학 혹은 가정내 노동이 곤란한 경우를 경도(10점)로 한다.

이상 I~III 항목의 합계 점수가 60점 이상이면 투석 도입으로 한다.
다만 연소자(10세 미만), 고령자(65세 이상), 전신성 혈관합병증이 있는 경우에 대해서는 10점을 가산한다.
(1991년도 일본 후생성과학연구반: 신부전 의료연구사업 보고, 1992)

20 만성 신부전 환자의 빈혈에서 주된 원인은?

▶ 에리스로포에틴(erythropoietin)의 상대적 저하

해설 1) 신성 빈혈에서는 혈중 에리스로포에틴 농도는 정상치를 나타내는 경우가 많지만, 빈혈에 대한 에리스로포에틴의 생산량의 반응성 증가가 없고, 에리스로포에틴의 상대적 저하 상태로 간주된다.

2) 에리스로포에틴의 투여 후에도 빈혈이 지속하는 경우는 출혈, 감염, 철결핍, 부갑상선기능항진증에 의한 2차성 골수 섬유증, 악성 종양의 합병 등을 고려한다.

3) 에리스로포에틴의 투여에 의해 철결핍이 증강하는 경우가 있으므로 정기적으로 Fe, TIBC, 페리틴을 측정할 필요가 있다.

21 단백뇨 + 혈뇨에 대해서는?

▶ 급성 사구체 신염, 급속 진행성 사구체 신염, 만성 사구체 신염을 감별.

해설 1) 요 소견, 신기능 모두 정상적이었던 증례가 급속히 신기능 저하를 나타냈을 경우에는 임상적으로는 급속 진행성 사구체 신염으로 진단한다.

2) 혈뇨, 단백뇨가 계속되어 서서히 신기능 장애가 진행하면 만성 사구체 신염으로 진단한다.

3) 저보체혈증을 나타내는 신질환에서는 용연균 감염 후 급성 사구체 신염, 루프스 신염, 막성 증식성 사구체 신염(MPGN), 크리오글로불린 신증이 있다.

3) 사구체 신염의 확정 진단은 신생검을 필요로 하지만 각각 특징적인 임상상, 검사 소견을 알아두도록 한다.

만성 사구체 신염을 나타내는 질환의 임상, 병리상

	IgA 신증	막성 신증	막성 증식성 사구체 신염	국소 분절상 사구체 경화증
호발 연령	10~30세대	30~50세대	10~30세대	10~30세대
요 소견	80% 이상에서 혈뇨 상기도염 이환 후에 육안적 혈뇨, 단백뇨	주로 단백뇨	혈뇨, 단백뇨	주로 단백뇨 혈뇨는 경도
혈액 검사	50% 이상에서 혈청 IgA 상승		저보체혈증 C3 nephritic factor	
광학 현미경	메산기움 세포(mesangial cell), 기질의 증가 방 메산기움 영역의 침착물	사구체벽의 미만성 비후 상피하 침착물(Masson 염색)	메산기움 세포, 기질의 증가 분엽화 사구체벽 2층화를 수반하는 불규칙한 비후	국소, 분절상의 사구체 경화 피수 영역으로부터 출현 사구체 비대
면역 조직	IgA 우위의 메산기움 영역으로의 미만성 과립상 침착	IgG, C3의 사구체벽으로의 미만성 과립상 침착	C3의 사구체벽으로의 fringe 상 침착, 메산기움 침착	IgM, C3의 소상 경화부위로의 침착
전자 현미경	메산기움 침착물	연주상의 상피하 침착물	메산기움 간입, 메산기움 침착물	광범위한 족돌기 융합
원인	대부분 특발성, 자반병성 신염, 간경변에 수반하는 신증과 유사한 병리조직상	특발성, B형 간염, NSAIDs, 악성 종양, 교원병	특발성, C형 간염	특발성, 역류성 신증

22 신증후군(nephrotic syndrome)의 원인으로서 많은 것은?

▶ 소아에서는 미세변화군, 성인에서는 막성 신증과 당뇨병성 신부전

해설
1) 신증후군은 기준을 충족시키면 원인과는 상관없이 임상적으로 '신증후군'으로 진단한다.
2) 신증후군의 원인으로서 소아에서는 미세변화군, 성인에서는 막성 신증과 당뇨병성 신부전에 의한 것이 많다.
3) 신증후군을 나타내는 증례에 대해서는 우선 2차성 신증후군을 감별한다.

4) 2차성 신증후군을 초래하는 주된 질환은 ① 약제(금제제, 페니실라민, NSAIDs), ② 감염증(B형 및 C형 간염, HIV, 말라리아), ③ 악성 종양(악성 림프종, 고형 종양), ④ 교원병(SLE), ⑤ 당뇨병, ⑥ 유전성 질환〔알포트 증후군(Alport syndrome) 등〕, ⑦ 아밀로이도시스(amyloidosis)이다.

23 성인의 막성 신증에 의한 신증후군. 2차성에서는 무엇을 의심한다?

▶ 약제성과 악성 종양

해설

1) 성인 신증후군의 원 질환으로는 막성 신증이 가장 많다.
2) 악성 종양의 초발 증상이 신증후군인 경우도 있으므로, 신증후군을 보았다면 악성 종양에 대한 검색은 필수적이다.
3) 많은 약제가 막성 신증을 일으킬 수 있는데 대표적인 것이 NSAlDs, 금제제, D-페니실라민이다.
4) 감염증에 수반하는 것으로 B형 간염, 매독, 말라리아가 있다.
5) 병리학적으로는 면역 복합체의 상피세포족돌기와 기저막 사이(상피하)로의 침착에 의한 사구체벽의 미만성 비후와 PAM 염색에서 상피측으로 향하는 spike 형성을 나타낸다.

24 고령자의 신증후군에서는 우선 무엇을 의심한다?

▶ 아밀로이도시스

해설

1) 고령자의 신증후군에 대해서는 우선 아밀로이도시스를 감별할 필요가 있다. 아밀로이도시스는 여러 가지의 아밀로이드 물질이 조직의 세포 외에 침착해 장기장애를 불러 일으키는 질환이다.
2) 아밀로이드 단백은 아밀로이드 섬유의 집적이며 congo red 염색 양성으로, 편광 현미경 아래에서 녹색 복굴절성을 나타내 전자현미경에서는 분기가 없는 직경 8~10 nm의 세섬유로서 보여진다.

3) 원발성 류마티즘에 합병하는 면역 글로불린 L쇄(AL) 형과 류마티스 관절염 등이 원인인 속발성 아밀로이드 A 단백(AA) 형에 의한 신장애가 중요하다. AL 단백의 전구 물질은 면역 글로불린 L쇄이지만, 그 80%는 lambda(λ)쇄라고 한다.
3) AL, AA 형 모두 일단 신증상이 출현한 뒤의 진행은 빠른 편이며, 난치성 신증후군으로부터 신부전으로 빠지는 예가 많다.
4) 단클론성 면역 글로불린 L(경)쇄가 무구조로 사구체, 요세관간질에 침착하는 것은 경쇄침착증(light chain deposition disease)이다. 단백뇨, 신장애를 초래하지만 80%는 kappa(κ)쇄이며 아밀로이드시스와는 달리 congo red 음성이다.

25 만성 사구체 신염에서 가장 많은 신염은?

▶ IgA 신증

해설

1) IgA 신증은 일본에서 가장 많은 원발성 사구체 신염으로, IgA가 주로 메산기움에 침착하는 메산기움 증식성 사구체 신염이다.
2) 초기는 지속적 현미경적 혈뇨, 서서히 단백뇨가 증가하는 경우가 많다. 과반수는 지속적 혈뇨, 단백뇨에 머무르지만 20~40%의 예에서는 서서히 신기능이 저하되어 수년~20년 사이에 말기 신부전으로 진행한다.
3) 지속적 혈뇨, 단백뇨에 더해 혈청 IgA가 350 mg/dL 이상이라면 IgA 신증일 가능성은 80% 이상이다. 과반수 이상의 예에서 혈청 IgA는 고값을 나타낸다. 사구체 메산기움에 침착하고 있는 IgA는 poymeric IgA로부터 형성된다라는 보고가 많다.
4) 가족성 발생도 알려져 있다. IgA 항체산생 항진자에게 어떤 자극을 가해 발생한 IgA 주체의 면역복합체가 신사구체에 침착하는 것이, IgA 신증 증상에 관여하여 있는 것으로 보인다.
5) 급성 상기도염으로 이환한 직후에 육안적 혈뇨가 출현하는 경우가 있다.
6) 대량의 단백뇨가 지속되거나 고혈압, 신기능 저하가 나타나는 예는 예후가 불량한 것을 암시한다. 신생검 소견, 임상 소견에 의해 신기능의 예후 및 진행도를 예측해 적절한 치료를 실시한다.

7) 표에 일본신장학회, 후생성특정질환진행성 신장애조사연구반의 합동 위원회가 작성한 예후 분류와 치료법을 나타내었다.

8) IgA가 침착하는 메산기움 증식성 사구체 신염에는 그 밖에 자반병성 신염, 간경변, 루프스 신염이 있으며 전신 증상, 검사 소견으로 감별이 가능하다.

IgA 신증의 치료방침

예후	생활, 식사 제한	약물 요법
1. 양호군	특히 없음	실시하지 않는다
2. 비교적 양호군	특히 없음	실시하지 않는다
3. 비교적 불량군	중등도 규제	항혈소판제, 강압제, 때때로 스테로이드 또는 항응고제
4. 불량군	고도 규제	항혈소판제, 강압제, 항응고제, 그 외 만성 신부전의 대증 요법

26 혈뇨, 단백뇨를 나타내며 급속하게 신기능이 저하한다면?

▶ 급속 진행성 사구체 신염(RPGN)을 의심한다.

해설

1) 혈뇨, 단백뇨를 나타내고 급속히 신기능이 저하하는 예를 보면 우선 RPGN을 의심한다.

2) RPGN는 조직학적으로 반월체형성성 신염을 나타내는 경우가 많다.

3) 병인을 기준으로 하여 ① 항호중구세포질항체(ANCA) 관련형, ② 면역복합체 관련형, ③ 항사구체 기저막(GBM) 항체 관련형으로 분류된다.

4) 원 질환에 의한 증상, 신생검에 의해 확정 진단을 한 후, 치료법을 검토한다.

5) 속발성 사구체 신염에 의한 RPGN에서는 현미경적 다발동맥염

에 의한 폐포 출혈, 담낭염, Goodpasture 증후군에 의한 폐포 출혈, SLE에 의한 안면 홍반, Raynaud 현상 등 원 질환에 수반하는 임상 증상에 주의한다.

6) 면역 염색(형광 항체)은 SLE에서는 IgG, C3, C1q가, Goodpasture 증후군에서는 사구체벽이나 기저막에 따라 IgG, C3이 선상으로 염색된다.

7) 면역복합체의 침착을 나타내지 않는 것은 pauci-immune 형으로 분류되고, 면역 혈청학적 검사에서 항호중구세포질항체(C-ANCA 내지 P-ANCA)가 나타나는 경우가 많다.

8) PR3-ANCA (proteinase 3에 대한 항호중구세포질항체, C-ANCA)는 Wegener 육아종으로, MPO-ANCA(myeloperoxidase에 대한 항호중구세포질항체, P-ANCA)는 현미경적 다발동맥염, 원발성 괴사성 반월체형성성 사구체 신염에서 고율로 양성이 된다.

27 원인 불명의 신기능 장애에서 감별해야 하는 신염은?

▶ 요세관간질성 신염

해설

1) 약제, 급성 신우신염, 교원병, 특발성(포도막염을 수반하는 경우가 많다) 등 여러 가지 원인으로 급성 요세관간질성 신염이 발생한다.

2) 말기 신부전 중에서 만성 요세관간질성 신염은 15~30%의 빈도로 나타난다.

3) 교원병에 수반하는 요세관간질장애는 SLE와 Sjogren 증후군으로 종종 나타난다.

4) 약제성 요세관간질성 신장염에서는 백혈구뇨(호산구뇨가 많다), 미열, 경도의 신기능 저하, 말초혈 호산구증가, IgE 증가, Ga 신티그래피 양성, 드물게 신증후군, 급성 신부전을 나타내는 경우가 있다.

5) 전해질 이상에 수반하는 요세관간질 병변으로서 저칼륨 혈증, 저칼슘 혈증이 있고, 요농축 장애로서 발생하는 경우가 많다.

28 약제 복용 후의 알레르기 증상, 호산구뇨증, 호산구증다, 고 IgE, 급성 신부전에 대해서는?

▶ 약제성 급성 간질성 신염을 의심한다.

해설

1) 약제(특히 세펨계, 페니실린계 항생제, NSAIDs) 복용 후의 알레르기 증상(피진, 발열, 관절통, 요통), 백혈구뇨(호산구뇨증), 호산구증다증, 고 IgE 혈증을 수반하는 급성 신부전에 대해서는 약제성 급성 간질성 신염을 의심한다.
2) 과민형 약제성 급성 간질성 신염을 일으키는 주된 약제로서 세펨계, 페니실린계 항생 물질, NSAIDs, 이뇨제, 시메티딘(cimetidine), 페니토인(phenytoin), 페노발비탈(phenobarbital), 알로푸리놀(allopurinol) 등이 알려져 있다.
3) 약제성 신장애에서도 급성 요세관괴사에서는 호산구뇨증은 나타나지 않는다
4) 호산구뇨증을 나타내는 다른 질환으로서 급성 전립선염, RPGN, 콜레스테롤 색전 등이 있다.
5) 약제성 급성 간질성 신염은 원인 약제의 중지로 개선되는 경우가 많으나, 반응이 불량한 예에서는 부신피질 호르몬을 투여하는 경우도 있다.

29 20세 이전 또는 50세 이후에 발병한 고혈압에 대해서는?

▶ 신혈관성 고혈압을 의심한다.

해설

1) 고혈압의 0.2~5%는 신혈관성 고혈압이다.
2) 신혈관성 고혈압을 특히 의심하는 것은 발생 연령이 20세 이전이나 50세 이후, 복부 잡음이나 저칼륨혈증이 있을 때이다.
3) 젊은 여성에서는 fibromuscular dysplasia, 신동맥의 원위, 신내혈관의 협착, 중년 남성에서는 죽상경화, 신동맥 근위부의 협착이 많다.

4) 진단에는 캅토프릴(captopril) 부하 레노그램(renogram)이 특이도, 민감도 모두에서 뛰어나다.

30 아미노배당체, 암포테리신 B, NSAIDs 사용 중 주의할 점은?

▶ 약물성 신장애

해설

1) 신독성이 있는 약물, 특히 아미노배당체, 암포테리신 B, NSAIDs 등을 사용하는 중에는 약물성 신장애에 주의해야 한다. 체중, 요량, 요색조, 부종 등의 소견에 주의함과 동시에, 주 1회 이상의 일반뇨 소견, 혈청 Cr 값, 전해질을 확인해야 한다.
2) 신장은 약물에 의해 신장애가 발생하기 쉽다. 그 이유로서 신혈류량은 심박출량의 25%를 차지하며 신장으로의 약물 유입량이 많고, 요세관에는 약물 수송계가 있어 약물이 축적되기 쉽다. 또, 요농축에 의해 관강 내 약물의 농도가 높아져 신장에서의 에너지 소비량이 다른 장기에 비해 높고, 수질이 상대적으로 저산소 상태인 점 등을 들 수 있다.
3) 울혈성 심부전, 탈수, 신증후군, 간경변, 이뇨제 투여 등으로 유효순환혈장량이나 신관류가 감소하는 예나 신기능 저하의 예 등에서는 특히 주의가 필요하다.
4) 약물성 신장애는 ① 신전성 신부전: 약물에 의한 혈관 수축 촉진이나 확장 억제에 의한 신혈류, 신관류의 저하, ② 급성 요세관괴사: 약물의 요세관직접장애, ③ 요세관간질성 신염: 주로 과민형 신장애, ④ 사구체장애: 금제제, 페니실라민에 의한 막성 신증, 사이클로스포린(cyclosporine), MMC에 의한 내피세포장애에 의한 HUS(용혈성 요독증 증후군) 등, ⑤ 폐색성 신부전: 약물의 결정 침착 등에 의한 요세관관강폐색으로 크게 분류된다.
5) 같은 약제라도 발생 양상이 다른 신장애를 일으키기 쉽다.

31 신부전 시의 약물 요법은 무엇을 기준으로 하여 조정하는가?

▶ Ccr

해설

1) 신부전 시에는 약물 요법을 Ccr에 의해 조정한다. 일상적 약제로서 특히 주의가 필요한 것은 항생 물질, 강압제, 디지탈리스, 경구용 혈당 강하제, H_2 차단제, 고요산혈증 치료제, NSAIDs 등이다.
2) 신기능장애 시에는 이러한 약제의 부작용 발현 빈도가 높아져, 작용도 과잉적으로 나타나기 쉽다.
3) FDA는 신장애 시의 약의 용량 조정에는 MDRD식에 의한 eGFR이 아니라 Ccr을 이용하고 있다. 많은 약물은 사구체 여과뿐만 아니라 요세관으로부터의 분비에 의해 체외로 배설되기 때문에, 요세관 분비를 포함하는 Ccr을 이용하는 편이 이치에 맞을지도 모른다.
4) Ccr은 아래의 Cockcroft식에 의해 추정하는 것이 편리하다. Ccr=(140－연령)×체중÷혈청 Cr÷72(여성에서는 0.85로 한다)
5) 투석 환자에게 약제를 사용할 때는 약물의 흡수, 분포, 대사, 배설, 제거가 다르기 때문에 약물의 투석성, 약물 동태에 관련된 정보에 근거해 용량 및 용법을 조절해야 한다.
6) 디곡신은 고령자나 Ccr 10~50 mL/분의 환자에서는 0.125 mg/일을 유지량으로 하고 Ccr<10 mL/분에서는 2~3일마다 투여한다. 혈중 농도를 주의 깊게 살피는 것이 바람직하고 디지탈리스 중독 증상(방실 차단, 심실성 이단맥, 황시, 오심, 구토 등)에 주의한다.
7) H2 차단제나 고요산혈증 치료제〔알로푸리놀, 프로베네시드(probenecid)〕, 경구용 혈당 강하제, NSAIDs 등에서는 골수 억제에 주의가 필요하다.

32 급성 신부전, 혈소판감소, 용혈성 빈혈에 대해서는?

▶ HUS(용혈성 요독 증후군), TTP(혈전성 혈소판감소성 자반병), HELLP 증후군을 감별.

해설

1) 원인에 관계없이 신혈관내피세포장애가 지속된다면 혈소판응집 항진에 의한 혈소판감소증, 모세혈관내강협소화에 의한 적혈구 파괴(용혈), 급성 신부전이 발생한다.
2) 이러한 병태를 일으키는 질환에 HUS, TIP, 임산부에서 나타나는 HELLP 증후군(용혈, 간효소 상승, 혈소판감소) 등이 있다.
3) O-157 감염에서는 베로독소가 사구체 모세혈관 내지는 신세동맥내피세포를 손상시켜 HUS를 일으키게 된다. 설사를 수반하는 전형적 HUS에서는 지지 요법이 제1신댁으로, 혈장교환 요법은 효과가 없다.
4) 설사를 수반하지 않는 HUS, 가족성 HUS, 성인 발생 HUS, TIP에서는 혈장교환 요법이 효과적이다.

33 혈청 나트륨 농도 이상에 있어서 주요 원인은 나트륨의 조절 이상? 물의 조절 이상?

▶ 물의 조절 이상

해설

1) 혈청 나트륨 농도의 이상(저나트륨 혈증, 고나트륨 혈증)은 나트륨의 조절 이상이 아니라 물의 조절 이상에 의해 발생하는 경우가 많다. 진단에는 체액량, 나트륨, 물의 출납, 혈청 또는 요삼투압, 요 나트륨, 칼륨 농도의 평가가 핵심이다.
2) 중추신경질환(두부외상, 종양 등)에 저나트륨 혈증을 나타내면 SIADH와 중추성 염류상실증후군(cerebral salt wasting syndrome)을 감별한다.
3) 저나트륨 혈증에서는 ① 생리적인 ADH 분비 증가(체액량의 감소, 혈압 저하에 의한다)와 ② 부적절한 ADH 분비 자극(SIADH 등) 중 한 가지를 수반하는 경우가 많다.

4) SIADH에서는 나트륨 배설능은 유지되고 있어 요중 나트륨 배설량은 나트륨 섭취량과 거의 동등하다.
5) 저나트륨 혈증을 나타내는 각종 질환 중에서 SIADH, 수중독만이 혈청 요산의 감소(5 mg/dL 이하)를 나타낸다.

34 무증후성의 저나트륨 혈증의 보정 속도는?

▶ 천천히

해설

1) 만성 저나트륨 혈증을 급속하게 보정하면 CPM(중심성 뇌교탈수증) 등의 심각한 신경학적 후유증이 발생할 수 있다. 보정 속도는 0.5 mEq/L/시간을 넘지 않도록 한다.
2) 증후성(경련, 의식 장애)의 급성 저나트륨 혈증에 대해서는 혈청 나트륨 농도를 경시적으로 확인하면서 3% NaCl(1~2 mL/kg/시간) 투여, 프로세마이드(furosemide) 투여를 실시한다.
3) 순수한 나트륨 결핍에 의한 저나트륨 혈증(탈수 등)에 대한 나트륨 보충량은,
   나트륨 결핍량=(140－현재의 혈청 나트륨 농도)×체중×0.6 mEq/L
4) 순수한 수분 과잉에 의한 저나트륨 혈증(SIADH 등)의 과잉 수분량은,
   수액 제제 1L 투여 후의 혈청 나트륨 변화의 예측식(Androgue-Madias 식)의 원리는 상기의 식과 동일하다.
   Δ나트륨=(수액 나트륨 농도－혈청 나트륨 농도)÷(체수분량+1)
   과잉 수분량(L)=〔1－(현재의 혈청 나트륨 농도/목표 혈청 나트륨 농도)〕×체중×0.6

35 저나트륨 혈증의 치료 시에 핵심이 되는 검사 항목은?

▶ 삼투압 또는 요비중

해설

1) 저나트륨 혈증의 치료 시에 핵심이 되는 검사 항목은 삼투압 또는 요비중이다.
2) 수중독에서는 음수를 그만두면 그 즉시 저장성의 다뇨가 되어 급속하게 혈청 나트륨이 상승한다. 이러한 저나트륨 혈증에 3% 식염수 등을 투여하는 것은 금기이다.
3) 드문 예이지만, 요삼투압은 높은데 요 나트륨, 칼륨의 농도가 낮은 경우가 있다. 요 나트륨+칼륨<혈청 나트륨+칼륨의 경우도 다뇨가 되어 나트륨의 투여는 불필요하다. 현실적으로는 요 나트륨, 칼륨은 시간 외에서는 측정할 수 없는 경우도 많으나 그 경우에도 '다뇨'가 되는 것으로서 이상이 있음을 알 수 있다.
4) 저나트륨 혈증에서는 이론적 고찰뿐만 아니라 시간마다의 요량, 혈청 나트륨 값의 변화를 관찰하는 것이 무엇보다 중요하다. 그렇게 되면 초기의 판단이 잘못되어도 수정 가능하다.

36 고칼륨 혈증에 대해서는?

▶ 우선 치료의 긴급성을 판단.

해설

1) 고칼륨 혈증에 대해서는 심전도 이상, 근력 저하 등 심각한 증상의 유무, 고칼륨 혈증의 진행 속도를 판단한다. 급속하게 진행하는 증후성 고칼륨 혈증이라면 긴급 치료가 필요하다.
2) 급속하게 진행하는 고칼륨 혈증을 일으키는 대표적인 질환은 조직 붕괴(횡문근융해증, 종양붕괴 증후군)이다.

37 심장병 환자나 당뇨병 환자에서 주의해야 하는 전해질 이상은?

▶ 고칼륨 혈증

해설
1) 심장병 환자는 신장으로부터의 칼륨 배설을 억제하는 ACE 저해제, 안지오텐신 II 수용체 길항제(ARB), 알도스테론 길항제〔스피로놀락톤(spironolactone)이나 에플레레논(eplerenone)〕를 복용하고 있는 경우가 많고 고칼륨 혈증을 나타내기 쉽다.
2) 당뇨병 환자에서는 저레닌, 저알도스테론증 때문에 신기능이 그만큼 저하하지 않아도 요세관으로부터의 칼륨 분비가 장애가 된다. 그 때문에 혈청 Cr 농도가 2 mg/dL 미만이어도 고칼륨 혈증을 나타내는 경우가 있다.
3) 따라서 심장병 환자나 당뇨병 환자에서 특히 ACE 저해제, ARB, 알도스테론 길항제를 사용하는 경우는 혈청 칼륨 측정을 잊어서는 안 된다. 고칼륨 혈증의 위험이 높은 예에서는 칼륨 제한의 식사 지도도 필요하다.

38 고칼륨 혈증의 3가지 치료법은?

▶ ① 부정맥 예방, ② 세포내로 칼륨을 이행, ③ 체외로 칼륨을 배설

해설
1) 고칼륨 혈증의 치료법에는 ① 부정맥 예방, ② 세포 내로 칼륨을 이행, ③ 체외로의 칼륨 배설 3가지가 있다.
2) 심전도 이상이 있으면 즉시 칼슘 제제의 치료를 개시한다.
3) 세포 내로 칼륨을 이행시키는 치료에는 GI(glucose insulin) 요법, β 자극제의 흡입, 중탄산 나트륨이 있다. 즉효성 및 확실성의 면에 있어서는 GI 요법(50% 포도당액 40 mL+즉효성 인슐린 4단위)이 가장 유효하다.
4) 중탄산 나트륨에는 세포 내외로의 칼륨 이동뿐만 아니라 피질집합뇨세관으로부터의 칼륨 분비의 자극 작용도 있다. 세포 내로의 칼륨 이행의 효과는 낮기 때문에 고도 산증으로 요량을 충분히 기대할 수 있는 경우에만 적응이 된다.

39 원위세뇨관(특히 피질 집합세뇨관)에서의 칼륨 분비를 자극하는 3가지 인자는?

▶ ① 요유량, ② 나트륨 도달량, ③ 관강 내 음성의 전기화학구배

해설 1) 원위세뇨관(특히 피질 집합세뇨관)에서의 칼륨 분비를 자극하는 3가지 인자는 ① 요유량, ② 나트륨 도달량, ③ 관강 내 음성의 전기화학구배이다.

2) 루프 이뇨제, 이뇨제 사이아자이드(thiazide)는 피질 집합관으로의 요유량, 나트륨 도달량을 증가시켜 피질 집합관으로부터의 칼륨 분비를 자극해 저칼륨 혈증을 일으킨다.

3) 나트륨을 포함하는 수액 제제와 프로세미드(furosemide)를 조합하는 것에 의해 피질 집합관의 칼륨 분비를 자극하는 것이 가능하다. 동부위에서의 중탄산 이온의 재흡수율은 염소 이온의 재흡수율보다 낮기 때문에 고칼륨 혈증의 환자로의 수액 제제는 NaCl보다 $NaHCO_3$를 포함하는 제제 쪽이 더 바람직하다.

4) 극도의 염분 제한을 실시하면 원위세뇨관으로의 나트륨 도달량이 감소하고 칼륨 분비가 저하해 고칼륨 혈증을 일으키는 경우가 있다.

40 동맥혈가스분석의 4단계는?

▶ ① acidemia인가 alkalemia인가, ② 호흡성인가 대사성인가, ③ 대상성 변화가 예측 범위 안인가, ④ 음이온 갭〔나트륨−(Cl+HCO_3)〕의 계산

해설 1) 동맥혈가스분석의 기본은 ① pH로부터 acidemia인가 alkalemia인가를 판단, ② PCO_2, HCO_3로부터의 주된 변화가 호흡성인가 대사성인가를 판단, ③ 대상성 변화가 최초의 산염기평형의 이상뿐인 경우에 예측 범위 안인가를 판단, ④ 음이온 갭〔나트륨−(Cl+HCO_3), 기준치 12〕의 계산, ⑤ 델타 음이온 갭(측정 음이온 갭−음이온 갭 정상치)의 계산. 보정 HCO_3(HCO_3+델타 음이온 갭)의 계산

2) 음이온 갭이 증가하는 산증의 주된 원인은 KUSMALP(ketoacidosis, uremia, salicylate, methanol, alcohol, lactatic aidosis, paraldehyde intoxication).
3) 음이온 갭 정상의 산증인 경우, 설사에서는 요 음이온 갭(요 나트륨+요 칼륨−요 염소)은 음성을, 원위세뇨관성 산증에서는 양성을 나타낸다.

단순성 산염기평형 이상에 있어서 대상성 변화의 예측 범위

병태	1차성 변화	대상성 변화	예측 범위
대사성 산증	HCO_3^- ↓	PCO_2 ↓	$\Delta PCO_2 = (1 \sim 1.3) \times \Delta HCO_3^-$
대사성 알칼리증	HCO_3^- ↑	PCO_2 ↑	$\Delta PCO_2 = (0.5 \sim 1.0) \times \Delta HCO_3^-$
호흡성 산증	PCO_2 ↑	HCO_3^- ↑	급성 $\Delta HCO_3^- = 0.1 \Delta PCO_2$ 만성 $\Delta HCO_3^- = 0.35 \Delta PCO_2$
호흡성 알칼리증	PCO_2 ↓	HCO_3^- ↓	급성 $\Delta HCO_3^- = 0.2 \Delta PCO_2$ 만성 $\Delta HCO_3^- = 0.5 \Delta PCO_2$

41 pH 7.4, PCO_2 40 mmHg, HCO_3 25 mEq/L에서 산증인 경우가 있는가?

▶ 있다. 예를 들면, 대사성 산증+대사성 알칼리증

해설 1) 대사성 산증과 대사성 알칼리증이 동시에 존재하면, 혈액가스 소견이 정상적으로 보이는 경우가 있다.
2) 동맥혈가스분석에서는 음이온 갭을 계산해 음이온 갭이 높은 산증에서는 델타 음이온 갭에서 보정 HCO_3도 계산하는 것이 중요하다.

증례 당뇨병성 케톤산증 환자. 구토 있음.
동맥혈가스 pH 7.4, PCO_2 40 mmHg, HCO_3 25 mEq/L
혈액 검사 Na 140 mEq/L, K 3.5 mEq/L, C1 85 mEq/L
음이온 갭=Na−(Cl+HCO_3)=140−(85+25)=30 ⇨ 대사성 산증

보정 HCO_3=HCO_3+델타 음이온 갭(측정 음이온 갭−12)=25+(30−12)=43 ⇨ 대사성 알칼리증
이상으로부터 당뇨병성 케톤산증에 의한 대사성 산증과 구토에 의한 대사성 알칼리증 양쪽이 존재한다는 점을 알 수 있다.

42 앞으로 투석 도입이 예상되는 환자의 혈관통로(vascular access)는?

▶ 내 단락(shunt) 작성부위의 정맥을 보존한다.

해설

1) 투석 환자에서는 혈관통로는 구명망이 된다. 장차 보존기 신부전으로 투석 도입이 예상되는 환자에서는 빠른 시기에 내 단락(shunt) 작성부위의 정맥을 보존해 두는 것이 무엇보다 중요하다.
2) 특히 채혈, 점적에서 내 단락 작성부위의 정맥을 부주의하게 사용하지 않도록 주의한다.
3) 카테터를 쇄골하정맥에 유치하면 정맥협착을 초래하는 경우가 있으나 이런 경우, 동측에 내 단락을 작성하면 정맥 고혈압, 단락 지종창이 일어날 수 있다. 따라서, 카테터 유치는 원칙적으로 쇄골하정맥이 아니라 내경정맥 또는 서경정맥을 사용한다.

신경과편

1 의식장애는 최종적으로 어디의 장애로 발생하는가?

▶ 상행성 망양체부활계(ascending reticular activating system)나 광범위한 양측대뇌피질

해설

1) 의식이란 각성도를 의미한다.
2) 의식장애를 초래하는 것은 결과적으로, 상행성 망양체부활계의 장애 또는 양측대뇌피질의 광범위한 장애이다.
3) 의식장애를 발작성 병태(대표례: 실신)와 천연성 병태(대표례: 혼수)로 구별하면 정리하기 쉽다.
4) 의식장애의 원인은 다양하므로 AIUEO TIPS는 검사를 진행하는데 편리하다. 그러나 그 내용을 숙지하고 있는 레지던트는 의외로 적다.
5) 의식장애의 원인을 두개내질환이라고는 할 수 없다. 간과하지 않기 위해 AIDEO TIPS를 재확인해보자.

A : alcoholism. 급성 알콜 중독, Wernicke 뇌증
I : insulin. 저혈당, 당뇨병성 혼수
U : uremia. 요독증, 간성 혼수, 전해질 이상, 저산소혈증, 고탄산가스혈증, 내분비 이상
E : encephalopathy. 간질, 뇌혈관장애, 고혈압성 뇌증
O : opiate. 진정제, 정신 안정제(tranquilizer), 마약
T : trauma. 경막하혈종, 경막외혈종
I : infection. 수막염, 패혈증, 뇌염, 뇌농양, 결핵, 매독, 폐렴
P : psychiatric. 통합실조증, 히스테리, 중추신경억제제, 우울증
S : syncope. 심박출량 저하, 방실 차단, 동부전증후군, 급성 심근경색, 심근염, 혈관미주신경성 실신, 대량 출혈

2 고위피질기능을 평가할 때의 전제는?

▶ 의식장애가 없을 것

해설 1) 고위피질기능을 평가할 때의 전제는 의식장애가 없는 것이며, 의식장애와 고위피질기능장애는 확실히 구별할 필요가 있다.
2) 고위피질기능의 평가는 실어, 실인의 선별검사부터 실시한다.
3) 실어증의 검사에서 최소한 자발어가 유창하게 나오는가, 언어적인 이해가 좋은가, 복창이 가능한가, 이 세 가지는 실시해 두어야 한다.
4) 실행의 평가에서는 운동 마비가 없다는 것이 전제가 된다.
5) 실인에서는 병태실인이나 반측공간실인과 조우하는 경우가 많다.

3 인지증의 원인으로서 간과해서는 안 되는 질환은?

▶ 뇌간형 뇌염, 베르니케 뇌증(Wernicke's encephalopathy), 신경매독, 갑상선기능저하증, 우울증, 정상압 수두증, 경막하혈종 등

해설 1) 인지기능이란 기억, 사고, 적응(orientation), 이해, 계산, 학습 능력, 언어, 판단력 등 광범위한 능력을 말한다.
2) 기억에는 시간 경과에 따라 즉시 기억(단기 기억), 근시 기억, 원격 기억이 있다.
3) 발생의 시간 경과를 문진하는 것은 감별에 유용하다. 급성 발생의 알츠하이머 병은 없다.
4) 인지증의 원인으로는 뇌간형 뇌염, 베르니케 뇌증, 신경매독, 갑상선기능저하증 등 내과질환에 수반하는 것, 우울증, 정상압 수두증이나 단막하혈종 등 넓은 범위의 감별이 필요하다.
5) 일과성 전건망에서는 건망 이외의 인지기능 장애는 없다. 회복한 후에도 이 사이의 기억은 돌아오지 않는다.

4 2차성 두통을 일으키는 질환은?

▶ 거미막하출혈, 수막염, 뇌동맥 해리, 뇌정맥동혈전증. 뇌종양, 뇌하수체졸중, 녹내장, 급성 부비동염, 측두동맥염, 저수압 두통, 고혈압성 위기 등

해설

1) 거미막하출혈, 수막염, 뇌동맥 해리, 뇌정맥동혈전증, 뇌종양, 뇌하수체졸중, 녹내장, 급성 부비동염, 측두동맥염, 저수액압성 두통, 고혈압성 위기 등 2차성 두통을 초래하는 질환을 놓치지 않도록 하자. 평상시와 다른 두통으로, 특히 야간 응급 외래 환자일 경우 주의가 필요하다.
2) 1차성 두통에서는 긴장형 두통, 편두통, 군발두통을 감별하는 것이 첫걸음이다.
3) 편두통을 항상 편측성, 박동성 두통이라고는 할 수 없다. 편두통의 40%는 양측성이고 과반수에서 박동감이 없다는 보고도 있다.
4) 어깨결림이 있다고 해서 긴장형 두통이라고만 할 수는 없다. 편두통의 75%에서 어깨결림이 있다고 한다.
5) 약물 남용성 두통도 고려해야 한다.

5 기질성 현기증의 분류는?

▶ 전정성(중추성과 말초성)과 비전정성

해설

1) 현기증은 전정각, 시각, 심부 감각을 통합하는 전정 소뇌계의 파탄에 의해 발생한다.
2) 심인성 현기증을 제외하면 기질성 현기증은 전정성과 비전정성으로 분류된다.

3) 전정성 현기증은 중추성과 말초성으로 분류한다.
4) 증상으로부터는 회전성(vertigo)과 비회전성(dizziness)으로 분류한다.
5) 안전암흑감(dark vision)과 같은 전실신상태, 휘청거림으로 대표되는 실조 증상은 다른 항목으로서 검토한다.
6) 부정맥이나 저혈압 등의 심질환에서는 실신 이외에 현기증 증상(비전정성)을 나타내는 경우가 있어 주의를 요한다.
7) 현기증 증상이 강할 때나 안진이 있을 때는 주의 깊은 경과 관찰이 필요하다.

6 시력장애로 안과에 상담하기 전에 확인해야 하는 것은?

▶ 편측성인가 양측성인가, 발생 양식(급성, 만성), 대기시간(일과성, 지속성)

해설

1) 시력장애에 대해서 안과의에게 상담하기 전에 내과의에게도 고려해야 할 점이 있다.
2) 우선 편측성인가 양측성인가를 확인한다. 발생 양식(급성 vs 만성)과 대기시간(일과성 vs 지속성)도 핵심이 된다.
3) 안저는 반드시 진찰할 것.
4) 주변 시력은 유지하고 있어도 중심 시력이 저하되어 있는 경우에는 시신경이나 황반부의 장애로 보여진다. 황반부의 장애에서는 동공 반사와 색각은 유지된다.
5) 시신경장애가 경도라면 중심암점만이다. 시신경염, 측두동맥염에서는 급격하게 시력장애가 진행하기 때문에 주의가 필요하다.
6) 신경장애와 혼동하지 않도록. 시야의 이상은 시각전달로의 장애이다.

7 급성 발생의 복시(외안근 마비). 우선 제외해야 할 질환은?

▶ 후교통동맥의 뇌동맥류

해설

1) 급성 발생의 복시(외안근 마비)에 대해서는 우선 후교통동맥의 뇌동맥류를 제외시킨다.
2) 그 밖에 중증 근무력증(크리제, krise), 보툴리누스(botulism) 중독, Guillan Barre 증후군(항 GQlb 항체 양성), 뇌간형 뇌염, Miller–Fisher 증후군, 갑상선기능항진증, Euthyroid 바세도우 안증(TSAb 양성), Wernicke 뇌증, 당뇨병을 감별로 든다. 통증을 수반할 때는 해면정맥동 병변(Tolosa–Hunt 증후군)이나 대상포진도 고려한다.
3) 뇌동맥류는 해부학적 부위에 따라 그 증상이 다르다.
4) 내경동맥–후교통동맥분기부동맥류에서는 동맥류가 외측하편을 향해 커지면, 동안신경을 압박하기 때문에 복시, 동공 산대, 안검하수, 안구의 외측편위를 나타낸다.
5) 내경동맥–안동맥분기부동맥류에서는 시신경이나 시교차를 압박하기 때문에 시력장애나 시야장애를 나타낸다. 전교통동맥류에 있어서도 동일한 증상을 나타낸다.
6) 내경동맥해면정맥동부동맥류에서는 동안 신경, 활차 신경, 삼차신경 제1기, 외전 신경을 압박해 복시나 눈 안쪽의 고통을 나타낸다.
7) 뇌저동맥말단부근방의 동맥류에서는 동안 신경 마비가 나타난다.

8 구음에 관련하고 있는 뇌신경은?

▶ 안면 신경, 미주 신경, 설하 신경

해설

1) 구음장애와 실어를 구별한다.

2) 구음에 관련하고 있는 뇌신경은 안면 신경, 미주 신경, 설하 신경이다. 안면 신경은 입술음(ㅁ, ㅂ, ㅍ), 미주 신경은 후음(ㅇ, ㅎ), 설하 신경은 설음(ㄴ, ㄷ, ㅌ, ㄹ)에 깊게 영향을 미친다.
3) 미주 신경은 편측의 장애(반회 신경 마비)에서도 목쉰 소리가 난다.
4) 구마비에서는 비음(slurred speech)으로, 후음의 장애가 나타난다.
5) 가성구마비에서는 폭발성 언어(explosive speech)가 나타나는 경우가 있다.
6) 소뇌장애에서는 단속성 언어(scanning speech), 완서 언어(bradylalia)가 나타난다.

9 연하장애. 원인과 책임부위 특정 후에 해야 될 일은?

▶ 연하의 기능 · 능력 평가

해설

1) 연하의 과정은 선행기, 준비기, 구강기, 인두기, 식도기로 나눌 수 있다.
2) 구개는 설인 신경, 인두는 설인 신경과 미주 신경, 후두는 미주 신경, 혀는 설하 신경의 지배에 있다.
3) 구마비에서는 우선 고형물을 삼키기 어렵고 가성구마비에서는 액체를 마시기 어렵기 때문에 코로 역류하게 된다.
4) 완전한 연하장애가 많이 일어나는 쪽은 구마비 쪽이다.
5) 침상에서는 구음의 평가와 혀 밀어내기 반사(tongue thrust)의 가불가를 진찰한 뒤에 물마시기 시험으로 경부의 청진을 실시한다.

10 불수의 운동의 분류는?

▶ 운동과소증과 운동과다증(주기적인 것과 주기적이지 않은 것)

해설 1) 레지던트에게 있어 운동이상증의 진단은 매우 어렵다. 우선 운동과소증과 운동과다증으로 나누어 생각해 보자.
2) 운동 과소의 상당수는 파킨슨증(pakinsonism)이다.
3) 운동 과다 중에는 운동이 주기적인 것(진전)과 주기적이지 않은 것〔무정위운동(athetose), 근긴장이상증(dystionia), 간대성근경련(myclonus), 도리깨질증(ballism), 무도증(chorea) 등〕이 있다.
4) 대부분의 불수의 운동은 수면 시에 소실한다. 주기성 사지 운동장애는 수면 시에 일어난다.
5) 치료는 신경학 전문의에게 의뢰하는 편이 무난하다.
6) 간대성근경련는 클로나제팜(clonazepam). 근긴장이상증는 트리헥시페니딜(trihexyphenidyl), 클로나제팜, 다이아제팜 등. 안검경련은 멕시레틴(mexiletine). restless leg 증후군에는 로피니롤(ropinirole)이나 프라미펙솔(pramipexole).

11 급성 운동이상증(movement disorder)은?

▶ 악성 증후군, 세로토닌 증후군, 급성 파킨슨증, 안구운동발작(oculogyric crisis), 근긴장이상증 급성 운동이상, 급성 무도증 등

해설 1) 급성 운동이상증을 놓치지 않도록 한다.
2) 도파민 수용체 길항제를 사용한 경우, 악성 증후군이 발생하는 경우가 있다. 세로토닌 증후군과의 감별도 중요하다.
3) 급성 파킨슨증은 보기 드물지만 콕삭키 B2, HIV의 감염이나 일본 뇌염, 폰 에코노모 뇌염, 일산화탄소, 이산화탄소(셀로판이나 레이온을 제조할 때의 용제나 타이어의 탄성력을 높일 목적으로 사용된다), 시안화물, 메탄올의 중독 등이 원인이 된다.
4) 안구운동발작(눈을 움직이면 위로 돌아가 버린다)의 상당수는 도파민 수용체 길항제가 그 원인이 된다. 급성 근긴장이상증에

서는 집중 치료실에서의 관리가 필요하다.

5) 근긴장이상증 양상의 급성 운동이상을 나타내는 질환에는 파상풍, 환축추 회선성 아탈구 등이 있다.

6) 급성 무도증의 감별에는 비케톤성 고혈당, 뇌졸중, 루프스, 소무도병을 들 수 있다.

12 운동실조의 4가지 분류는?

▶ 소뇌실조, 척수성 실조, 전정성 실조, 전두엽성 실조

해설

1) 운동실조의 원인은 항상 소뇌에 있다고는 할 수 없다. 운동실조는 소뇌실조, 척수성 실조, 전정성 실조, 전두엽성 실조, 4가지로 분류된다.

2) 소뇌는 반구, 상부충부, 하부충부, 편엽소절 4가지로 나눌 수 있다. 증상으로 소뇌의 장애부위를 추정할 수 있다.

3) 소뇌반구장애에서는 dysmetria나 decomposition, 주시성 안진이 나타나고 상부충부장애에서는 실조보행이, 하부충부장애에서는 체간실조가 나타난다.

4) 소뇌의 편엽소절장애에서는 전정성 안진(일정 방향을 향하는 안진)이 나타나므로 주의가 필요하다.

5) 급성 소뇌실조에서는 소뇌경색 · 출혈, 급성 소뇌염, Miller Fisher 증후군을 고려한다.

13 보행장애는 무엇에 주목해 장애부위를 추정하는가?

▶ 보행 방법

해설

1) 보행장애는 보행 방법으로부터 장애의 부위를 추정한다.

2) 동요성 보행(waddling gait)은 근위근의 근력 저하가 있을 때에 나타난다.

3) 계상 보행(steppage gait)은 경골근군의 근력 저하로 나타난다.

4) 가위 보행(scissor gait)은 뇌성마비의 경성증후군에서 나타난다.

5) 경성 보행(spastic gait)에서는 보행 폭은 넓지 않다. 회전 보행(circumductory gait)은 경성 편마비성 보행에서 나타난다.
6) 실조성 보행(ataxic gait)에서는 보행 폭이 넓다. 척수성 보행실조는 심부 감각에 장애가 있으므로 무릎을 높이 올리고 걷지만, 소뇌성 보행실조에서는 이 특징은 나타나지 않는다.
7) 파킨슨병 보행, 실행 보행에 대해서도 확인이 필요하다.

14 근력 저하의 검사에서 우선순위는 무엇에 의해 결정되는가?

▶ 장애부위의 근력 저하와 근위축

해설 1) 근력 저하는 장애부위의 특징을 기준으로 실시할 검사의 우선순위를 결정한다.
2) 근질환에서는 근위근우위에서 대칭성으로 근력이 저하하는 경우가 많다. 혈청 크레아틴키나제, 칼륨, 바늘근전도검사를 고려한다.
3) 신경 · 근 접합부의 질환에서는 근력 저하는 있어도 근위축은 눈에 띄지 않는다. 반복자극시험을 고려한다.
4) 말초신경장애에서는 원위근우위에 근력 저하와 근위축을 나타낸다. 말초신경전도속도검사를 고려한다.
5) 신경근장애에서는 복수의 장애가 없으면 근력 저하를 나타내지 않는 경우가 많다.
6) 척수로부터 대뇌피질운동영역까지는 추체로장애이므로, 근력 저하가 있어도 처음에는 근위축이 눈에 띄지 않는다. 영상학적 검사, 바늘근전도, 체성 감각유발전위 등이 필요하다.

15 감각장애는 무엇에 의해 장애부위를 추정하는가?

▶ 자각 증상의 분포

해설 1) 감각장애는 자각 증상의 분포로부터 장애의 부위를 추정할 수 있다.

2) 감각장애의 자각 증상은 감각 저하, 감각 과민, 이상 감각, 자발통으로 분류한다.
3) 진찰로 표재 감각, 심부 감각, 피질성 감각의 차이를 분명히 한다.
4) 원인병소를 말초신경, 신경근, 척수, 뇌간, 시상, 대뇌피질 감각영역의 6개의 영역으로 나누어 생각한다. 각 영역의 특징을 파악한다.
5) 안면의 감각장애에서는 삼차신경말초부의 장애(제1지: 눈의 신경, 제2지: 상악 신경, 제3지: 하악 신경)인가, 뇌간 내의 장애(onion skin pattern)인가를 감별한다.
6) 복합 감각(2점식별, 입체인지, 피부서자식별, 2점동시자극식별) 장애를 놓치지 않는다. 대뇌피질이 원인병소이다.

16 급성기 뇌경색 치료의 최우선 과제는?

▶ 허혈로부터 뇌를 지키는 것.

해설

1) 뇌경색의 급성기 치료에서는 허혈로부터 뇌를 지키는 것이 최우선 과제이며, 반음영(penumbra)을 구하는 것이 중요하다.
2) 뇌는 통상 50~60 mL/100 g/분 이상의 혈류가 확보되고 있다. 반음영에서는 약 18 mL/100 g/분으로 저하되어 있다. 뇌혈류가 12 mL/100 g/분 이하가 되면 신경세포는 불가역적 변화를 일으킨다.
3) 허혈뇌에서는 자동조절능이 기능하지 않는다. 두위를 30° 거상한 상태에서 0°로 내리면 뇌혈류는 20% 증가한다.
4) 혈류의 확보를 위한 치료의 대원칙은 안정과 축액에 있다. 안정이라는 것은 머리의 위치가 심장과 같은 높이에 있다는 의미이다.
5) 재활 치료를 발생 조기부터 실시하는 것으로 기능 예후의 개선이 기대된다.
6) 뇌출혈의 병태도 충분히 이해해 둔다. 뇌출혈의 성립 원인은 중막괴사라고 알려져 있으며 그 배경에는 동맥벽의 취약성에 있다. 혈종에 의한 뇌손상, 혈종이나 부종에 의한 두개내압항진, 이것들에 수반하는 뇌허혈 상태가 기본 병태이다.

17 급성기 뇌경색의 임상 병형 분류의 의의는?

▶ 병형에 의해 치료가 달라지는 것.

해설 1) 급성기 뇌경색의 치료선택은 원인에 따라 다르며 뇌경색의 임상 병형 분류는 치료에 직결된다.
2) 발생 양식과 경과, 생화학 검사(TAT, D-dimer), 영상학적 검사 등이 원인의 해명에 도움이 된다.
3) 죽종(atheroma) 혈전성 뇌경색에서는 혈소판혈전이 관여하기 때문에 급성기부터 항혈소판 요법이 시작된다.
4) 심원성 뇌색전증에서는 피브린혈전이 관여하지만, 급성기에 헤파린이 사용되는 경우는 적다. 재발을 예방하기 보다는 출혈의 부작용이 눈에 띄기 때문이다.
5) Artery to artery embolism에서는 경동맥을 경계로 대혈관에서는 피브린혈전이, 소혈관에서는 혈소판혈전이 관여한다.
6) t-PA를 사용하는 경우에는 환자의 진찰 · 치료에 중대한 변경을 일으키므로 별도로 숙지해 둘 필요가 있다.

18 뇌경색의 위험인자가 되는 주된 질환은?

▶ 고혈압, 고지혈증, 당뇨병

해설 1) 고혈압, 고지혈증, 당뇨병 등은 뇌경색의 위험인자이다. 이것들의 치료도 염두에 두어야 한다.
2) 만성기에는 충분한 강압을 도모하는 것이 무엇보다 중요하다.
3) ACE 저해제〔이미다프릴(imidapril), 페린도프릴(perindopril)〕, ARB〔발살탄(valsaltan), 올메살탄(olmesartan), 텔미살탄(telmisartan), 칸데살탄(candesartan), 로살탄(losartan)〕가 제1 선택제가 되는 경우가 많다.
4) 스타틴이나 칼슘길항제에는 내막중막복합체의 비후의 진전 억제 효과가 있을지도 모른다.
5) 흡연, 음주 등의 생활 지도도 중요하다.

19 색전성 급성기 뇌경색에서의 혈압 저하에 대해서는?

▶ 대동맥 박리를 의심한다.

해설

1) 대동맥 박리에 수반해 발생하는 색전성 뇌경색이다.
2) 고통 증상이 경도로 뇌의 국소 증상이 눈에 띄는 경우에 대동맥 박리를 간과하기도 한다.
3) 급성기 뇌경색에서는 일반적으로 혈장은 상승하나 혈압이 평상시보다 저하되고 있는 것 같다면, 대동맥 박리를 비롯한 원인 검색을 진행할 필요가 있다.
4) 추골뇌저동맥 박리는, 두통이 초발 증상인 경우가 많다.
5) 뇌기저동맥첨단부 폐쇄증후군(top of the basilar syndrome)은 정신적인 질환으로 오인되는 경우가 있다.

20 간질의 원인은 어떻게 진단하는가?

▶ 병력, 신경학적 진찰, 뇌파, MRI 등을 종합해서.

해설

1) 간질증후군에는 다양한 원인이 있다.
2) 간질의 원인은 소아와 성인으로 구별할 필요가 있다.
3) 간질의 원인은 상세한 병력과 신경학적 진찰에 더해 뇌파, MRI 검사 등에 의해 종합적으로 진단한다.
4) 경련=간질은 아니다. 심장성 실신을 간질로 오진하지 않는다. 한편, 비경련성 간질중첩발작은 정신적인 질환으로 오인되는 경우가 많다.
5) 열성 경련, 알코올 관련성 간질증후군, 약물 관련성 간질증후군, 어린이 간질은 간질 진단을 필요로 하지 않는다.
6) 간질중첩 상태란 발작이 장시간 지속되거나, 발작 사이에 회복 없이 반복해 일어나는 것을 말한다.

21 간질의 초기 치료제. 경련을 멈추는 약제와 발작을 예방하는 약제는?

▶ 다이아제팜과 페니토인, 페노바르비탈

해설

1) 간질의 초기 치료에서는 경련을 멈추는 다이아제팜과 발작을 예방하는 페니토인이나 페노바르비탈이 있다.
2) 다이아제팜은 일시적으로 호흡억제가 나타나는데 이에 당황해 삽관해서는 안 된다. 백(back) 환기를 실시하면 수 분간 자발 호흡은 회복한다.
3) 다이아제팜만으로는 장시간 조절은 어려우므로 동시에 페니토인도 투여한다.
4) 간질중첩에서는 뇌의 hypoxia나 부종을 초래한다. 산소를 투여하거나 글리세롤을 고려한다.
5) 간질중첩에서는 조기에는 고혈당을 초래하지만 2시간 후에는 2차성의 저혈당을 일으킨다. 또, 최초의 30~45분간은 고혈압이 되는데 그 후는 정상화가 되거나 또는 저혈압이 된다. 체온은 상승하는 경우가 많다.

22 항간질제의 선택. 부분발작은? 전신발작은?

▶ 각각 카르바마제핀(carbamazepine), 발프로산나트륨(solidum valproate)

해설

1) 항간질제를 처방하기 전에 우선 환자가 간질 증상이 있음을 확실히 해야 한다.
2) 장기적인 치료제의 선택에는 발작 형태에 대한 진단이 중요하다.
3) 부분발작에는 카르바마제핀이, 전신발작에는 발프로산나트륨이 권장된다.
4) 카르바마제핀의 부작용으로 실조나 재생불량성 빈혈이 있다.
5) 발프로산나트륨에서는 고암모니아 혈증에 주의한다.

23 파킨슨병의 4대 증상은?

▶ 안정 시 진전, 경축, 운동완만증, 자세불안정

해설 1) 파킨슨병에서는 중뇌흑질 치밀층의 도파민성 신경세포가 변성한다. 잔존하는 세포가 20% 이하가 되면 증상이 출현한다.

2) 파킨슨병의 4대 증상은 안정 시 진전, 경축, 운동완만증 그리고 자세불안정이다. 병 초기의 운동 증상(안정 시 진전, 경축)은 일측성이다.

3) 정신 증상, 자율신경장애, 인지기능장애 등의 비운동 증상에도 주목한다.

4) 파킨슨 증후군이란 파킨슨병의 증상(파킨슨증)을 나타내는 질환군의 총칭이다.

5) 파킨슨 증후군 중에는 뇌혈관성 파킨슨증과 약물성 파킨슨증이 많다. 안정 시 진전은 적고, 보행장애나 양측성의 경축을 나타내는 경우가 많다.

6) 약물성 파킨슨증의 원인에는 할로페리돌(haloperidol), 설피리드(sulpiride), 메토클로프라마이드(metoclopramide) 등이 있다. 약물 개시부터 발생까지의 기간은 개인차가 크다.

24 파킨슨병의 치료선택은?

▶ 약물 치료가 기본, 그 밖에 심부뇌자극 요법

해설 1) 파킨슨병의 치료제에는 L-DOPA, 도파민 수용체 작용제, MAO-B 저해제, COMT 저해제, 항콜린제, 아만타딘(amantadine), 드록시도파(droxidopa)가 있다.

2) L-DOPA는 DOPA 탈탄산효소저해제인 칼비도파(carbidopa)(menesit®, neodopaston®), 또는 벤세라지드(benserazide)(EC dopar®, madopar®, neodopasol®)의 합제이다.

3) 도파민 수용체 작용제는 맥각계의 브로모크립틴(bromocriptine)(parlodel®), 페르골리드(pergolide)(permax®), 카베르골

린(cabergoline)(cabaser®), 비맥각계의 타리펙솔(talipexole)(dormin®), 프라미펙솔(pramipexole)(bi sifrol®), 로피니롤(ropinirole®)이 사용 가능하다.

4) 도파민 수용체 작용제의 부작용으로서 심장판막섬유증, 폐섬유증, 수면발작이 있다.
5) 병적인 도박, 성욕 항진과 치료와의 관련성이 문제시되고 있다.
6) 트리헥시페니딜(trihexyphenidyl) 6 mg/일을 2년 이상 사용한 군은 그렇지 않은 군에 비해 노인반(senile plague)의 수가 많다고 하는 보고가 있다.
7) 심부뇌자극 요법의 적응은 L-DOPA의 반응성, 연령, 정신 증상, 합병증 등을 고려해 결정된다.
8) 현재 시상중간복측핵, 담창구내절, 시상하핵, 각교피개핵의 심부자극이 실시되고 있다.

25 다계통위축증(MSA)에서의 천식에 대해서는?

▶ 내과에서의 긴급 상태

해설

1) MSA는 일본에서 가장 많은 산발성의 척수소뇌변성증이다.
2) 식사 중에 실신을 일으키는 경우가 있다.
3) 불면증을 호소하는 경우 야간 빈뇨의 유무를 확인한다. 항이뇨호르몬의 분비 리듬에 장애가 있다면 데스모프레신(desmopressin)의 점비가 효과적이다.
4) 수면시 무호흡증후군을 합병하기 쉽다. NPPV가 유효하다.
5) MSA 환자의 천식은 내과에서의 긴급 상태이다. 성대 외전마비를 일으키거나, 삽관 · 기관절개가 필요해진다. 다만 호흡근 마비는 일어나지 않는다.

26 일본의 척수소뇌변성증(SCD) 유전성과 산발성의 비율은?

▶ 유전성 35%, 산발성 65%

해설 1) 일본의 척수소뇌변성증(SCD)은 유전성이 35%, 산발성은 65%이다.
2) 유전성에서는 Machado–Joseph 병이 가장 많다.
3) 치상핵적핵담창구 시상하핵 위축증은 약년 발생에서는 간대성 근경련 간질이 주 증상이며, 성인 발생에서는 소뇌실조가 주 증상이다.
4) CAG 리피트의 신장과 임상 증상에는 상관 관계가 있으며, 발생 연령과는 역상관 관계이다. 또 표현촉신현상이 나타난다.
5) 소뇌의 위축 정도와 임상 증상의 중증도와는 반드시 일치하지 않는다. 고령 발생에서는 약년 발생자에 비해 위축의 정도가 강하다.
6) 일본에서 가장 많이 나타나는 상염색체 열성 유전성 SCD는 안구운동실행과 서알부민혈증을 수반하는 조발형 척수소뇌실조증이며, 임상 증상은 Friedreich 실조증과 유사하게 나타난다.

27 일본의 3대 인지증은?

▶ 알츠하이머병, 레비소체형인지증, 뇌혈관성 인지증

해설 1) 일본에서의 3대 인지증은 알츠하이머병, 레비소체형인지증, 뇌혈관성 인지증.
2) 인지증의 중심 증상은 필수적인 증상이나 주변 증상에서는 개인차가 있다.
3) 이러한 주변 증상은 간병인을 고민하게 만드는 큰 원인이 된다.
4) 레비소체형인지증은 주의 · 각성 레벨의 변동이 나타난다. 변동의 시간 간격은 짧다. 또, 기억장애에 비해 성격의 변화나 정신증상, 환시가 눈에 띈다. 항정신병제에는 과민성을 나타낸다.

5) 전두측두형 인지증, 진행성 실어(어의성 실어, 진행성 비유창성 실어)는 anterior type으로 분류되며 알츠하이머병, 진행성 핵상성 마비, 피질기저핵변성증은 posterior type으로 분류되고 있다. 그 외에도 고령자 tauopathy로서 기은과립성 인지증이나 변연계 신경원섬유변화형 인지증이 있다.
6) 두부 MRI(voxel-based specific regional analysis system for Alzheimer's disease, VSRAD), SPECT(three dimensional stereotactic surface projection, 3D-SSP), MIBG 심근 신티그래피는 유용한 검사이다.

28 근위축성 측삭경화증(ALS)은 어느 곳에 장애가 일어나는가?

▶ 운동뉴론

해설

1) ALS는 운동뉴론이 선택적으로 장애가 된다. 구음장애나 연하장애 등의 구증상에서 시작해 사지의 근력 저하가 눈에 띄지 않는 진행성 구마비라고 칭해지는 한 형태가 있다.
2) 변형성 경추증의 합병은 적지 않게 일어난다.
3) 외안근 마비, 직장방광장애, 욕창(음성 3징후), 감각장애, 소뇌징후, 추체외로 징후, 인지장애는, 말기까지 발생하지 않는다.
4) 위루는 폐활량이 50%를 밑돌지 않는 시기에 만든다.
5) ALS의 10%가 유전성이다. 그 중 20%에서 상염색체 우성 유전성을 나타내는 가족성 ALS는 구리 · 아연 슈퍼옥시드 디스뮤타아제(Cu/Zn superoxide dismutase, Cu/Zn SOD)의 변이이다.
6) 산발성 ALS에서는 TAR DNA-binding protein-43kDa가 신경세포에 축적해 있는 것이 보고되었다. 이 단백은 전두측두엽형 변성증으로도 출현해 유비키틴(ubiquitin) 양성 봉입체의 구성 단백이다.

29 다발성 경화증의 탈수 병변의 특징은?

▶ 시간적 · 공간적으로 다발한다.

해설 1) 다발성 경화증은 시간적 · 공간적으로 다발하는 중추신경계의 탈수 병변이다.

2) 다발성 경화증은 시신경과 척수에서 주로 장애가 일어나는 시신경척수형(optic-spinal MS, OSMS)과 대뇌 · 소뇌에서 주로 장애가 일어나는 통상형(conventional MS, CMS)으로 나눌 수 있다. 일본에서는 OSMS가 많다.

3) neuromyelitis optica/Devic 병에서는 NMO 특이항체(NMO-IgG)가 검출된다.

4) OSMS 중에서 3추체 이상의 길이를 갖는 병형(longitudinally extensive spinal cord lesion)에서는 NMO-IgG가 양성이 되는 경우가 많다.

5) NMO IgG의 대응 항원은 aquaporin-4이다. Aquaporin-4는 astrocyte의 endfeet에 발현하는 물채널 분자이다.

30 중증 근무력증(MG). 신경근접합부 전달장애의 원인은?

▶ 아세틸콜린 수용체에 대한 자가항체

해설 1) MG는 아세틸콜린 수용체를 표적으로 하는 자가항체의 존재에 의해 신경근접합부의 전달에 장애가 일어나는 질환이다.

2) 복시, 안검하수로 발생해 피로감을 나타내는 경우가 많다. 증상에 일중변동이 있다.

3) 저빈도 반복자극시험(Harvey-Mastland test)에서 waning을 나타낸다. 텐시론 시험은 양성이 된다.

4) 항 아세틸콜린 수용체(Ach-R) 항체값과 중증도와의 사이에 상관 관계는 없다.

5) 전신형에 비해 안근형에서는 항 Ach-R 항체의 양성률은 낮다.

6) 항 Ach-R 항체 음성의 전신형에서는 항 MuSK 항체가 양성이 되는 증례가 존재한다.
7) 스테로이드를 투여할 때에는 초기의 악화에 주의한다.
8) 클리제에는 근무력증과 콜린 작동성 클리제가 있다. 모두 호흡에 대한 관리가 중요하다.

31 Lambert-Eaton 근무력증후군(LEMS)의 원인은?

▶ 신경자극으로 유리된 Ach 양자 수의 감소라고 하는 신경종말측의 이상

해설

1) LEMS는 신경자극으로 유리된 Ach 양자 수의 감소라고 하는 신경종말측의 이상이 그 원인으로 여겨지는 방종양성 신경증후군이다.
2) 사지근위부의 근력 저하, 피로감 및 구갈 등의 자율신경 증상을 나타낸다. 심부반사는 저하한다.
3) 60%는 폐소세포암을 합병한다. 소뇌실조를 나타내는 예에서는 대부분이 폐암에 합병하고 있다고 생각해도 좋다. 다만, LEMS의 30%에서는 암은 발견되지 않는다.
4) 고빈도 반복자극시험에서 waxing을 나타낸다. 초발의 복합근활동전위의 진폭이 낮은 것이 중요하다. 저빈도 반복자극시험에서의 waning은 MG, LEMS 모두 나타난다.
5) 종양에 대한 항체가 시냅스 전의 전위의존성 칼슘채널(VGCC)과 교차 반응하는데 이것에 장애를 일으킨다. 85%에서 항 P/Q형 VGCC 항체가 양성이 된다.
6) 암합병례에서는 이 근치적 치료가 우선된다. LEMS에 대해서는 단순혈장교환, 대량면역 글로불린 정주 요법의 유효성이 알려져 있다. 비암합병례에서는 MG의 치료에 준하는 것이 많다. 3, 4-디아미노피리딘(diaminopyridine), 혈장이중막여과, 면역흡착은 이후 검토가 필요하다.
7) 방종양성 소뇌변성증은 항 Yo 항체 양성(난소암, 자궁암), 항 Hu 항체 양성(폐소세포암), 항 Ri 항체 양성(유방암), Hodgkin 림프종, LEMS로 나타난다.

32 급성 발생의 사지 마비에 대해서는?

▶ Guillain-Barre 증후군(GBS), 경추장애, 주기성 사지 마비를 의심한다.

해설 1) 급성 발생의 사지 마비에서는 우선 GBS를 의심한다. 경추장애, 주기성 사지 마비도 염두에 둔다.
2) GBS 초기에는 말초신경의 전도 속도는 유지되고 수액검사에서도 단백세포 해리는 나타나지 않는다.
3) 운동 마비의 정도와 심부반사의 경과를 쫓는 일이 무엇보다 중요하다. 시간 단위로 변하는 경우도 많다.
4) 중증례에서는 뇌신경 마비를 수반하는 경우가 있다.
5) 고령의 발생이나 절정일 때의 운동 마비가 중증인 경우, 선행 감염으로 설사가 나타났을 경우, 축색형 장애에서는 예후가 좋지 못하다.
6) 만성 염증성 탈수성 다발 신경병증, 다소성 운동 신경병증, 급성 감각성 신경병증도 감별에 넣어 둘 것.

33 신경병증을 수반하는 내과 질환은?

▶ 당뇨병, 갑상선기능저하증, 요독증, 간기능장애, 비타민 결핍증, 악성 종양

해설 1) 신경병증에는 당뇨병, 갑상선기능저하증, 요독증, 간기능장애, 비타민 결핍증, 악성 종양 등 내과 질환에 수반하는 말초신경장애와 유전성 신경병증이 있다.
2) 대표적인 교거성 신경병증(단신경병증)은 장애가 일어나는 빈도가 높은 말초신경(정중신경, 척골신경, 요골신경, 대퇴신경, 대퇴외측피신경, 총배골신경)과 거기에 따르는 임상 증상을 알아 두는 것으로 많은 경우에 대응이 가능하다.
3) 정중신경 마비에서는 단모지외전근의 장애를 수반하며 척골신경 마비에서는 손을 쥐는 것이 불가능하다. 또 요골신경 마비에

서는 신근 · 배굴근의 장애가 일어나거나 수하수증(drop hand)이 되고, 총배골신경 마비에서는 수하수증이 된다. 이러한 교액성 신경병증과 뇌경색을 올바르게 감별하도록 한다.
4) 말초성 안면신경마비(Bell 마비)와 뇌경색의 감별에도 주의한다. 양자에서는 치료법이 다르다.
5) 급성 폴피린증은 의심하지 않으면 진단이 어렵다. 소화기 증상과 급성 이완성 사지마비, 뇌증을 나타낸다.
6) 유전성 운동감각성 신경병증에서는 족하수증과 역 샴페인병 형이라고 일컬어지는 하지원위근의 근위축이 나타난다. 감각장애를 깨닫지 못하는 환자도 많다.
7) 부신백질 이영양증(dystrophy), 이염성 백질 이영양증, Fabry 병, Krabbe 병에서는 말초신경이 장애가 된다.

34 근 이영양증(dystrophy)의 주 병변은?

▶ 근섬유의 변성 · 괴사

해설
1) 근 이영양증이라는 것은 근섬유의 변성 · 괴사를 주 병변으로 가지고, 임상적으로는 진행성의 근력 저하를 나타내는 유전성 질환이다.
2) 성인의 근 이영양증은 근강직성 이영양증이 가장 많다.
3) 근강직성 이영양증은 미오트니아(grip myotonia, percussion myotonia), 흉쇄유돌근의 고도 위축, 전두부 탈모가 나타난다.
4) 안인두근형근 이영양증은 중장년기 발생으로 안검하수, 연하장애가 주 증상이다.
5) 안면견갑상완형근 이영양증의 상당수는 사춘기까지 익상견갑으로 알 수 있다.
6) 지대형근 이영양증은 발생 연령, 증상의 진행도는 다양하고 폼페병과의 감별이 필요한 경우가 있다. 폼페병에서는 호흡근이 장애가 된다.
7) 원위근의 근력 저하를 나타내는 원위형 근병증이 있다.

35 미토콘드리아병의 발생 원인은?

▶ 모친 유래의 미토콘드리아의 변이

해설

1) 미토콘드리아병은 모친 유래의 미토콘드리아의 변이에 의해 발병한다.
2) 변이 mtDNA와 정상 mtDNA는 하나의 세포 내에 혼재하며 그 비율도 세포마다 차이가 있다.
3) 진행성 외안근 마비, MELAS, MERRF가 미토콘드리아병의 3대 병형이다.
4) 진행성 외안근 마비는 안검하수, 외안근 마비가 나타나는데 복시를 자각하는 경우는 적은 편이다.
5) MELAS라는 것은 mitochondorial encephalomyopathy, lactic acidosis and stroke-like episodes를 말한다. 뇌졸중 증상을 나타낼 때에는 MRI 영상의 이상을 나타내지만 혈관지배에는 일치하지 않는다.
6) MERRF라는 것은 myoclonus epilepsy associated with ragged-red fiber를 말한다. 산대성근경련(myoclonus) 외에 소뇌실조나 경련 및 발작을 나타낸다.

36 뇌척수액압, 뇌척수액단백, 뇌척수액당의 정상치는?

▶ 측와위에서 60~170 mmHg, 15~45 mg/dL, 혈당의 1/2~2/3에서 40~70 mg/dL

해설

1) 뇌척수액검사는 중추신경계에서 일어나고 있는 병태를 파악하는데 유용하다.
2) 뇌척수압의 정상치는 측와위에서 60~170 mmHg이다. 측와위에서 40 mmHg 이하이면 저수액압, 200 mmHg 이상이면 두개내압항진이라고 생각해도 좋다.
3) 뇌척수액단백은 요추부에서 15~45 mg/dL이 정상치. 뇌실에 가까운 만큼 낮은 값이 된다.

4) IgG의 함량은 1~4 mg/dL가 정상치이며, 뇌척수액단백의 15% 이하이다. IgG 인덱스는 0.86 이하가 정상이다.
5) 뇌척수액 중 당은 혈당의 1/2~2/3이며, 40~70 mg/dL 정도이다. 혈당의 값이 뇌척수액에 반영되는 것은 1~2시간 후이다.
6) 배양검사에서는 수막염균이 고려될 때는 실온에서 보존하며, 그 외의 세균, 결핵균, 진균이 고려될 때는 4℃의 냉장에서 보존한다.

37 말초운동신경의 전도속도 저하와 복합근활동전위의 장애. 신경의 장애부위는?

▶ 각각 수초와 축삭

해설

1) 말초신경의 전도속도검사(nerve conduction velocity, NCV)는 운동신경의 전도속도검사와 감각신경의 전도속도검사로 크게 구별된다.
2) 운동신경의 전도속도검사에서는 잠시, 운동신경의 전도속도(motor nerve conduction velocity, MCV), 복합근활동전위(compound muscle action potential, CMAP)를 확인한다.
3) 감각신경의 전도속도검사에서는 감각신경의 전도속도(sensory nerve conduction velocity, SCV), 감각신경활동전위(sensory nerve action potential, SNAP)를 확인한다.
4) NCV 검사는 최대의 전도속도를 평가하고 있기 때문에 소경유골수섬유나 무골수섬유 등 전도 속도가 느린 성분의 평가는 곤란하다. 따라서 NCV 검사가 정상이라고 해서 신경장애가 없다고는 할 수 없다.
5) 단순화 시켜보면 MCV의 저하는 수초의 장애를, CMAP의 장애는 축삭의 장애를 반영하고 있다고 생각해도 좋다.
7) F 파는 척수전핵세포에서 α 운동신경말초까지의 경로를 평가하고 있다.

8) H 파는 감각신경(GIa 섬유)을 웃돌고, 단 시냅스성으로 척수전핵세포를 흥분시켜, 알파 운동섬유를 순행성으로 전도한다. 따라서, 이 경로를 평가하게 된다.
9) 바늘근전동검사를 단순화 해 해석하면 운동단위전위는 근원성 변화로 저진폭에 지속시간은 짧아지고, 신경원성 변화로 고진폭에 지속시간은 길어진다.

38 유발전위검사의 종류는?

▶ 체성감각유발전위(SEP), 시각유발전위(VEP), 청성감각유발전위(ABR)

해설

1) 체성감각유발전위(SEP)는 척수 병변의 유무나 고위 진단에 이용된다. 정중신경은 C5–C7의 루트에서 척수로 들어가 척골신경은 C7–Th1의 루트로부터 들어온다.
2) 시각유발전위(VEP)는 시신경이나 시색, 시각전도로의 이상을 검출할 수 있다.
3) 청성감각유발전위(ABR)는 청각전도로의 이상을 검출할 수 있다. 10 ms 이내의 반응은 수면, 의식 상태, 약물 등에 의한 영향이 적고 청신경, 뇌간의 이상 진단에 이용된다.
4) 순목반사(brink reflex)는 삼차신경을 구심로, 안면신경을 원심로로 하는 뇌간반사의 신경전도를 평가하는 검사이다.
5) 교감신경피부반응(sympathetic skin, SSR)은 polysynaptic인 체성교감신경반사이다.
6) 심전도의 R–R 간격의 주파수 분석에서는 고주파 성분이 미주신경심장지(부교감신경)의 활동에 해당한다. R–R 간격의 변동계수(CVR–R)는 부교감신경을 반영하고 있다.

정신건강의학과편

1 심신증은 병명인가?

▶ 그렇지 않다. 심신증은 병태를 나타내는 말이다.

해설 1) 심신증은 병명은 아니다. 각종 질환의 배경에 심신 상관이 시사된다면 그러한 병태를 설명하는 말로서 심신증이 있다.

2) 일본심신의학회에 의하면 심신증의 정의는 아래와 같다.
'신체질환 중에서 그 발생이나 경과에 심리사회적인 인자가 밀접하게 관여하고, 기질적 내지는 기능적 장애가 인정되는 병태를 말한다. 다만, 신경증이나 우울증 등 다른 정신장애에 따르는 신체 증상은 제외한다.

3) 기관지 천식을 예로 들어 보면, 심리사회적 인자의 관여가 큰 환자도 있는 반면, 감염이나 심질환의 악화 등 신체적 요인이 큰 환자도 있다. 심신증의 병태가 고려된다면 기관지 천식(심신증)으로 병명을 표기한다.

출처 일본심신의학회 교육연수위원회, 심신의학의 새로운 진료지침. 심신의 31 : 537-576, 1991

2 정동 스트레스가 작용하는 3가지의 계?

▶ ① 내분비계, ② 자율신경계, ③ 면역계

해설 1) 정동 스트레스는 대뇌피질, 대뇌변연계, 시상하부를 자극해 뇌하수체 부신피질계의 호르몬 분비나 말초신경, 자율신경계의 신경전달물질에 영향을 주어 한층 더 그것들을 개입시킴으로서 면역세포의 활성화에도 영향을 주고 있다.

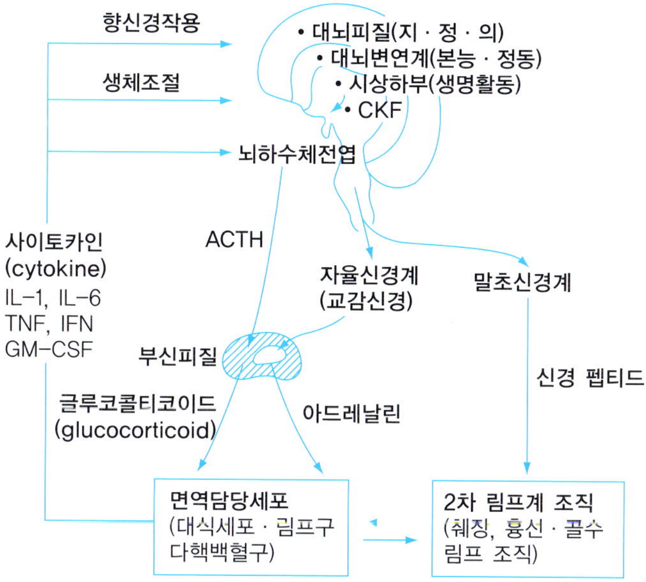

▶ 뇌 · 신경 · 면역에 의한 생체조절기구

3 우울증 환자는 처음에 심리 전문의에게 진찰받게 한다?

▶ 그렇지 않다. 우울증 환자의 60~70%는 우선 신체 각과를 방문하도록 한다.

해설

1) 우울증은 시점유병률 약 5%, 생애유병률 10~20%로 널리 나타나는 질환으로, 그 대부분은 처음부터 심리 전문의에게 진찰받게 할 필요는 없다.

2) 우울증 환자의 60~70%는 처음에는 신체 각과에서 진찰을 받는다. 두통으로 시작되면 내과나 뇌외과에서, 요통으로 시작되면 정형외과에서 진찰받게 한다.

3) 우울증은 일반 내과의가 진찰하는 경우가 많은 common disease 중 하나이다.

4 항우울제의 3가지 입문제는?

▶ ① SSRI, ② 밀나시프란(milnacipran), ③ 설피리드

해설 1) 항우울제의 종류는 많아 어떤 것을 이용할 것인가 망설이는 레지던트도 많을 것이다. 오늘날 우울증 치료의 상당수는 주치의에 의해 담당되고 있으나, 레지던트도 어느 정도는 항우울제를 공부해 두는 편이 바람직하다.

2) 레지던트에게는 ① SSRI〔선택적 세로토닌 재흡수 억제제, 팍실®(paxil®), 데프로멜(depromel), 루복스(luvox), 제이조로프트(jeizoroft)〕, ② 밀나시프란(toledomin), ③ 설피리드(dogmatyl®, abilit®) 등으로 입문하는 것을 권장한다.

3) 고전적인 삼환계 항우울제는 구갈, 변비 등의 부작용이 심하고 또한, 심억제작용 때문에 대량 복약에 의해 QT 연장, 심정지를 초래하는 경우가 있다. 상기의 3가지 항우울제는 비교적 부작용이 적기 때문에 먼저 이것으로 항우울제를 사용하는 것에 익숙해져 가는 것이 좋겠다.

4) 약물에 대한 상세한 설명은 전문서적에 맡기겠지만, SSRI에는 구토, 식욕 부진이 많고 대사 효소의 관계에서 병용이 금기되는 약제나 주의해야 될 약제가 몇 가지 있다. 밀나시프란에는 배뇨장애가 있다. 설피리드에는 추체외로 증상, 젖 분비나 생리불순, 나아가 젊은 사람에서는 자살의 위험을 높인다는 보고도 있어 24세 이하에서는 많은 항우울제는 신중하게 투여되고 있다.

5 패닉장애 치료의 제1선택제는?

▶ SSRI

해설 1) 오늘날 패닉장애의 치료에서는 SSRI(선택적 세로토닌 재흡수 저해제)가 제1선택제가 되고 있다.

2) SSRI에는 항불안작용, 항우울작용이 있고 불안을 일으키는 역치를 높여 결과적으로 불안이 생기기 어렵게 하는 기능이 있다. 속효성은 없고, 효과 발현까지는 내복 개시로부터 2~4주가 필요하다.
3) SSRI의 부작용은 적지만, 내복 초기에 구토, 식욕 부진 등이 나타나는 일이 있다. 이러한 부작용은 개시 1주일 이내에 소실되는 경우가 많다.

6 사춘기 여성에서 현저하게 나타나는 이수(쇠약하여 여윔)와 무월경에 대해서는?

▶ 우선 신경성 식욕부진증을 의심한다.

해설

1) 사춘기에 극도의 이수와 과도한 편식을 나타내는 질환으로서 신경성 식욕부진증, 이른바 거식증이 있다.
2) 진단 기준으로서 ① 표준 체중의 −15% 이상의 이수, ② 체중 증가와 비만에 대한 공포(병적으로 말라 있는데 한층 더 마르고 싶다고 생각하며 체중의 증가를 무서워한다), ③ 신체 이미지의 장애(병적으로 말라 있는 것을 인정하지 않는다), ④ 무월경을 들 수 있다.
3) 저체중임에도 불구하고 머리의 회전은 예민하며 건강하게 움직이고 있는 것도 특징 중 하나이다. 사춘기 여성에서의 현저한 이수와 무월경에 대해서는 신경성 식욕부진증을 감별의 하나로 들도록.

출처 The American Psychiatric Association: Quick Reference to the Diagnostic Criteria from DSM 4th. 1994(타카하시 사부로, 오노 유타카, 소메야 토시유키 역: DSM4th 정신 질환의 분류와 진단의 안내. 의학서원, 1996)

7 신경성 식욕부진증 환자의 탈수 보정의 주의점?

▶ 천천히 보정하는 것

해설

1) 신경성 식욕부진증 환자가 휘청거림이나 경도의 의식장애를 일으켜 내원했을 때, 저혈당이나 전해질 이상을 조사해 이상이 있으면 보정해야 한다.
2) 그러나 보액을 너무 서두르면 심부전이 되어버린다. 처음으로 응급실에 내원하여 다량의 수액을 받아 급성 심부전에 빠지는 예도 있다. 안전하게 수액을 실시하려면, 처음에는 1일 500~1,000 mL 정도로 수액량을 억제하는 것이 필요하다.

8 신경성 식욕부진증 환자의 영양 보급 시에 주의해야 할 점은?

▶ refeeding syndrome

해설

1) 중도의 저체중인 신경성 식욕부진증 환자가 식사 섭취를 시작했을 때나, 고칼로리의 수액을 받기 시작했을 때, 전해질 균형이 무너지기 쉬워지는 이른바 refeeding syndrome.
2) 저인산혈증이 잘 알려져 있으나 이 외에 저마그네슘 혈증이나 저칼륨 혈증 등도 일으키기 쉽다. 영양 보급 개시 후 수주 간은 특히 주의가 필요하며 전해질 데이터는 주의 깊게 쫓아갈 필요가 있다.

9 과민성 장증후군 치료의 종류는?

▶ 정장제 외, 항우울제, 자율훈련법

해설

1) 과민성 장증후군의 치료에는 폴리카르보필칼슘(polycarbophil calcium)(colonel®, polyful®) 외에 SSRI(선택적 세로토닌 재흡수 저해제, 팍실, 루복스 외)도 유효. 특히 불안이나 긴장을 몹시 호소하고 있는 환자의 경우, SSRI의 효과를 기대할 수 있다.

2) 더욱이 몇 가지 공식에서 자기 자신에게 암시를 거는 자율훈련법도 전신적으로 환자의 긴장을 풀어주어 증상의 완화에 효과적이다.

10 부정형 신체증후군 환자에 있어서 치료의 포인트는?

▶ 증상의 배경을 고려하면서 치료하는 것.

해설 1) 부정형 신체증후군의 배경은 다양하다. 부정형 신체증후군는 불안정하고 소장하기 쉬운 자율신경성 신체증상이며 거기에 알맞은 소견을 얻을 수 없는 병태를 포괄하는 개념이다.

2) 부정형 신체증후군의 배경은 크게, ① 불안, ② 항우울, ③ 정신병적인 것으로 나눌 수 있다(부정형 신체증후군 환자의 임상적인 분류). 그러한 배경을 고려해 불안이 감추어져 있으면 항불안제를, 항우울이라면 항우울제를 중심으로 이용한다. 이것들을 이용하면서 증상의 배경을 탐색해 나간다.

3) 부정형 신체증후군 환자에게 공통적으로 말할 수 있는 것은 신체적 증상이 주위나 의료자와의 의사소통을 위한 무의식적인 수단이 되어 있는 것이다. 신체 증상에는 어떤 일련의 의미가 담겨 있는 것이다.

출처 오오타 다이스케: 레지던트에게 보내는 정신건강의학과의 사고 프로세스. 남산당, 2007

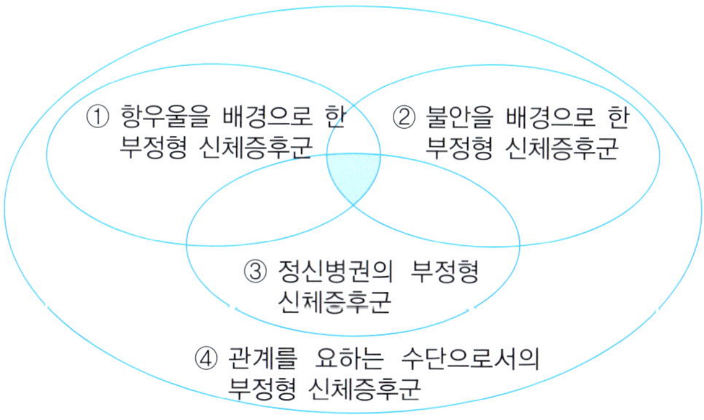

▶ 부정형 신체증후군 환자의 임상적 분류

11 수면제는 어떻게 구분하여 사용하는가?

▶ 수면장애의 형태에 따라

해설 1) 수면장애, 입면장애, 중도각성, 조조각성, 숙면장애로 분류된다. 각각의 형태에 따라 수면제를 구분하여 사용할 필요가 있다.

2) 입면장애에는 초단시간형의 졸피뎀(zolpidem)(myslee®), 조피크론(zopiclone)(amoban®), 트리아졸람(triazolam)(halcion®) 등을 이용한다.

3) 중도각성, 조조각성에는 중간형부터 장시간형의 플루니트라제팜(flunitrazepam)(rohynol®), 쿠아제팜(quazepam)(doral®) 등.

4) 수면제에 의해 오히려 잠이 깨는 기이 반응이나, 다음날까지 약의 효과가 미뤄지는 미루기 효과, 특히 고령자에서 나타나는 휘청거림 및 전도 등에 주의한다.

12 심리 요법의 3가지 기본은?

▶ ① 수용, ② 지지, ③ 안심시키기

해설 1) 특별한 치료법을 배울 것도 없이 많은 임상의는 환자의 기분을 완화시킬 방법을 자연스럽게 습득해 간다. 이러한 일반적 심리 요법의 기본은 ① 수용, ② 지지, ③ 안심시키기 3가지이다.

2) ① 수용(acceptance)은 환자의 호소를 그대로 받아들이며 듣는 것, ② 지지(support)는 환자가 놓여 있는 상황이나 기분에 대해 치료자가 이해를 전하는 것, ③ 안심시키기(reassurance)는 수용을 전제로 하여 환자의 불안을 완화시키도록 치료자가 설명을 하는 것이다.

증례 원인 불명의 복통을 호소하는 환자가 있었다. 환자는 지금까지 몇 군데의 시설에서 '이상 없음', '치료법이 없습니다' 등의 말을 듣고 본 병원을 방문했다. 한 레지던트는 환자의 지금까지의 경위에 열심히 귀 기울여 어떻게든 치료법을 찾아 볼 것을 약속했다. 환자의 완고한 아픔은 그것을 계기로 서서히 가벼워졌다. 심리 요법으로도 개선이 가능하다고 하는 일례라고 할 수 있다.

일반내과편

1 '의사의 윤리 4원칙'이란?

▶ ① 환자의 자기결정권 존중, ② 환자의 이익, ③ 환자에 해를 끼치지 않는다, ④ 사회정의

해설 1) 현대의 히포크라테스의 맹세는 '의사의 윤리 4원칙'이다.
2) 의사의 유리 4원칙이란,
① Respect for autonomy 환자의 자기결정권 존중
② Beneficence 환자의 이익
③ Non-maleficence 환자에게 해를 끼치지 않는다.
④ Justice 사회정의

출처 Beauchamp T, Childress J : Principles of Biomedical Ethics, 5th Edition, Oxford University Press, Oxford, 2001

2 '환자보다 가족을 우선한다'는 무엇이 문제인가?

▶ 환자의 자기결정권 침해

해설 1) 어떤 고령 여성 환자가 한탄했다. '나보다 아들이나 손자가 나의 병상을 더 자세하게 알고 있다'고. 주치의가 환자 본인을 제쳐놓고 가족에게 병상에 대한 설명을 하고 그대로 치료방침을 결정해 버리는 잘못이 끊이지 않고 있다.
2) 의료자에게 '왜 환자 본인에게 설명하지 않습니까?'라고 물으면 '환자에게 말해도 이해하지 못할 것이다(고령자, 특히 여성)', '환자에게 차마 말할 수 없다(암말기 환자)' 등 의사가 멋대로 말할지 말지를 결정하고 있다고 해도 받아들일 수밖에 도리가 없지 않는가, 하는 대답만 돌아올 뿐이다.

3) 이러한 '환자보다 가족을 우선한다' 는 일본의 의료 문화는 '환자의 권리' 에 대한 중대한 침해일 가능성이 높다.
4) 판단력이 있는 환자에게는 자신의 의료 정보를 알 권리, 타인에게 자신의 의료 정보를 알리지 않을 권리(개인정보보호법), 설명을 들은 뒤에 의료자가 권하는 검사 · 치료에 동의 혹은 거부할 권리 등, 의료에 관한 자기결정권이 있다.
5) 환자의 판단에 의문이 있으면(인지증 · 우울증 · 통합실조증 등), 판단력에 대한 평가를 하는 것이 치료의 첫걸음이 된다. 이런 경우에는 MMSE나 HDS-R을 활용하도록 하자(상식9 참조). 의문이 있으면 정신과에 의뢰해 복수의 의사가 평가해 보는 것이 바람직하다.
6) 환자 본인에게 판단력이 없다고 평가되면, 의료에 관한 결정을 하는 대리인을 결정한다(환자 본인의 희망도 존중하지만, '환자 의사의 최선의 추량' 이 가능한 가까운 친족이 타당). 이 경우도 복수의 의사의 합의가 바람직하다.
7) 나쁜 소식도 본인에게 말하는 것이 원칙. 다만, **'알고 싶지 않을 권리'** 도 있으므로, 환자의 의향을 사전에 확인해 둘 필요가 있다. 검사 결과를 아직 모르는 시점에서 모든 환자에게 '만일 결과가 나쁘다면 누구에게 설명하는 것을 희망합니까?' 라고 물어봐 진료 기록에 기록해 두자. 그러면 '자신만 알고 싶다', '가족과 함께 듣고 싶다', '자신은 알고 싶지 않기 때문에 장남이 대신 듣게 하고 싶다' 등, 환자의 희망에 따라 통보가 가능하다.
8) '암 선고를 본인에게 했다' 라고 가족이 의사를 고소한 것은 과거의 이야기. '당사자의 동의 없이 가족에게 의료 정보를 누설한다' 는 것은 '사생활 존중' 이라고 하는 환자의 권리의 침해에 해당한다. 현재는 고소를 당한다고 하면 사생활 침해 외의 문제일 가능성이 높다.
9) '환자 본인에게 물을 수 없다' 는 것은 실은 의료자 측의 문제인 경우가 많다. 고령자나 진행성 암 환자에게 죽음을 포함하는 민감한 문제를 어떻게 꺼내면 좋을지 알지 못하는 것이다.

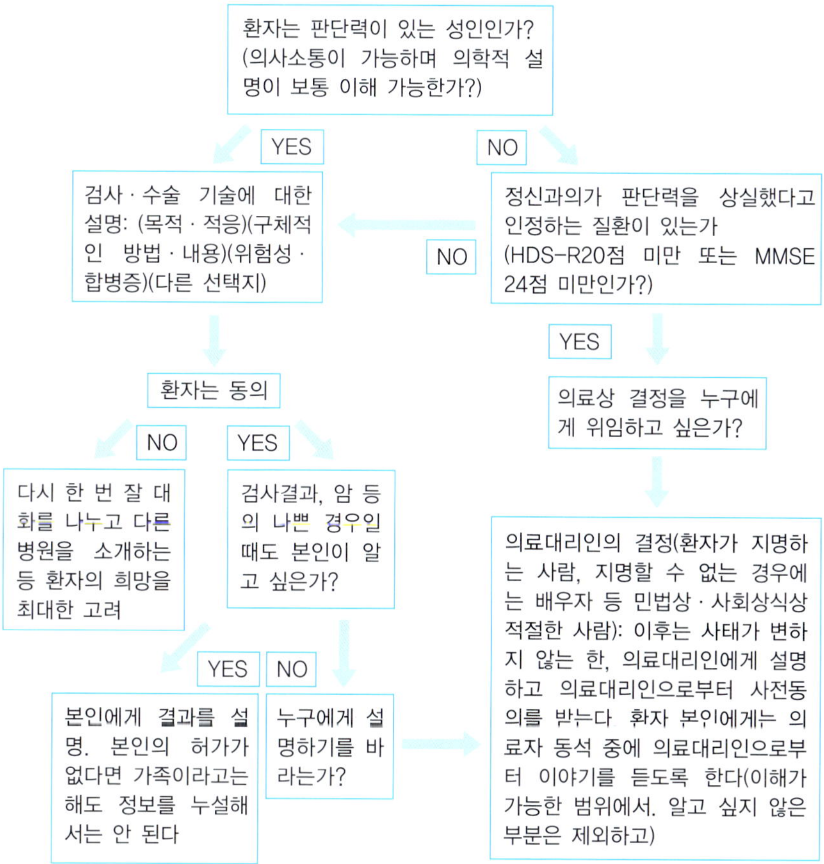

사전동의(Informed consent)의 수순

10) 지금까지의 의학 교육에서는 이러한 '나쁜 소식을 전하는 법', '환자 본인이 어디까지 알고 싶은가를 묻고, 알고 싶지 않다고 하면 적절한 의료대리인을 선정하도록 한다' 등의 사전동의의 문진 기술을 고려하지 않았던 것이 사실이다. 결과적으로, 많은 환자가 진실을 모른 채 억측과 의심 속에서 최후를 맞이하는 것은 비극이 아닐까.

3 의사의 체면, 의학계의 관습, 병원의 이익, 환자의 이익 중 무엇이 가장 중요한가?

▶ 환자의 이익

해설

1) '소개해 주세요라고 말했더니, (의사에게) 나를 신용하지 못하는 것인가라는 말을 들었다', '계열 대학이 아니면 소개해 줄 수 없다' 고 하는 이야기를 아직도 잘 듣곤 한다. 환자의 이익보다 자신의 체면이나 의학계의 오래된 관습을 우선하고 있는 것이다.

2) 환자의 의료 불신은 이러한 의료자 측의 은폐적 · 폐쇄적 체질에도 원인이 있는 것을 부정할 수 없다. 환자에게 있어 모든 면에서 최선을 다하기 위해서는 자존심이나 오래된 관습을 뛰어넘어 전문성 있게 행동하도록 하자.

3) '소개장과 자료를 지참했는데 검사를 전부 다시 하는 바람에 몇십 만원이나 들었다' 고 하는 이야기도 자주 듣는다. 과거의 자료를 전의로부터 받아서 검토하고 불필요한 검사는 반복하지 않도록 하자. 환자의 경제적 부담을 최소한 줄일 수 있도록 검사 계획을 효율적으로 짜거나 의료비 감면 및 보험급여의 신청 서류를 귀찮게 여기지 말고 잘 작성하도록 하자. 국민 전체의 의료비, 환자 개인의 부담 양쪽 모두를 배려하는 의료를 실천해야 한다.

3) 의료는 영리목적으로 실시해서는 안 된다. '생산고 지불(과잉 진료에 대한 유혹)' 과 DPC(과소 진료에 대한 유혹)' 와 '방위 의료(보신을 위한 과잉 검사 · 위험한 다리는 건너지 않는 위축 의료)' 의 틈에서 환자의 이익과 안전을 위해 과잉 및 부족이 없는 의료를 실천하자. 이를 위해서도 사회적으로 타당한 진료 보수 제도를 위해 의사도 적극적으로 발언하도록 하자.

4) 의료의 유효성과 위험성의 균형에 있어서도 환자의 이익을 최우선으로 하는 것은 말할 필요도 없다. 치험 등의 연구목적에서 안전성이 확립되어 있지 않은 '최신' 치료는 자칫하면 환자에게 부족한 설명이 되곤 했다. 그러한 과거가 심각한 의료 불신을 낳았다(의학 연구의 윤리에 대해서는 4참조).

5) 자신이나 병원의 우수 분야나 수익에 집착하지 않고 어느 쪽으로도 치우치지 않는 의료 정보를 제공하며, 환자가 최선의 선택

을 할 수 있도록 돕는다. 환자가 희망하면 second opinion을 위해 자료를 첨부하고 소개장을 작성한다.

4 '히포크라테스의 맹세'의 처음은?

▶ Do No Harm. 환자에게 해를 끼치지 말라

해설 1) 바이러스성이라고 생각되는 인두염에 대해 가볍게 생각해 항생물질을 투여하면, Stevens-Johnson 증후군(중독한 부작용)을 일으키고 만다. 좋은 의도로 했던 일조차 결국에는 해가 되는 것이 의료인 것이다. 하물며 반드시 필요성이나 긴급성이 없는 것이라면 무리하게 위험을 일으킬 필요는 없다.

2) 환자를 불안하게 해서는 안 된다, 라고 하며 위험성을 의료자만의 문제로 두어 의료를 감행하는 시대는 끝났다. 위험이 있다면 있는 그대로 환자 및 가족에게 전해 동의를 얻도록 한다. 환자의 일시적인 불안이나 우울 반응이나 혼란을 두려워하지 말고 성의 있게 사전동의를 얻도록 한다.

3) 새로운 치료법인 만큼 안전성이 확립되어 있지 않다. 따라서 환자 및 가족에게 최신 치료를 무턱대고 권해서는 안 된다. 환자의 권리 헌법이라고 하는 '뉘른베르그 선언'은 인체실험의 금지를 골격으로 하고 있다.

4) 새로운 치료를 시도하고 싶은 경우는 우선 과학적 방법론에 근거한 임상 연구를 시작해 위험성을 설명한 뒤에 환자에게 **자주적으로** 치험에 참가하도록 하는 것이 순서. 치험 결과에서 유효성과 안전성이 충분히 입증되지 않는 한, 새로운 치료에 뛰어들어서는 안 된다(**Don't be the first, 앞서지 말라**).

5) 역사가 짧은 신약이나 경험이 부족한 수술을 실시하는 경우는 환자에게 우선 그 미지의 부작용 · 위험성을 잘 설명해 납득시켜야 한다. 의학의 진보에는 시간이 걸린다. 암 환자 등 예후가 불량하다고 통보 받은 환자의 '지푸라기라도 잡는다'는 생각을 악용하는 일은 결코 있어서는 안 된다.

6) 의학 진보의 한계를 냉정하게 인식하면서 환자에게는 따뜻하게 다가가 치료를 하는 것이 무엇보다 중요하다.

5 의료에도 빈부의 차이가 반영되는 것은 당연하다?

▶ 이것은 의료 윤리의 위기적인 사고방식

해설

1) '이 환자는 생활보호 환자로 병실을 잡을 수 없기 때문에 입원이라면 다른 병원을 소개해 주세요' 혹은 '이 환자분은 의원의 친척이니까, 잘 부탁드립니다' 등과 같이 압력을 가했던 경험은 없는가?
2) 격차 사회라고는 하지만 '의료에도 빈부의 차가 반영되는 것은 당연하다'는 하는 생각이 나오기 시작했다. 이것은 의료 윤리의 위기다. 환자를 차별해서는 안 된다. 인종 · 성별 · 성적 기호 · 종교 · 연령 · 빈부 · 사회적 지위 · 병의 종류에 의해 환자의 취급을 달리해서는 안 된다(히포크라테스의 맹세).
3) 어떤 환자에게도 항상 경의를 갖고 대우하도록 노력하자. 지불능력에 관계없이 필요한 치료는 베풀 윤리적 의무가 있다. 사회적 약자의 구제도 의료자의 사회적 책무이다. 사회경제적 문제는 사회복지사 · 관공서의 복지과 등 마땅히 그래야 하는 전문가와의 팀 의료로 해결을 향해 최선을 다하도록. 그것을 위한 전화 의뢰나 서류 작성 등은 기꺼이 하도록 하자.
4) 또, 부당한 의료비 억제 정책이나 법 제도나 노동 환경의 미비 때문에 의사가 공정한 의료를 자긍심을 가지고 심신이 건강한 상태에서 실행할 수 없다고 한다면, 의사는 자기 자신을 희생하는 것을 그만두고 여론에 호소하지 않으면 안 된다.

6 의사 한 사람의 능력에는 한계가 있다. 여기서 필요한 것은?

▶ 팀 의료

해설 1) '외과 환자의 수술후감염증이 악화되어도 감염내과에 좀처럼 대진 의뢰가 나오지 않는다' 든가, 반대로 '심내막염이나 중증 췌장염으로 외과로의 대진 의뢰가 늦어져 수술 개입 시기를 놓쳤다' 는 등의 비극은 끊이지 않고 있다. '상담의 벽', '과의 벽', 무엇보다 자신의 마음 속 '자존심의 벽' 을 깨도록 하자.

2) 의학은 일진월보, 전문화 및 세분화 해 의사 한 명의 능력으로는 한계가 있다. 환자에 대한 최선의 치료를 위해서는 의사끼리 서로 정보를 교환하는 일이 무엇보다 중요하다. 또, 영상의학과의나 병리의 등의 전문적인 공헌 없이는 정확한 진단은 불가능하다.

3) 팀 의료도 간호사 · 약제사 · 영양사 · 방사선 기사 · 검사 기사 · 이학 요법사 · 심리 요법사 · 사회복지사 등 다양한 업종에 걸쳐 각각 전문화 및 세분화 되고 있어 의사가 그 전문성을 올바르게 이해해 적절한 지시를 내리는 것이 요구된다. 환자에게 필요하다면 의사에게 팀 의료를 적극적으로 제안할 수 있는 개방적인 분위기가 바람직하다.

4) 고령자의 퇴원 준비는 입원 시부터 ADL이 저하하고 있는 것을 예측해 가족의 간호력을 적절히 평가하고 간호 보험 등의 사회 서비스자원의 도입을 조기부터(입원 당일부터가 이상적) 검토한다. 병원의 사회복지사 · 관공서의 복지과 · 지역의 간호 지원 센터 등의 복지 네트워크를 활용해 환자의 퇴원 후 생활의 질을 보증하지 않으면 원활한 퇴원이 될 수 없다.

5) 의사는 이러한 의료복지 네트워크에 있어서 리더적 존재이다. 바야흐로 의료는 의사 한 명으로 이루어지는 시대는 아니라는 점을 인식하고 완고함이나 독선을 버려 자기 능력의 한계를 직시해야 한다. 또한 모두가 힘을 합해 치료하면 환자가 받는 의료의 질이 더욱 향상된다고 하는 자각을 갖고 각각의 전문성을 발휘해 힘을 결집하도록 하자. 전인적인 팀 의료를 실천하는 것이다.

7 의사 개인의 경험주의나 명인이라는 자부심보다 중요한 의료는?

▶ EBM 과학적 근거에 기초한 의료

해설

1) 명인은 눈대중으로 뛰어난 요리를 만들 수 있다. 기온이나 재료에 따라 임기응변, 자유자재인 그 기술을 기본적인 것만 발췌해 과학적으로 수치화 · 보편화할 수 있지 않을까?
2) EBM은 다수의 환자를 대상으로 하는 자료에 기초해 눈앞에 있는 환자 개인에게 가장 적절한 검사나 치료를 선택하는 '공명정대한 치료'. 의사 개인의 경험주의나 독선이나 재량(기호) 및 '명인이라는 자부심'에 빠질 여지가 많으므로, 오히려 통계적으로 논문을 읽는 객관적인 비판 정신이나 표준 의료를 준수하는 우직함, 환자 중심의 겸허함이 요구된다.
3) EBM에는 일정한 질의 보증은 이루어지나 의사의 주관적 판단은 별로 인정되지 않기 때문에 '요리의 레시피와 같은 의료'라고 하는 비판이 있으나 레시피도 없는 요리보다는 훨씬 평균적인 맛이 보증되지 않을까. 솜씨가 형편없는 요리사가 자기 멋대로 솜씨를 휘둘러 맛이 없는 음식을 만들었다면 그 요리를 입에 대야 하는 쪽의 고통은 이루 말할 수 없을 것이다.
4) 자기 멋대로 실력을 휘두르고 싶어하는 의사도 '자신의 개성이 나타나지 않는다'고 불평하기 전에 우선은 레시피를 곁에 두고 배우고 익혀 환자에게 과부족이 없는 의료를 실시하도록. 명인에 이르는 길은 통계학적 과학적 사고와 권리 존중의 다음 단계이다.

출처 Sackett DL, et al: Evidence-based medicine ; How to practice and teach EBM. Churchill Livingstone, 2000

8 검사 전 확률을 높이기 위해서는?

▶ 정확한 문진과 진찰

해설

1) 젊은 고혈압 환자를 대상으로 '갈색세포종의 선별검사'로서 요중 메타네프린 3분획을 닥치는 대로 실시하면 어떻게 될까? 예를 들어, 이환율 0.1%의 드문 질환에 감도 · 특이도 모두 99%라고 하는(보통은 있을 수 없는 매우 우량한) 검사로 진단하려고 해도, 양성의 2/3는 위양성인 것이다. 이환율 1%라고 해도 위양성률은 50%로 올라간다.
2) 희귀한 병을 의심할 때는 수반 증상이나 가족력 등의 자세한 청취에 의해 검사 전 확률(그 질환 '같음')을 어느 정도 높이고 나서가 아니라면 검사를 해서는 안 된다.
3) 감별 진단은 넓은 범위에서 많이 실시하는 것이 좋으나 그것으로부터 좁혀서 들어갈 때에는 환자의 현 병력 · 환자의 기왕력 · 가족력 · 기호 · ROS(Review of Systems) · 신체 소견 · 루틴 검사치(CBC, 생화학, CRP, ECG, 흉부 X선 등) 등의 정보를 종합해 검사 전 확률을 높이고 다음으로 실시할 검사를 신중하게 결정한다.
4) '검사가 1개 밖에 실시되지 못하면?'이라고 가정하는 것도 좋다. 검사 과잉에 의한 국민 의료비 낭비는 피해야 한다. DPC 시대에는 필요한 사고방식이기도 하다. 많이 검사하면 이상치를 나타내는 것은 필연적으로 증가하고(그 중 상당수가 위양성), 이렇게 되면 더욱 더 혼란을 초래할 뿐이다.
5) '검사 전 확률을 높인다'고 하는 것의 중요성은 아무리 강조해도 부족하다. 검사 전 확률을 높이는 방법은 정확한 문진과 진찰이 최선이다.

9 전신의 장기별 증상의 문진 방법은?

▶ ROS(Review of Systems)

해설

1) 환자의 주소나 환자의 기왕력과 전혀 관계가 없어도 전신의 장기별 증상을 일단 물어 두는 것이 ROS 이다.
2) ROS는 개업의(가정의)가 일 년에 한 번 직접 건강검진을 실시하는 구미 등에서 이용되는 문진법으로, 촌각을 다투는 일본의 외래에서는 좀체 도입할 수 없는 방법으로 보이기도 한다. 그러나 상대적으로 시간적 여유가 있는 입원 환자에게 먼저 실시하거나, 외래에서도 전신 증상이나 주소와 관련된 장기만이라도 실시하는 등 현실적으로 도입 가능한 방법을 강구해 적극적으로 실시하기를 권장한다. 이 방법을 통해 기존 진단법으로는 생각지 못했던 결과가 나타나거나 숨겨진 문제가 드러나는 경우도 많으므로, 매우 중요한 문진기술이라 할 수 있다.
3) 가장 중요한 것은 익숙한 보통 언어로 질문하는 것. '야간돌발성 호흡곤란' 은 '밤에 자고 있는 도중, 갑자기 숨쉬기가 어려워져 잠에서 깬 적이 있습니까?' 라는 식으로.

출처 Billings, et al : The Clinical Encounter : A guide to the medical interview and case presentation, Year Book Medical Publishers, 1999

Review of Systems(TSUGUYA HUKUI 편집: 상세하게 설명한 졸업 후 임상연수 가이드북, 나가이서점, 2007)

전신 증상	체중 변화(몇 개월 사이에 몇 kg의 증가 · 감소) · 식욕 · 수면(수면시간, 입안장애, 중도각성, 조조각성) · 전신권태감 · 피로감
안구 증상	안통 · 결막충혈/빈혈/황달 · 유루 · 시력 저하 · 시야협착 · 복시 · 섬휘암점 · 비문증
이비인후 증상	청력 저하 · 이명 · 현기증(회전성인가 비회전성인가) · 미각 · 구강점막 이상 · 사성(목 쉰 소리) · 코막힘
피부 증상	자반 · 출혈반 · 부종 · 황달 · 심마진(두드러기) · 홍반 · 흑자 · 푸른 멍 · 화상 흔적
신경 증상	두통 · 현기증 · 구토 · 저림 · 떨림 · 보행장애 · 근력 저하
심혈관계 증상	흉통 · 심계항진 · 부정맥 · 헐떡임 · 천식 · 혈담 · 야간발작성 호흡곤란 · 보행 시 하지통 · 하지부종
호흡기계 증상	헐떡임 · 기침 · 가래 · 천식 · 코골이 · 주간의 졸림
소화기 증상	복통 · 설사 · 변비 · 변의 성상의 변화 · 명치언저리가 쓰리고 아픈 증상 · 트림 · 복부 팽만 · 황달 · 부종
신장 · 비뇨기 증상	빈뇨 · 배뇨통 · 핍뇨 · 혈뇨 · 배부통 · 부종

생식기 증상	(여성) 월경(최종월경 · 월경불순 · 월경통 · 월경과다 · 무월경 등) · 직물 · 부정 출혈 · 무방비적인 성교력, (남성) 요도분비 · 배뇨장애 · 발기부전 · 무방비적인 성교력
근육 골격계 증상	관절통 · 관절종창 · 요통 · 배부통 · 외상
내분비계 증상	다뇨 · 빈뇨 · 구갈 · 전신권태 · 복통 · 비만 · 여윔 · 심계항진 · 떨림 등
혈액 림프액계	노동 시 심계항진 · 헐떡임 · 손톱의 변형 · 자반 · 림프절 종창 · 발열 · 도한
정신계	불면 · 전신권태 · 집중력 저하 · 초조감 · 자살사고 · 망상
고도 뇌기능	시공간 인식(일시 · 장소) · 기명력(3개의 물건의 이름을 5분간 기억) · 계산력 · 전두엽 기능(교차하는 5각형 · 시계의 그림 시험)

*인지장애가 의심되면 MMSE(Mini Mental State Examination)나 HDS-R(개정 하세가와식 간이지능기능검사)을 시행. MMSE에서 23점 이하, HDS-R에서 20점 이하인 경우에는 판단 능력을 의심하고, 복수의 의사로 인지증의 진단을 확인해 의료에 관한 결단은 본인이 아니고 '건강에 관한 대리인(본인에게 지명하게 한다)'에 위임한다. 사전동의도 '대리인'의 입회 · 서명이 필요. 판단 능력이 없는 환자의 단독 서명은 무효가 될 우려가 있기 때문에(수술의 동의나 치험 등으로는 특히) 그 점에 주의한다.

예방 의학	흡연자에 대한 금연 지도 · 백신(인플루엔자 · 폐렴구균 · B형 간염 등, 일본 후생노동성의 지침을 참조) · 안전한 성교 · 안전벨트 장착 · 운동 습관

10 사회적 입원을 줄이기 위해서는?

▶ 팀 의료와 환자의 사회심리적 배경의 파악

해설 1) 환자의 용태가 안정되어 '퇴원'이라는 기쁜 소식을 전했더니 가족이 난색을 표했다. 물어보니, '이렇게 번거로운 일인데 집으로 돌아가 어떻게 그 수고를 감당할 수 있는가. 가능하면 시설에 맡기고 싶다' 또는 '간호보험 서비스를 받고 싶다'라고. 그런데 시설을 찾거나 관공서에서 수속을 밟거나 하는데 시간이 걸려 입원이 지체되고 만다. 입원 기간이 길어지면 무엇보다 환자에게 나쁜 영향을 주게 된다(원내 감염, 근력 저하 등등).

2) 특히 고령자에게 해당되는 일인데, 회복한 입원 환자를 퇴원시키려면 자택이나 시설의 지원 체제가 필수적이다. 입원한 그 날부터 사회복지사에게 의뢰해 퇴원 준비를 하도록 하자. 고령자에서는 ADL의 레벨을 입원 전까지 되돌리는 것은 곤란한 경우가 많기 때문에, ADL의 저하에 맞추어 자택의 계단이나 계단 높이의 차이, 화장실이나 욕실 및 복도의 난간에 이를 때까지 치밀한 수리가 필요하게 된다. 재활 치료나 일일 서비스 등을 의뢰

할 수 있는 현지 시설도 미리 신청해 둔다면 가족의 부담이 줄어 자택으로의 퇴원을 받아들이기 쉬워진다.

3) 사회적 입원을 줄이기 위해서는 조기부터 지역 의료의 바탕에서 실시되는 팀 의료가 중요하다. 그러기 위해서는 환자의 사회 심리적 배경(ADL 자립도 · 가족 구성이나 가족간 역학 · 인지증의 유무 · 의료대리인은 누군가 등)의 파악이 필수적이다.

11 계통적인 병태생리적 감별 진단법은?

▶ VINDICATE

해설

1) 감별 진단은 계통적으로 실시하지 않으면 간과하기 쉽다. 크게 해부(장기)별 감별 진단과 병태생리적 감별 진단이 있다.
2) 장기별 감별 진단(순환기, 신경, 소화기 등)만으로는 진료과와 중복될 수 있으므로, 여러 과에 걸친 질환의 간과를 피해야 한다.
3) 병태생리적 감별 진단(혈관, 감염, 종양, 변성 등)과 조합의 벡터적 사고가 추천된다. 문진에서의 시간 경과는 물론이고 입체 벡터화하면 감별이 쉬워진다. mnemonics(기억법)는 'VINDICATE' 이다.

   V : vascular
   I : infection
   N : neoplasm
   D : drugs
   I : inflammation/idiopathic
   C : congenital
   A : autoimmune
   T : trauma
   E : endocrine/metabolic

4) 이 감별 진단법이 우수한 것은 vascular(혈관성: 심근경색 · 뇌경색 · 폐색전 · 뇌출혈 등), infection, neoplasm의 3개가 그대로 생명 예후에 관련되는 긴급도 순서로 되어 있다는 점, drug이라고 하는 과소평가되기 십상인 의인성(부작용 · 상호작용 · 고령자의 다제처방) · 사회적(알코올 · 마약 등의 의존증) 질환이 4번째에 위치하고 있다는 점이다.

출처 Differential Diagnosis in Primary Care. R. Douglas Collins(4th edition), Lippincott williams and Wilkins, 2007

12 7개의 예방 의료란?

▶ ① 백신, ② 금연, ③ 영양 지도, ④ 음주 습관, ⑤ 안전 운전, ⑥ 안전한 성교, ⑦ 검진 · 선별검사

해설

1) 성인의 예방 의료를 일상 진료로서 실천하자. 예방을 위한 익숙한 움직임(카운셀링)은 환자의 생명을 실질적으로 구하는 의료 행위이다. 병이 들고 나서는 늦다.
2) 예방 의료에는 ① 백신, ② 금연, ③ 영양 지도, ④ 음주 습관, ⑤ 안전 운전, ⑥ 안전한 성교, ⑦ 검진 · 선별검사가 있다.

13 영국, 미국, 일본. 백신 후진국은?

▶ 일본

해설

1) 일본에서는 약물사고에 의한 B형 간염이나 C형 간염의 피해자가 화제가 되어도, 미디어는 백신에 대해 거의 보도하거나 장려하지 않는다.
2) 미국에서는 모든 신생아에게 B형 백신을 접종시켜 절감을 목표로 하고 있으며, 성인에게도 C형 간염 등 간장병 환자에게 A형 간염과 B형 간염의 백신을 접종해 고위험군 환자(아래의 표 참조)에게는 B형 간염 백신을 접종하고 있다.
3) 일본의 고령자는(영아도 해당) 폐렴구균에 대해 너무 무방비한 상태인 것은 아닐까.
4) 이제 곧 고령자에 대한 대상포진 백신, 젊은 여성에 대한 HPV 백신 등, 새로운 백신이 잇달아 도입되고 있다. 주 치료 의사는 환자의 백신에 대한 오해나 공포감을 설득력 있게 없애고, 적극적으로 백신을 도입시키도록 하자.

5) 아래에서 일본 후생노동성과 영국국민건강보험(NHS)과 미국의 CDC(Center for Disease Control)가 추천하는 성인을 위한 백신을 비교해 본다(미국에서는 의료보험은 임의가입이지만, 보험회사는 CDC가 추천하는 백신은 모두 취급하고 있다).

백신	영국(NHS)	미국(CDC)	일본(후생노동성)
3중 혼합 DTaP〔디프테리아(diphtheriae)·파상풍·백일해〕	(T만)불결한 외상 후	10년 간격으로 65세까지(임산부는 제외)	(T만)불결한 외상 후
불활화 폴리오 IPV (inactivated polio)	의료 관계자는 10년마다	폴리오 유행 지역에의 여행자, 폴리오 바이러스를 취급하는 연구자, 폴리오 이환의 가능성이 있는 환자를 치료하는 의료 관계자	성인에는 적응 없음
인플루엔자균 b Hemophilus influenza type b(Hib)	영아만으로 성인은 적응 없음	겸상 빈혈자, 비장적출 후, HIV/AIDS 환자, 장기이식 환자, 항암제 치료 중인 환자	미도입
수막구균	영아 Meningo-coccal group C(men C), 성인은 적응 없음	기숙사에 들어가는 대학 신입생은 MCV4. 55세 이상은 MPSV4	미도입
폐렴구균 Pneumococcal conjugate vaccine(PCV)	65세 이상 또는 위험이 높은 사람 (비장적출 후 등)	65세 이상 또는 위험이 높은 사람 (심질환 · 신질환 · 당뇨병 · 비장적출 후 등)	비장적출을 받은 사람은 건강보험의 적응이 된다. 그 이상은 임의적으로. 고위험자(의료업계 종사자, 신투석을 받고 있는 사람, 해외장기 체류자 등)
신3종혼합(홍역·볼거리·풍진) MMR(measles, mumps and rubella)	풍진에 면역이 없고 임신 가능성이 있는 여성은 피임을 조건으로 백신 접종 가능	1956년 이후에 태어난 고위험군의 사람 (의료 · 학교 · 군관계자 · 유행 지역으로의 여행자 등)	유행성 이하선염만 성인 적응, 임의
수두	면역부전 환자와 접한 의료 관계자 · 직원	수두에 면역이 없는 사람 전원	임의

백신	영국(NHS)	미국(CDC)	일본(후생노동성)
대상포진	미도입	60세 이상	미도입
인플루엔자 바이러스	65세 이상 전원, 위험이 높은 65세 미만의 성인	금기가 아닌 모든 사람 • 의료 관계자 • 고위험군의 사람 및 그 동거 가족〔임산부 · 50세 이상 · 만성 질환(당뇨병 · 천식 · 심장병 등) · 시설 입소자와 직원〕	• 65세 이상 • 65세 이상 65세 미만으로 심장, 신장 또는 호흡기의 기능에 있어서 자기 신변의 일상생활이 극도로 제한되는 정도의 장애를 갖는 사람 및 사람면역부전바이러스에 의해 면역의 기능에 있어서 일상생활이 거의 불가능한 정도의 장애를 갖는 사람(상기 이외에는 임의)
B형 간염	의료 관계자, 시설 입소자와 시설의 직원, 가족 중에 만성 B형 환자가 있는 사람, 인공투석 환자, 혈우병 등 수혈에 내한 위험이 있는 환자, 유행 지역에 여행 · 부임한 사람, 정주약물중독 환자, 성 교섭 상대가 부정한 사람	의료 관계자, 장애시설 입소자와 시설 직원, 가족 중에 만성 B형 환자가 있는 사람, 인공투석 환자, 초기 신부전 환자, 혈우병 등 수혈 위험이 있는 환자, 유행 지역에 여행 · 부임한 사람, 정주약물중독 환자, 성 교섭 상대가 부정한 사람, 동성애자, 만성 B형 간염 환자와 성 교섭이 있는 사람, 형무소 입소자	고위험자 의료업계 종사자, 신투석을 받고 있는 사람, 해외장기체류자 등
A형 간염	유행 지역으로의 여행자	유행 지역으로의 여행자 · C형, B형 간염을 포함하는 간장병 환자 · 간장이식대기 환자 · 혈우병 환자 · 동성애자 · 정주약물중독 환자	16세 이상, 임의
광견병	바이러스 보균 동물에 의한 교상 후	바이러스 보균 동물에 의한 교상 후	모든 연령, 임의(바이러스 보균 동물에 의한 교상 후
HPV (human papilloma virus)	12, 13세의 여자 (2008년 9월 이후)	11~26세 여성	미도입

(2008년 1월)

14 환자가 흡연자라는 것을 알았다면?

▶ '니코틴 의존증'으로써 금연으로 이끈다.

해설

1) 건강 진단으로 '담배는 몸에 좋지 않습니다'라고 말해도 흡연자는 금연을 권유받았다고는 생각하지 않았다. 이러한 가벼운 발언으로는 메세지가 정확히 전달되지 않는 것이다.
2) 외래 문진에서 흡연자라는 사실을 알았다면, 좀 더 시간을 들여 '담배의 해를 얼마나 알고 있습니까?', '끊고 싶다고 생각했던 적은 있습니까?', '끊을 수 없는 것은 왜라고 생각합니까?' 등과 같이 질문하자. 만약 '의지가 약해서'라고 하는 답이 되돌아오면 '그렇지는 않습니다. 분명하게 말해서 그것은 니코틴 의존증이라고 하는 병입니다. 보험이 적용되는 치료(니코틴패치+카운셀링)를 받아보면 어떻겠습니까'라고 설명하고 금연을 권유하도록.
3) 의사가 이러한 태도를 취하면 아마 흡연자도 금연을 진지하게 생각하게 될 것이다. 의사가 진지하지 못하면 생각은 통하지 않는다.
4) 필자는 감기로 진찰을 받은 환자가 흡연자라는 사실을 알게 되면 저자세로 이렇게 부탁하고 있다. '의사로서 감기에 대해서는 무력합니다. 감기 바이러스에 효과가 있는 항생 물질은 없고, 약은 모두 대증 요법의 위안일 뿐이며 실제로 치료하고 있는 것은 환자분 자신의 면역력입니다. 의사로서 감기를 치료했다고는 말할 수 없고, 오히려 약으로 부작용을 일으키는 편이 겁이 날 정도입니다. 그렇지만, 지금 당신이 감기를 계기로 금연해 주신다면, 이것은 의사로서의 사명을 다한 것입니다. 금연은 틀림없이 당신의 수명을 늘리고 또한 인생의 질을 높일 것이기 때문입니다. 금연을 진지하게 생각해 주시지 않겠습니까?'.
5) 환자가 니코틴 보충 요법(니코틴패치)을 희망한다면 금연 외래(니코틴패치가 보험 진료에서 처방될 수 있는 외래: 일정한 개설 조건을 만족시키는 시설에서 규칙대로 3개월간 5회의 스케줄로 금연에 대한 지도를 실시한다)에 소개한다.

15 효과적인 영양 지도를 하려면?

▶ 우선 '입에 넣은 것 모두'를 기록해 둔다.

해설 1) 영양 지도를 일상 진료 중에 실시하는 것은 어렵다. 팀 의료에서 영양사에 의뢰하는 것이 합리적이다. 그러나 의사가 영양 지도의 중요성을 어느 정도 인식하고 있는지에 따라 영양사나 환자의 의지는 달라진다.

2) '인간은 무엇을 먹고 있는가로 정의된다'라고 말해지는 만큼, 식습관은 그 사람 그 자체이며 따라서 행동변화를 재촉하는 것은 어렵다.

3) 영양 지도는 우선 입 속에 넣은 모든 것을 메모지에 쓰게 하는 것으로부터 시작된다. 쓰고 있는 동안에 자기혐오에 빠지는 것은 당연하다. 하지만 스스로로 눈치채지 못할 정도의 사소한 즐거움의 습관이나 건강을 생각해 매일 먹고 있는 것이, 실은 비만이나 지질이상을 일으키는 원인이 되기도 한다. 전문가에게 지적 받은 뒤에 처음으로 깨닫게 되는 것이다.

4) 영양사와 만날 때는 입 안에 넣은 것 모두를 적은 며칠간의 기록을(최저 2일분) 지참하도록 하자. 그러면 그 사람에게만 초점을 맞춘 정확한 영양 지도를 할 수 있어 아주 효과적이다.

16 알코올 의존도에 대한 선별검사의 질문은?

▶ CAGE

해설 1) 일본 사회는 알코올 상용자에게 관대한 편이다. 음주 운전이야말로 엄중한 사회적 벌칙을 적용해 확실히 뿌리 뽑으려 하고 있지만, 그런데도 심지어 '동승자까지 처벌하는 것은 지나치지 않은가' 등이라고 하는 동정적인 의견이 나오고 있을 정도이다.

2) 간장애(예를 들면 지방간) 환자에게는 '더 이상 간장을 해치지 않기 위해 알코올은 한 방울도 마셔서는 안됩니다'라고 조언하는 것이 의사의 의무이다.

3) 그러나 금연의 메세지가 흡연자에게 닿지 않는 것과 마찬가지로 금주의 메세지도 환자에게는 도달하기가 쉽지 않다. 흡연과 마찬가지로 음주도 '환자의 기호에 따른 것으로 의료자가 운운할 영역은 아니다' 라고 하는 민주적(?)인 사고방식을 갖고 있는 의사가 아직 존재하기 때문이리라.
4) 알코올 의존증으로 간장애가 있는 환자는 오히려 동기를 유발시키기가 쉽다. 간장애가 없더라도 알코올 의존증이 의심되는 환자에게는 우선 음주의 적당량(에틸 알코올 20 g)에 대한 설명부터 하게 된다(아래의 표 참조).
5) 다음에 'CAGE' 를 질문해 알코올 의존도를 선별검사한다. 환자가 술을 줄이거나 끊고 싶어 한다면 정신과와 사회복지사에게 의뢰해 AA(Alcohol anonymous, 금주회)에 입회하도록 한다.

	남성	여성=남성의 반
일본주	180 mL(1 합약)	90 mL
일본주(소주: 25도)	90 mL(반합)	45 mL
맥주	500 mL(중병 1개)	250 mL
와인	240 mL(컵 2잔)	120 mL
위스키	더블 60 mL	더블 30 mL

6) CAGE(Cut, Annoyed, Guilty, Eye-opener)라는 것은
   C: 자신의 주량을 줄여야 한다고 생각했던 적이 있습니까?
   A: 주위 사람에게 '과음한다' 라고 비판받고 짜증이 났던 적이 있습니까?
   G: 자신이 과음한다고 생각해 죄책감을 느꼈던 적이 있습니까?
   E: 아침에 술을 마시거나 해장술을 마신 적이 있습니까?
   (2항목 이상 맞으면 알코올 의존증일 가능성이 있다)

17 교통사고사를 줄이기 위해 건강 진단에서 할 수 있는 일은?

▶ 음주 운전을 금지하고 안전벨트를 착용하도록 권장하는 것.

해설 1) 음주 운전은 말할 것도 없고 그 밖에도 과속, 경험 부족 등이 사고를 부른다. 안전벨트를 착용하고 있으면 사망률이 저하하므로 차에 탈 때는 운전석 및 조수석은 물론이고 뒷좌석에서도 반드시 안전벨트를 착용하도록 한다.

2) 불의의 사고(교통사고 포함)는 전체 사인의 5위에 이르고 있다. 안전벨트의 의의를 건강 진단이나 진찰의 기회가 있을 때마다 알려주는 것이 바람직하다.

18 20~45세 남성과 15~35세 여성 사인의 제1위는?

▶ 자살

해설 1) 교통사고 사망자는 지난 15년간 거의 반으로 감소, 계속 더 줄어들고 있는(1990년 11,227명 → 2006년 6,350명) 것에 비해, 자살자의 수는 계속 증가하고 있어(1990년 21,346명 → 2006년 32,155명), 사인의 제6위에 달하고 있다.

2) 20~45세의 남성, 15~35세의 여성에 있어서는 자살이 사인의 제1위를 차지한다.

3) 자살의 원인은 40~50대에서는 경제 · 사회적 문제가 제1위를 차지하고, 10~30대까지와 60대 이상에서는 병고(신체적 열등감 · 장애의 고통도 포함)가 제1위를 차지한다. 어떤 원인으로 죽음을 선택하든 자살자는 죽기 전에 주위 사람에게 신호를 보내는 것이 대부분이다.

4) 식욕감퇴 · 전신권태감 · 불면 · 집중력 저하 · 무관심 · 다양한 부정형 신체증상 등, 단순한 과로나 우울 상태로 넘겨짚은 사람의 신호를 놓치지 말고 경청하고 우울증 선별검사를 실시하는 한편 자살사고의 유무를 확인하도록 하자(정신건강의학과편을 참조).

19 부자연스러운 외상, 화상, 푸른 멍에 대해서는?

▶ 가정 내 학대를 의심한다.

해설

1) 가정 내 학대 피해자는 소아 · 여성 · 고령자에게 압도적으로 많다.
2) 우선 가정 내 학대의 위험인자로서 실업 등 경제적 불안정 · 학대의 가족력(학대의 연쇄) · 약물 의존 · 인격장애, 고령자 학대의 경우는 간호인이 아들 · 아동 학대의 경우는 의붓자식 등을 인식한다.
3) 다음으로 신체적 · 정신적 학대의 징후(부자연스러운 외상이나 화상 흔적, 푸른 멍 · 체중감소 · 반복성 복통 · 우울증 · 부정형 신체증상 · 피해자의 벌벌 떠는 태도 · 과도하게 자책하는 태도나 가해자의 변호 · 가해자의 과도하게 보호적인 상냥한 태도 등)를 놓치지 않도록 한다.
4) 아동 학대를 의심한 경우는 아동복지법 제25조에 근거해 복지사무소 또는 아동상담소에 통보할 의무가 있다.
5) 고령자의 생명 또는 신체의 중대한 위험이 발생하고 있는 경우는 '고령자 학대의 방지, 고령자 양호자에 대한 지원 등에 관한 법률'(2006년 4월 시행)에 근거해 신속하게 시읍면에 통보할 의무가 있다. 중대한 위험이 생기지 않은 경우에도 신속하게 통보할 노력 의무가 있다.
6) 문제는 배우자에 대한 가정 내 폭력(domestic violence, DV)이다. DV 방지법(배우자로부터의 폭력 방지 및 피해자의 보호에 관한 법률)은 배우자로부터의 폭력이 원인으로 생각되는 상처를 입은 피해자를 발견한 의사는 환자에 대한 비밀을 지킬 의무와 상관없이 배우자폭력상담지원센터(도도부현마다 설립)에 통보하도록 노력할 의무가 있다고 하는 '노력 의무'를 정하고 있는 것뿐으로, 통보 의무는 다하고 있지 않다.
7) 이혼 조정을 신청하게 된 동기 제2위가 남편의 폭력(11,720건 1995년)인 점으로부터 추계해보아도 DV의 피해자는 방대한 수에 달할 것이다.
8) 일본변호사협회의 무료 DV 상담의 통계에 따르면 폭력을 당하고 있는 기간도 10년 이상이 40%에 가깝고 폭력의 정도도 단지 때리고 차는 것뿐만 아니라, 칼을 가지고 위협하거나 머리카락

을 잡아 질질 끌고 목을 조이는 등 격렬한 폭력 행위가 있어 골절이 되거나 후유증이 남는 경우도 적지 않다. 게다가, 가해자의 약 80%는 회사원 · 자영업 · 공무원 등 보통 사회인(언뜻 신사적으로 밖에서는 더할 나위 없는 좋은 남편으로서 행동하는 경우가 많다)이며, 60% 가깝게는 음주나 약물 의존이 아닌데도 폭력을 휘두르고 있다.

9) 피해자가 주위에 남편의 폭력을 호소해도 믿어 주지 않기 때문에 단념하고 참고 사는 경우도 많다. 정신적 학대는 한층 더 주위의 이해를 얻지 못하고, 피해자는 고립되어 결국에는 예속에서 벗어나지 못하고 마는 경우도 드물지 않다.

10) 의료 기관에서 진찰을 받아도 DV라고 말하지 못하거나 숨기려고 하는 피해자가 대부분이므로, 의료자가 적극적으로 의심하지 않는 한 진상은 해명되지 않는다. '당신은 댁에서 신변의 위험을 느끼는 일이 있습니까? 친한 사람으로부터 폭력을 당한 경험이 있습니까?' 라고 하는 질문이 선별검사가 된다.

11) 성희롱보다 훨씬 심각한 인권침해인 DV의 존재에 좀 더 민감해지도록 하자. '부부 사이의 문제' 로 해결되게 한 뒤, 사회복지사나 정신과와의 팀 의료를 실천하고 적극적으로 통보해서 피해자를 구제하도록 하자.

20 HIV 감염자 · AIDS 환자가 해마다 증가하고 있는 선진국은?

▶ 일본

해설

1) 일본은 HIV 감염자 · AIDS 환자가 해마다 증가하고 있는 유일한 선진국이다.

2) 일본에서는 성에 관한 화제의 금기도가 높고, 성감염증(sexually transmitted disease, STD)이 주 치료가 아니고 각 전문과(피부과, 비뇨기과, 산부인과)에서 검사가 더해지기 때문에, STD의 발견 및 제어가 곤란하다.

3) 모든 사람이 기회가 있을 때마다 HIV 검사를 받는 것이 바람직한 이 시대에, 일본에서는 보험에서의 HIV 검사는 제한적으로밖에 실시되고 있지 않다.

4) 일본의 주치의는 이것을 근거로 일상 진료에서 STD를 발견할 기회를 놓치지 않도록 노력해야 한다. 예를 들면:

① B형 간염은 STD로 간주한다. 파트너에게 B형 간염 백신을 권하는 것을 잊지 않도록. (상식13 참조)

② 여성이 방광염으로 진찰되면 월경에 이상이 없는가를 문진하고 만약 의심된다면 요중 클라미디어 검사를 적극적으로 실시하자. 양성이라면 아지스로마이신 경구 1회 투여+세프트리악손(ceftriaxone) 근주 1회(임균도 취급하기 때문에)로 그 자리에서 치료를 종료하고 HIV 검사를 권한다. 안전한 성교(콘돔을 처음부터 끝까지 사용, 파트너의 수 등등)의 카운셀링을 실시한다. 파트너도 치료한다.

③ 남성 요도염은 여성과 비교해 그 증상이 분명해서 임균과 클라미디어 양쪽 모두를 검사 한 뒤에(요도에 면봉을 삽입해 검체를 채취하는 것이 최선), 결과를 기다리지 말고 아지스로마이신 경구 1회 투여+세프트리악손 근주 1회(임균도 취급하기 때문에)로 그 자리에서 치료를 종료하고 HIV 검사를 권한다. 안전한 성교(콘돔을 처음부터 끝까지 사용, 파트너의 수 등등)의 카운셀링을 실시한다. 파트너도 치료한다.

④ 급성 인두염이 클라미디어 · 임균인두염일 가능성 또는 HIV 급성 감염일 가능성을 염두에 둔다. 인두 배양에서의 클라미디어 검출이 불가능한 시설이 대부분이므로, 페어혈청 또는 요 PCR 검사(간접적)에 의한 검사가 된다. 환자에게 짐작가는 부분이 있다면 검사해 둔다. HIV 검사를 권한다(급성 감염에서는 항체가 아니라 RNA 양을 직접 측정한다). 안전한 성교(콘돔을 처음부터 끝까지 사용, 파트너의 수 등등)의 카운셀링을 실시한다. 파트너도 치료한다.

⑤ 입술 헤르베스도 STD일 가능성을 염두에 둔다. 헤르페스 1형인가 2형인가는 관계없다. 환자에게 짐작가는 부분이 있다면 HIV 검사를 권한다. 안전한 성교(콘돔을 처음부터 끝까지 사용, 파트너의 수 등등)의 카운셀링을 실시한다. 파트너도 치료한다.

⑥ 그 외에 아래의 사이트에서 항상 최신 STD 검사 및 치료법을 알아 둔다.

출처 CDC 2006 STD Treatment guidelines
www.cdc.gov/std/treatment/

21 검진의 의의는?

▶ 치료가 가능한 질환을 조기에 발견하는 폭넓은 선별검사

해설 1) 어떤 병기(고혈압 등)로 계속 의료자와 접하고 있고 정기적으로 혈액 검사를 받고 있으므로, 따로 검진하는 것은 필요없다고 생각하는 환자가 있다.

2) 검진의 올바른 의의는 조기 발견이 가능하며 치료가 가능한 질환의 폭넓은 선별검사에 있다. 혈액 검사나 영상학적 검사만이 검진인 것 같이 생각되기 십상이나 넓은 의미에서는 ROS 등 문진에 의한 조기 발견도 포함된다(일본의 의료 제도에서는 국민 한 사람 한 사람에게 지정된 단골의가 없기 때문에, 연 1회의 ROS가 거의 실시되고 있지 않은 것은 유감스러운 일이다).

3) 시읍면 등 지차체가 실시하는 검진이 표준이지만 사적인 의료기관의 건강 진단이나 암 검진, 뇌 검진과 공적 검진에서는 실시하지 않는 검사를 추가하고 있는 것도 많다.

4) 검사는 많으면 많을수록 좋은 것이 아니라 감도 · 특이도가 정당성을 가지는 것에 한정해 실시하는 것이 중요하다(위양성으로 환자 · 가족의 불안을 부추겨 불필요한 침습적 검사로 인해 해를 미치거나 그 반대로 위음성을 간과하거나 하는 우려가 있다. 예를 들면, 이른바 종양 표지자에서는 중년 남성의 PSA, 만성 간염 · 간경변 환자의 AFP의 2개만이 선별검사의 의의가 인정되어 그 이외의 종양 표지자는 이미 병리 진단이 확정된 악성종양의 치료효과 · 재발 · 전이의 판정에 이용해야 하는 것으로 선별검사로서 실시하는 것은 적절하지 못하다.

5) 몇 살에 어떤 선별검사가 타당한가는 나라마다 견해가 다르고 일본 내에서도 지자체에 의해 그 방침이 달라지므로 환자의 인종 · 연령 · 가족력을 고려하면서 환자와 서로 잘 이야기해 선택한다. 결과 설명도 검진 그 자체와 더불어 중요하다. 위양성 · 위음성의 개념도 포함해 결과의 해석을 전하고 추가적인 검사나 치료방침에 대해 적절한 설명과 동의를 얻는다.

6) 검진에 대해서도 EBM이 중요하고, 문헌을 비판적으로 음미하고 국제기준과 비교해 정부나 학회의 지침을 그대로 받아들이

지 말고 눈앞에 있는 환자 각각에 대해서 그 이익을 판단한다.

7) 몇 살까지 검진을 받아야 하는가 하는 증거는 부족하고 합의 사항은 없다. 평균수명을 넘기면 필요없다고 하는 의견도 있다. 이상(많은 경우, 연령 증가에 따라 자연적으로 증가하는 악성 질환이나 혈관성 질환, 퇴행성 질환일 것이다)이 발견된다면 어디까지 치료하는가. 후기 고령자에게는 기계적으로 검진 · 조기 발견 · 치료를 권하지 말고 환자 · 가족 · 주치의 삼자가 서로 잘 이야기해, 인생 최후의 설계=종말기 의료의 희망을 정리해 두는 것이 중요하다.

22 신뢰 관계가 있는 고령자나 진행암 환자에서 조기에 확인해 둘 것은?

▶ 어떤 종말기 의료를 희망하는가

해설

1) 사람은 반드시 죽는다. 누구라도 딱 한 번뿐인 인생의 최후를 가까운 사람에게 둘러싸여 따뜻하게 맞이하고 싶다고 생각할 것이다.
2) 사고나 돌연사 등 이러한 희망이 이루어질 수 없는 경우도 많으나, 암을 포함해 대부분의 병에서는 임종이 다가오는 것을 거의 추정 가능하다. 다만, 그 정밀도는 대개 낮은 편이고 의사와 간호사, 베테랑 의사와 레지던트 사이에 유의한 차이는 없다고 여겨지고 있다.
3) 평균수명을 지난 고령자, 치료 저항성이 있는 진행암 환자 등에서는 어느 정도의 진료 기간을 거쳐 신뢰 관계가 수립되어 있으며 환자의 자기결정능력이 있는 경우 주치의로서 '가까운 장래에 다가올 그 날=심장이나 호흡이 멈추는 날, 먹을 수 없게 되는 날'에 대비해 어떤 종말기 의료를 희망하는가(하지 않는가)를 자세하게 물어 두는 것은 윤리상 극히 중요한 책무라고 할 수 있다.

4) 의료자의 임종추정능력이 미덥지 못한 것이라면 빨리 환자의 희망을 물어 두는 편이 좋다. 가장 흔히 범해지는 잘못은 '다음에, 아직 빠르다' 라고 주저하고 있는 사이에 환자의 임종이 다가와, 다 죽어가고 있는 환자에게 죽음이라는 화제를 말할 용기는 없고, 질질 끄는 바람에 시기를 놓치게 되어 결국 환자가 의사를 표시할 수 없는 상태에 빠지고 만다는 것이다.
5) 윤리적인 종말기 의료(즉, 환자 본인의 의사에 따른 종말기 의료)가 좀처럼 실현될 수 없는 것은 국민이나 매스 미디어에 대한 계몽의 부족도 포함해서 의료자 측에도 문제가 있다고 할 수 있다.

23 '종말기 의료의 희망'에서 최소한 물어 두어야 하는 것은?

▶ 환자의 DNR/DNI의 의사

해설 1) 환자가 의사를 표시할 수 없게 되고 나서 가족에게 종말기 의료의 희망을 묻는 것은 너무 늦다. 본인이 아직 의사를 표시할 수 있는 사이에 만일 의사를 표시할 수 없게 되었을 경우에 대비해 종말기 의료의 희망〔리빙윌(living will), 최악이어도 소생 치료를 바라는지 어떤지〕을 물어 두는 편이 바람직하다.
2) 심장이 멈추었을 때 AED(이른바 전기 쇼크)나 흉골 압박(이른바 심장마사지)을 바라는지 않는지, 호흡이 불충분해 저산소 상태가 되었을 때 삽관을 바라는지 바라지 않는지. 즉 DNR(소생을 바라지 않는다)/DNI(삽관하지 않겠다)에 대해 몸짓, 손짓이나 그림, 사진 등으로 가능한 한 구체적인 이미지를 그려낼 수 있도록 도움을 주면서 환자의 희망을 물어 두도록 하자. 그리고 그 결과는 진료 기록의 눈에 띄는 곳에 구체적으로 기록해 둔다.
3) 가족에게도 환자 본인의 희망이라고 하는 점을 확인시켜 둔다. 동료 의사나 간호사 등 팀 의료 관계자들에게도 이 중요한 정보를 공유한다.

24 사전지시서 = 리빙윌?

▶ 사전지시서=리빙윌+의료대리인

해설 1) 의료의 진보에 수반해 종말기 의료도 복잡해지고 있다. 종말기 의료의 희망으로서 DNR/DNI만으로는 매우 부족하다.

2) 종말기 의료의 희망을 전한 문서는 리빙윌(Living will, 생전에 집행되는 유서)로 불린다. 보통 유서는 사후 처음으로 발효하는 것에 비해 리빙윌은 아직 쓴 당사자는 살아 있으나 의사 표시를 할 수 없는 상태이기 때문에 그 문서대로 의료를 실시할 수 있도록 발효한다.

3) 리빙윌의 형식은 자유로우나 가능한 한 구체적으로 작성해 주었으면 하는 것과 그렇지 않은 것을 말해주는 편이 좋다. 게다가 예상 외의 사태가 일어났을 때 본인을 대신해 본인이 그렇게 희망했을 것이다라고 결단을 내려 주는 대리인(의료대리인, Health care proxy)을 지정해 두면 한층 더 실효성이 높아진다.

4) 리빙윌과 의료대리인 지명을 합해 '사전지시서(advance directive)' 라고 부르는 경우가 많다.

25 의료대리인의 역할은?

▶ 환자 의사에 대한 최선의 추량에 근거해 의료방침을 결정

해설 1) 의료대리인은 환자가 의사를 표시할 수 없는 상태가 되었을 때 '만약 그 환자가 의사를 표시할 수 있었다고 한다면 어떻게 하길 원했을까라는 추량(환자 의사에 대한 최선의 추량)' 에 근거해 의료방침을 결정한다.

2) 의료대리인 개인의 희망이 아니라는 것에 충분히 주의한다.

아래에 사전지시서의 예를 나타낸다.

사전지시서(연명 치료/종말기 의료에 대한 지시서)

나 ________ 는 나의 의료를 담당하고 있는 분들에게 다음과 같이 자신의 의료상의 치료를 지시합니다.

(1) 사고나 질병 등으로 장기에 걸쳐 의식이 없거나 판단력이 없거나 해서 차마 살아 있다고 할 수 없는 상태에 빠져, 의사의 대다수가 기적이 일어나지 않는 한 회복은 없을 것이라고 판단하는 경우는 쓸데없는 연명 치료는 원하지 않는다. 구체적으로는: (○로 체크)

① 심장이 멈추었을 때 혹은 중증 부정맥이 일어났을 때, AED(전기 쇼크) · 흉골 압박(심장마사지)을:

희망한다/희망하지 않는다

② 심장이 멈추었을 때 혹은 중증 부정맥이 일어났을 때, 약제로 혈액을 유지하는 것을:

희망한다/희망하지 않는다

③ 호흡이 멈추었을 때 혹은 호흡부전에 걸렸을 때, 삽관(입이나 코로부터 기관에 관을 넣는다) · 인공 호흡기를:

희망한다/희망하지 않는다

④ 호흡이 멈추었을 때 혹은 호흡부전에 걸렸을 때, 마스크를 고정하여 강제적으로 산소를 보내는 치료를:

희망한다/희망하지 않는다

⑤ 자력으로 먹을 수 없고 혹은 흡인을 반복하게 되었을 때, 경관영양을 큰 정맥으로부터 점적하는 것(중심정맥영양)을:

희망한다/희망하지 않는다

⑥ 자력으로 먹을 수 없고 혹은 흡인를 반복하게 되었을 때, 경관영양을 위나 장에 구멍을 뚫어 (위루 · 장루) 관으로부터 주입하는 것을:

희망한다/희망하지 않는다

⑦ 만성 신부전에서 점차적으로 요독증을 일으켰을 때, 인공투석 요법을:

희망한다/희망하지 않는다

⑧ 구명을 위해 침습성이 높고 성공율이 낮은 수술 등이 필요한 사태가 되었을 때:

희망한다/희망하지 않는다

(2) (1)에서 '희망하지 않는다'를 선택했을 경우는 '가능한 한 고통 없이 모르핀 등으로 잠을 자듯이 온화한 최후를 맞이할 수 있기를 희망합니다. 모르핀 등의 약제를 완화의 목적으로 사용한 것에 의해, 다소 수명이 줄어들어도 어쩔 수 없다는 사실을 이해하며 받아들입니다.

(3) 또, 미리 예측할 수 없는 사태가 일어났을 경우는

(관계______) ________________ 를 의료대리인(의료에 관한 후견인)으로 지명하므로 의료대리인의 판단 및 결정에 모든 것을 맡깁니다.

(4) 의료대리인과 나는 평상시 의료관 · 건강관 · 인생관 등에 대해 서로 잘 이야기를 나누었으며 의료에 관해 내가 어떤 의견이나 희망을 갖고 있는가를 이해시킬 수 있도록 노력합니다.

(5) (4)의 교류에 근거해 의료대리인은 의료대리인 개인의 생각이나 희망이 아니라 내가 만약 의사 표시가 가능하면 어떻게 희망할 것인가라고 하는 추측(최선의 추량)에 근거해 나에 대한 의료방침을 판단 및 결정해 주도록 희망하는 바입니다.

이상을 나는 의식이 청명한 상태에서 냉정하게 숙고해 적었습니다. 이 사전지시서를 의료대리인과 의료관계자가 존중해 주기를 나의 존엄을 위해 진심으로 부탁드리겠습니다.

200__ 년____ 월____ 일

본인
(서명) ____________________

의료대리인(관계:)
(서명) ____________________

증인(관계:)
(서명) ____________________

증인(관계:)
(서명) ____________________

증인(관계:)
(서명) ____________________

증인(관계:)
(서명) ____________________

증인(관계:)
(서명) ____________________

이미 환자가 인지증 등으로 의사를 표시할 수 없는 상태가 되어 가까운 가족 등이 의료대리인으로서 지시하는 경우의 예

사전지시서(연명 치료/종말기 의료에 대한 지시서)

나__________는 (관계:______)의 의료대리인으로서 의사소통을 정상적으로 할 수 있었을 무렵에 서로 이야기했던 것에 기초해 다음과 같은__________의료상의 치료를 지시합니다.

(1) __________ 는 의사소통이 불충분하며 또 복잡한 내용의 일을 스스로 결정하는 판단력이 없습니다. 그러나 가능한 한 질문하여, 기분만큼은 존중하도록 해 주십시오.

(2) __________ 가 의사가 필요하다고 판단해 지시한 검사나 치료에 협력하지 않는 경우: (○로 체크)

① (   ) 그 검사나 치료를 단념하지 않을 수 없어 그 때문에 수명이 짧아질 가능성이 있어도, 그것은 어쩔 수 없는 것으로 받아들입니다.

② (　　　) 구속하거나 전신마취를 하고서라도 그 검사나 치료를 실시해 하루라도 더 수명을 늘려 주세요. 구속이나 마취에 수반하는 위험은 받아들입니다.

(3) ________ 의 상태가 악화되었을 때 다음과 같은 연명 처치에 대해 희망합니다. (○으로 체크)

① 심장이 멈추었을 때 혹은 중증 부정맥이 일어났을 때, AED(전기 쇼크) · 흉골 압박(심장마사지)을:

희망한다/희망하지 않는다

② 심장이 멈추었을 때 혹은 중증 부정맥이 일어났을 때, 약제로 혈액을 유지하는 것을:

희망한다/희망하지 않는다

③ 호흡이 멈추었을 때 혹은 호흡부전에 걸렸을 때, 삽관(입이나 코로부터 기관에 관을 넣는다) · 인공 호흡기를:

희망한다/희망하지 않는다

④ 호흡이 멈추었을 때 혹은 호흡부전에 걸렸을 때, 마스크를 고정하여 강제적으로 산소를 보내는 치료를:

희망한다/희망하지 않는다

⑤ 자력으로 먹을 수 없고 혹은 흡인을 반복하게 되었을 때, 경관영양을 큰 정맥으로부터 점적하는 것(중심정맥영양)을:

희망한다/희망하지 않는다

⑥ 자력으로 먹을 수 없고 혹은 흡인을 반복하게 되었을 때, 경관영양을 위나 장에 구멍을 뚫어 (위루 · 장루) 관으로부터 주입하는 것을:

희망한다/희망하지 않는다

(4) (3)에서 '희망하지 않는다'를 선택했을 경우는 '가능한 한 고통 없이 모르핀 등으로 삶을 사늣이 온화한 최후를 맞이할 수 있기를 희망합니다. 모르핀 등의 약제를 완화의 목적으로 사용한 것에 의해, 다소 수명이 줄어들어도 어쩔 수 없다는 사실을 이해하며 받아들입니다.

200__년____월____일

의료대리인(관계:　　　)
(서명) ____________

증인(관계:　　　)
(서명) ____________

증인(관계:　　　)
(서명) ____________

증인(관계:　　　)
(서명) ____________

증인(관계:　　　)
(서명) ____________

26 의료 안전의 ABCD는?

▶ Anticipate 예견, Behave 좋은 매너, Communicate 청취와 설명, Document 기록

해설 1) 의료 안전의 ABCD란
A: Anticipate 예견(의학적 사상, 환자의 감정적 반응)
B: Behave 깔끔한 매너(침착하고 냉정하며 온화한 태도)
C: Communicate(경청하며 지체 없이 설명)
D: Document(기록 없이 증거 없음. 고치지 말도록)

2) 의료 사고 · 의료 과오가 화제가 되지 않는 날은 없다고 해도 좋다. 의료 행위는 위험이 항상 따라다니는 환자에게 침습적이며 일정한 부작용이나 합병증을 일으키기 쉬운 치료를 복잡한 팀워크로 실시하는 것이기 때문에 당연히 위험을 수반한다.

3) 예기되는 위험으로부터 예방을 위한 시스템과 일어났을 때의 대처 방법을 미리미리 조직적으로 구축해 둘 필요가 있다. 사고는 시스템의 미비나 맹점의 몇 가지가 겹친 순간에 일어난다. 개인을 탓해도 해결은 되지 않는다.

4) 병원에서의 의료 안전 대처에는 적극적으로 협력하도록(사고에 관련하는 리포트를 작성해 보고하는 등). 당신의 환자의 안전은 의료자 각자의, 의료 조직 전체의, 부단하고 세밀한 노력으로서 지킬 수 있는 것이다.

5) 그런데도 아무리 정밀도가 높은 시스템에서도 의료에 100%의 안전을 확신할 수는 없다. 언젠가 의료 사고는 일어난다. 당신의 환자에게도(그리고 필자의 환자에게도). 이때 당신의 환자 · 가족이 당신의 진료 태도 · 설명에 납득해 그 운명을 받아들여 줄까. 이것은 어려운 질문이다. 답은, 아니다. 아니지만, 이 ABCD의 실천이 평소의 예방책으로서 또, 만일 사고가 일어났을 때의 대처법으로서 조금이라도 도움이 되기를 바란다.

출처 다나카 마유미: 레지던트를 위한 위험 관리의 철칙. 의학서원, 인쇄중

완화 치료편

1 완화 의료, 완화 치료는 언제부터 적응하는가?

▶ 환자의 고통이 있으면 진단 전부터라도.

해설 1) 완화 의료, 완화 치료는 종래 생각되어 온 호스피스 치료나 말기 치료와는 조금 다르다. 생명을 위협하는 질환에 수반하는 문제에 직면한 환자와 그 가족에게 조기부터 관련되어, 고통이 되는 증상을 예방하고 발생하면 대응하는 의료이다.

2) 완화 의료는 종말기가 되고 나서 고려하는 것이 아니라, 조기부터 환자의 고통을 완화하는 것이 바람직하다. 진단과 동시에 아니, 진단 전부터라도 환자의 고통이 있다면 적응하도록 한다.

2 완화 의료는 어떤 힘으로 환자를 지지하는가?

▶ 팀의 힘

해설 1) 완화 의료는 혼자서 제공할 수 있는 것이 아니다. 환자가 갖고 있는 다양한 문제에 대해 각 전문 조직이 각각의 전문성을 살려 관련하는 것이 중요하다.

2) 서로의 전문성을 존중하고 각각의 전공을 담당하는 것이 대등한 입장에서 의견을 교환하는 것으로 보다 좋은 의료를 제공할 수 있다. 그리고 좋은 의사소통을 나누는 것으로 서로를 이해하고 나아가 서로를 지지하는 것이 가능해진다.

3) 혼자서 고민하지 말고 팀의 힘으로 환자를 지지하는 완화 의료라고 하는 공동체의 일원이 되는 것이 중요하다.

3 4개의 전인적인 시점이란?

▶ ① 신체적, ② 정신적, ③ 사회적, ④ 영혼적인 시점

해설

1) 환자가 가지는 고통은 신체적인 것만이 아니다. 정신적, 사회적, 영혼적인 문제가 얽히고 얽혀있다.
2) 그러나 의사는 무심코 신체적인 면에만 주목하기 십상이다. 항상 환자가 가지는 여러 가지 문제에 주의를 기울일 필요가 있다.
3) 환자를 진찰할 때는 주문과 같이 제창하자. '신체, 정신, 사회, 영혼적…' 이것이 전인적인 시점이다.

4 입원 환자에게 처음 확인해 둘 것은?

▶ 병상 설명의 희망에 대한 유무, 의사결정대리인, 소생술의 의향

해설

1) 입원하고 처음에 확인하는 것이 병상 설명에 대한 희망의 유무이다. 희망할 때에는 암의 진단 등 괴로운 정보라도 듣고 싶은가, 듣고 싶지 않은가까지 물어보도록 하자. 할 수 있다면 가족도 동석하는 편이 좋다. 환자의 희망을 직접 듣는 것으로 환자의 희망을 가족이 받아들이기 쉬워진다.
2) 이때에도 혹시 급격하게 상태가 악화되어 직접 상담할 수 없을 때에는 누구와 상담하면 좋을지도 물어 두자. 의사결정대리인을 묻게 되는 것이다. 급변의 가능성이 있다는 점도 우회적으로 전할 수 있다.
3) 상태가 나빠졌을 때 소생술의 희망에 대한 유무도 확인해 두도록 하자. 이것은 충분히 신뢰감을 가진 후의 얘기이지만 환자 본인의 희망을 확인하는 것이 중요하다.

5 암의 고통은 참으면 어떻게 되는가?

▶ 신경장애성 통증의 발생, 악화를 초래한다.

해설

1) 암의 고통은 경감할 수 있다. 그러나 '인내는 미덕'이라고 하며 그 고통을 참는 환자가 많다. 고통을 멈추는 것에 대해 편견이나 오해를 가진 환자가 아직까지도 많기 때문이다.
2) '진통제를 사용하면, 몸에 나쁘다. 멈출 수 없게 된다. 중독이 된다. 이윽고 효과가 없어져, 결국에는 극심한 고통 속에서 하루하루를 보내게 된다. 암의 고통은 나아지지 않고 진통제의 부작용은 피할 수 없다.' 등등. 이것들은 모두 오해에서 비롯된 생각들이다.
3) 암의 고통을 참으면 2차세포의 활성화를 초래해 신경장애성 통증의 발생, 악화를 일으키게 된다. 참는 것은 미덕이 아니라 참으면 보다 한층 고통을 악화시킨다. 빠른 진통제의 사용이 무엇보다 중요하다.

6 WHO 암 통증 치료법의 5개 원칙은?

▶ ① by mouth, ② by the ladder, ③ for the individual, ④ by the clock, ⑤ attention to detail

해설

1) WHO 암 통증 치료법은 전세계적으로 어느 과의 의사에게도 사용되도록 다양한 언어로 작성되어 있다. 당신에게도 사용될 수 있다는 것이다.
2) WHO 암 통증 치료법은 다음의 5개 원칙으로부터 구성되어 있다.
   ① 가능한 한 간편한 방법으로 투여한다(by mouth)
   경구투여나 첩부제 사용이 원칙이다.
   ② 효력의 순서로 진통제 선택한다(by the ladder)
   고통의 극심함의 정도에 따라 NSAIDs → 약 오피오이드[옥시코돈(oxycodone), 코데인(codeine)] → 강 오피오이드

〔모르핀, 옥시코돈, 펜타닐(fentanyl)〕의 순으로 사용한다.

③ 각 환자의 고통이 소실하는 양에 맞추어 이용한다(for the individual)
강 오피오이드에는 천장 효과가 없다. 환자의 고통이 없어질 때까지 적절히 증량해 나간다.

④ 시각을 결정해서 규칙적으로 투여한다(by the clock)
암성 통증의 특징은 지속성 통증이라는 점이다. 진통제의 작용 시간마다 정기적으로 투여하는 것이 중요하다.

⑤ 일단 상기의 4원칙을 따른 뒤 섬세한 부분에도 주의 깊게 살피는 것이 중요하다. (attention to detail)
오피오이드는 효과적인 진통제이지만 부작용도 있다. 적절한 부작용 대책을 시행하고 양호한 통증 완화를 꾀하도록 한다.

3) 이상 위의 5개 원칙을 따른 뒤에 진통제의 특징을 잘 파악해 고통을 완화시키자.

7 모르핀과 옥시코돈의 개시 시에 예방 처치가 필요한 증상은?

▶ 울렁거림, 변비

해설

1) 모르핀과 옥시코돈의 투여 개시 시에는 진토제와 하제를 반드시 예방적으로 투여한다. 진토제를 사용하지 않는 경우 울렁거림의 출현은 약 30%, 변비는 거의 모든 예에서 출현한다.

2) 울렁거림이 나타나면 이후의 복용은 심리적으로도 곤란하게 되므로 미리미리 예방적으로 투여하는 것이 중요하다.

① 제토제 플로클로르페라진(prochlorperazine)(novamin®)(5 mg) 3정 #3

② 하제 마그밀정(milmag) 3정 #3 적당히 증감, picosulfate (laxoberon®) 적당히.

3) 울렁거림은 1~2주 안에 내성이 생긴다고 한다. 노바민(novamin) 투여는 2주 안에 중지한다. 그 이상 투여하면 추체외로증상 등 부작용이 생길 수도 있다.

4) 오피오이드(opioid)를 투여하기 시작했을 때나 양을 늘릴 때 졸음 증상이 나타난다. 3~5일 안에 내성이 생긴다고 하기 때문에, 가능한 상태를 지켜보자.
4) 통증이 전혀 없을 때는, 과다투여일 가능성이 있기 때문에 오피오이드(opioid)를 20% 정도 감량한다.

8 암성 통증의 구제. 경구제(좌제)와 주사제의 오피오이드 양은?

▶ 각각 1일량의 1/6과 1/24

해설 1) 암성 통증의 특징은 지속성의 통증에 더해 돌발통이 수반된다는 점이다. 돌발통이란 급격하게 발생하고 비교적 단시간에 가라앉는 통증이다. 돌발통에는 즉효성의 진통제(구제)로 대처한다.

2) 경구제, 좌제의 경우

① NSAIDs를 사용하고 있을 때

인산코데인(20 mg) 1정을 구제로서 사용한다. NSAIDs의 추가 투여는 부작용만 강화시킬 뿐, 진통효과가 추가되는 경우는 없다.

② 오피오이드를 사용하고 있을 때

1. 1일 투여량의 1/6을 1회 투여량으로 한다. 즉, 1일 60 mg의 모르핀이 경구투여되고 있는 경우는 1회 10 mg을 투여한다.
2. 사용하는 것은 염산 모르핀정, 염산 모르핀 수용액(opso®), 염산 모르핀 좌제(anpec®), 옥시코돈(oxinorm®) 등의 즉효성 제제이다.
3. 투여 후 약 1시간 경과해도 통증이 경감하지 않는 경우는 추가 투여한다.

3) 주사의 경우

① 1일 투여량의 1/24, 즉 1시간 투여량을 투여한다.

② 투여하는 것은 주사로 이용하고 있는 것과 같은 제제이다.

③ 투여 후 20분이 경과하더라도 통증이 경감하지 않는 경우는 추가 투여한다.

9 모르핀과 펜타조신(pentazocine)〔또는, 부프레노핀(buprenorphine)〕과의 약리적 관계는?

▶ 부분적 길항제

해설 1) 모르핀과 펜타조신(펜타딘, pentadin®) 또는 부프레노핀(lepetan®)은 부분적 길항제이다. 즉, 일부이지만, 모르핀이나 옥시코돈, 펜타닐 등의 길항제와 길항해 버리는 것이다.

2) 따라서 모르핀이나 옥시코돈, 펜타닐을 정기적으로 사용하고 있는 환자가 갑자기 통증을 호소했을 때, 무턱대고 펜타조신이나 부프레노핀을 투여해서는 안 된다.

3) 응급 외래에서 진찰을 받는 환자 중에도 암성 통증을 치료하고 있는 환자가 있다. 진통제를 처방하기 전에 반드시 다른 진통제를 사용하고 있는지 어떤지를 확인해야 한다.

10 일본에서 일반적으로 사용되고 있는 4종류의 오피오이드는?

▶ ① 코데인, ② 모르핀, ③ 옥시코돈, ④ 펜타닐

해설 1) 일본에서 일반적으로 사용하고 있는 오피오이드는 ① 코데인, ② 모르핀, ③ 옥시코돈, ④ 펜타닐의 4종류이다. 각각 특징이 있는데 그 점을 잘 파악하고 다루는 것이 중요하다.

2) 표에 각각의 특징을 나타내었다.

	코데인	모르핀	옥시코돈	펜타닐
장점	울렁거림 등의 출현이 없다.	호흡곤란의 완화 작용을 갖는다. 많은 제제가 있다.	중등도의 고통부터 사용이 가능. 섬망 등 정신신경계의 부작용이 적다. 신부전에서도 사용 가능. 저렴한 가격.	부작용이 적다. 경구섭취가 불가능해도 사용 가능. 신부전에서도 사용 가능.
단점	천장 효과가 있다.	비교적 부작용이 많다. 오해나 편견이 많다.	단제의 주사 제제가 없다.	즉효성 제제가 없다.

3) 이러한 특징을 고려할 때 암성 통증에의 기본적인 접근 방법은
   ① NSAIDs±진통보조제, 옥시코돈, 모르핀 또는 펜타닐이 된다.
4) 옥시코돈으로부터 다른 오피오이드로 변경하는 것은 아래와 같은 경우이다.
   ① 호흡곤란을 수반하는 경우
      1. 모르핀 제제로 변경하든가 호흡곤란이 경감할 정도의 모르핀을 추가 투여한다.
      2. 투여량은 경구투여로 통상 1일 20~30 mg 정도이다.
   ② 경구섭취가 곤란한 경우
      1. 환자의 구속감이 없는 durotep patch®가 제1선택이 된다.
      2. 이미 지속 점적이나 지속 피하주를 실시하고 있는 경우는 모르핀이나 펜타닐 등 주사 제제를 선택해도 좋다.
   ③ 소화관협착 등, 오피오이드가 소화관운동을 억제하는 것이 바람직하지 않을 때나 경면 등 부작용이 문제가 되는 경우
      1. 부작용이 적은 durotep patch® 등, 펜타닐 제제가 적절하다.

11 침해수용성(nociceptive) 통증과 신경장애성 통증에 대한 오피오이드의 반응성은?

▶ 전자는 반응성이 좋지만, 후자는 별로 좋지 않다.

해설

1) 침해수용성 통증과 신경장애성 통증과는 오피오이드 반응성이 다르기 때문에 그에 대한 판별이 요구된다.
2) 침해수용성 통증은 오피오이드 반응성이 좋다. 한편, 신경장애성 통증은 오피오이드 반응성이 그다지 좋지 않기 때문에 진통보조제와의 병용이 바람직하다.
3) 침해수용성 통증
   ① 이른바 통상적인 통증이다. 침해수용체로의 자극에 의해 감지되는 통증이며, 장애가 되고 있는 부위와 통증을 자각하는 부위가 일치한다.
   ② NSAIDs나 오피오이드가 효과적이다.
4) 신경장애성 통증
   ① 통증을 전달하는 신경장애와 과민화에 의해 생기는 통증이

며, 장애가 되고 있는 부위와 통증을 자각하는 부위가 일치하지 않는다. 대부분의 경우 피부분절(dermatome)로 일치된 신경지배영역에 따른 통증을 자각한다.

② 감각장애를 수반하는 것이 특징이며, 통각과민, 통각이상과민, 이상통증(allodynia), 감각 저하 등을 따르는 경우가 많다.

12 신경장애성 통증에 필요한 병용제는?

▶ 진통보조제

해설 1) 신경장애성 통증에는 진통보조제와의 병용이 필요하다. 진통보조제로 사용하는 약제에는 항경련제, 항우울제, 항부정맥제, 교감신경작동제, NMDA 수용체 길항제 등이 있다.

2) 진통보조제는 아래와 같은 사용 지침에 따라 사용한다.

① 제1선택 크로나제팜(clonazepam)(landsen®) 0.5 mg 1정 #1, 취침 전

② 제2선택

1. 가바펜틴(gabapentin)(gabapen®) 200 mg 2정 #2, 아침, 저녁
2. 우울한 상태를 수반할 때 이미프라민(imipramine)(tofranil®) 10 mg 1정, 취침 전
3. 말초신경의 신경장애 시 멕시레틴(mexiletine)(mexitil®) 100 mg 3정 #3
4. 교감신경연관성 통증 시에는 크로니딘(clonidine) 0.075 mg 3정 #3

③ 제3선택

1. NMDA 수용체 길항제 케타민(ketamine) 100 mg/일 지속 피하주
   주석산 이펜프로딜(ifenprodil)(cerocral®) 20 mg 6정 #3

④ 제4선택

1. 스테로이드 적당히, 예후를 고려해.

3) 이러한 약제의 효과를 주시하면서 증감한다. 효과가 나타나지 않으면 중지한다. 다제 병용이 되기 쉽기 때문에 주의한다.

13 호흡곤란에 사용하는 약은?

▶ 모르핀, 스테로이드, 항불안제

해설 1) 호흡곤란의 개선에는 모르핀, 스테로이드, 항불안제가 유효하다.

2) 모르핀

① 이전까지 모르핀을 사용하고 있지 않는 환자에서는 1일 20~30 mg을 투여한다. 옥시코돈 염산염서방제(oxycontin®)나 펜타닐(durotep patch®)을 이미 사용하고 있는 경우에도 모르핀을 새롭게 추가하는 것으로서 효과를 얻을 수 있다.

② 이미 모르핀을 사용하고 있는 환자에서는 그때까지 사용하고 있던 모르핀 투여량을 1.3~1.5배로 증량하는 것으로 호흡곤란이 개선된다.

③ 호흡곤란이 경감하지 않는 경우는 통증과 동등한 구제를 사용해 그 상황으로부터 증량을 조정한다.

3) 스테로이드

① 스테로이드는 호흡의 상내 그 사체를 개선하는 것으로서 호흡곤란을 개선한다. 스테로이드에 의한 염증 개선 효과로 폐야에 있어서의 환기능이 개선된다.

② 스테로이드의 사용은 예후의 길이에 충분히 주의할 필요가 있다.

1. 예후가 2개월 이상 전망되는 경우는 베타 메타존(rinderon®) (0.5 mg) 1~2정 아침 식사 후.
2. 추측되는 예후가 2개월 이하의 경우는 린데론® (0.5 mg) 4정 #2, 아침, 낮부터 투여해 효과를 보면서 증감한다.

14 생명 예후가 주 단위가 되었다. 고칼로리 수액은?

▶ 중지

해설 1) 고칼로리 수액의 적응은 추측되는 예후가 2개월 이상인 경우이다. 그 이하의 예후인 경우는 고칼로리 수액에 의한 QOL 및 생명 예후의 개선 효과는 나타나지 않는다.

2) 소화관폐색 등으로 경구섭취가 불가능한 경우에서도 예후가 수주 이하이면 고칼로리 수액은 중지하고 유지 수액으로 변경해야 한다.

15 생명 예후가 주 단위가 되었다. 1일 수액량은?

▶ 1,000 mL 이하

해설 1) 예후가 2개월 이하인 경우 1일 1,000 mL 이상의 수액은 체액 저장에 의한 악영향이 있어 바람직하지 않다.

16 장폐색이라면 곧바로 경비위관을 삽입?

▶ 그 전에 약물 요법을 검토.

해설 1) 장폐색의 치료에는 3개의 포인트가 있다.

① 수액량
② 약물 요법
③ 울렁거림 · 구토 대처

2) 수액량은 1일 1,000~1,500 mL 정도로 억제한다. 종래에 경비위관으로부터의 유출량을 고려해 1일 3,000 mL 이상의 수액을 시행하는 예가 많이 있었다. 현재는 소마토스타틴 아날로그(somatostatin analogue)의 옥트레오티드(octreotide)(sando-

statin®)를 투여하면서 경비위관으로부터의 유출량을 억제해 수액량을 1일 1,000~1,500 mL 정도로 하여 균형을 잡도록 한다.

3) 약물 요법에는 산도스타틴®을 사용한다. 1일 300 mcg을 지속 피하주나 지속 정주한다. 효과를 살피면서 1일 600 mcg까지 증량이 가능하다. 하부 소화관폐색이 상부 소화관폐색보다 효과를 얻기가 더 쉽다. N/G 튜브 등으로부터의 유출이 1일 200 mL 정도까지 감소하면 튜브를 제거하는 것이 가능해진다.

4) 울렁거림 · 구토는 산도스타틴®의 투여로 대응이 가능한 경우도 많지만 울렁거림이 지속하는 경우에는 할로페리돌(세레네스®)을 1일 2.5 mg 투여하거나 스코폴라민(scopolamine)(hysco®)을 0.25 mg 투여해 대응한다. 산도스타틴의 효과가 잘 나타나지 않는 경우에는 N/G 튜브의 유치가 효과적인 경우가 있다.

17 진정의 적응, 부적응은 어떻게 판단하는가?

▶ 안일하게 생각하지 않고 팀과 함께 검토.

해설

1) 진정은 고통의 완화를 위한 마지막 수단이다. 일본완화의료학회가 정한 '고통 완화를 위한 진정에 관한 지침' 을 참고로 해 팀과 함께 검토하도록 한다. 자세한 것은 지침을 참조하길 바란다.

2) 진정 이외에 고통 완화를 위한 수단이 없다고 생각되어도 다른 스탭들과 상담하는 것으로서 새로운 대응 방법을 얻게 되는 경우도 있다.

3) 한편, 진정시킬 적절한 시기를 놓치지 않는 것도 중요하다. 너무 신중하게 생각한 나머지 환자가 쓸데없는 고통을 받게 해서는 안 된다.

4) 진정을 실시하는데 가장 중요한 것은 환자 자신의 의사 확인이다. 진정이 필요한 시점에 환자 자신의 의사 확인을 실시하는 것은 어려운 경우도 있다. 따라서 사전에 환자의 의사 확인이 필요하다. 의료자나 가족의 기분에 따라 진정의 적응, 부적응을 판단해서는 안 된다.

18 정신적 고통(spiritual pain)에 마주할 때의 마음가짐은?

▶ 그 고통으로부터 도망치지 않는다.

해설

1) 고통이 완화되면 환자는 다양한 일에 생각이 미치게 된다. 그 때 많은 환자가 느끼는 것이 정신적 고통이다. 인생을 살아가는 의미나 목적을 잃어버리고 빨리 죽고 싶다고 생각하는 것이 바로 전형적인 정신적 고통이다.
2) 정신적 고통의 상당수는 대응하는 것이 어렵다. 그것은 의료자 자신이 경험한 적이 없는 고통이므로, 따라서 그 평가, 대응 등에 대해 배웠던 적이 없기 때문이다.
3) 정신적 고통을 마주할 때 그 해결을 의료자가 직접 하려고 해서는 안 된다. 그 고통을 공유하는 것이 무엇보다 중요하다. 단 한 가지 명심해야 할 것은 그 고통에서 도망가지 않는 것이다. 그것이 정신적 의사소통이다.
4) 해결은 불가능해도 함께 마주보고 함께 생각하는 것이 환자에게 있어서는 큰 버팀목이 된다.
5) 만약, 정신적 고통에의 대응으로서 보편적인 것이 있다고 한다면 환자의 입장에서 환자가 기뻐하는 일을 하는 것일 것이다.

19 말기암 환자의 '빨리 죽고 싶다', '식욕이 없다'는 당연한 반응?

▶ 꼭 그렇지만은 않다. 우울 증상일 가능성이 가능성이 있다.

해설

1) 암환자가 빨리 죽고 싶다고 하거나 식욕이 없다고 호소하거나 할 때, 그것은 당연한 반응이라고 쉽게 생각해버리기 쉽다. 그러나 실제로는 우울 상태 또는 우울증인 경우가 있다.

2) 암말기의 여러 가지 증상은 우울증의 증상과 겹치기 쉽고 그 때문에 암말기의 우울증은 간과되기 쉽다. 우울증의 진단 기준이 되는 DSMIV 중에도 신체 증상이 포함되어 있다. 그러한 증상이 나타났을 때는 암의 증상으로서 뿐만 아니라 우울증의 증상으로서도 생각해 봐야 하며, 그 진단 기준으로부터 제외하고 생각해서는 안 된다.

3) DSMIV의 우울증 진단 기준은 다음과 같다.

① 우울한 기분 또는 흥미, 기쁨의 소실이 2주 이상 지속되는 것이 필수.

② 식욕 및 체중의 변화, 수면장애, 정신운동 억제, 초조, 권태감 및 기력의 감퇴, 무가치감, 주의 및 집중력 저하(결단 곤란), 죽음에 대한 반복적 사고 · 자살사고 중 5~6개 항목이 일치한다면 우울증의 경증, 7~8개 항목이 일치한다면 중등증. 9개 항목이 일치한다면 중증으로 분류한다.

4) 환자가 우울증이나 우울 상태일 때 그에 따른 투약을 포함하는 적절한 대응이 필요하다.

20 완화 의료에서 가장 중요한 것은?

▶ 환자에 대한 배려

해설

1) 완화 의료에서 가장 중요한 일은 환자에 대한 배려이다. 어떠한 지식이나 기술 및 경험도 환자에 대한 배려의 마음을 더하는 것으로서 비로소 환자에게 환영받게 되는 것이다.

2) 레지던트의 시기는 지식이나 기술의 습득에 마음이 사로잡히기 십상이다. 그러나 환자에 대한 배려의 마음을 잊는 순간, 그것은 자기 자신만을 위한 것이 되어 버린다.

3) 물론 레지던트 시기에는 많은 지식과 기술을 흡수하는 것은 중요하다. 이것을 소중히 하면서 배려의 기분을 한층 더 풍부하게 가지는 것이 바람직하다고 하겠다.

종양편

1 암의 사전동의(infomed consent)의 프로토콜은?

▶ SPIKES

해설 1) 1950년~1970년대에 암에는 유효한 치료법이 거의 없었기 때문에 미국의 의사 상당수는 환자에게 암을 통보하는 것은 유해하다고만 생각하고 있었다. 이후에 암의 치료법, 완화 치료가 진보하고 법적인 근거도 강화되어 병명에 대한 통보가 상식으로서 여겨지게 되었다.

2) 현재 일본에서는 과거에 미국이 경험한 이러한 변화를 확실히 답습하고 있는 상태이다. 미국 임상종양학회(ASCO)에서 제창하는 설명과 동일한 프로토콜이 SPIKES이다.

3) 아래에서 SPIKES를 나타낸다.

STEP 1 (S): 면담의 설정(SETTING UP the interview)
프라이버시의 보호. 중요한 인물을 부른다. 의자를 준비한다. 환자와 접점을 갖는다. 시간의 제약이나 중단에 대처한다.

STEP 2 (P): 환자의 인식을 평가한다(ASSESSING THE PATIENT'S PERCEPTION).
전하기 전에 환자가 어느 정도 인식하고 있는가를 묻는다.

STEP 3 (I): 환자로부터의 요구를 인식한다(OBTAINING THE PATIENT'S INVITATION).
환자가 어느 정도의 정보를 알고자 하는가를 확인한다.

STEP 4 (K): 환자에게 지식과 정보를 제공한다(GIVING KNOWLEDGE AND INFORMATION TO THE PATIENT).
나쁜 소식을 전하기 전에 그것을 예고하는 내용을 더해 환자의 쇼크를 경감한다. '말씀드리기 곤란합니다만, 나쁜 소식을…'

STEP 5 (E): 환자가 갖고 있는 감정에 공감하며 대응한다(ADDRESSING THE PATIENTS EMOTIONS WITH EMPATHIC RESPONSES).
공감적인 언어, 태도를 통해 환자의 심정을 배려한다.

STEP 6 (S): 방침과 통계(STRATEGY AND SUMMARY)
장래에 대한 명확한 계획을 제시한다.

Baile WF, et al : SPIKES–A six–step protocol for delivering bad news : application to the patient with cancer. Oncologist 5 (4) : 302–311, 2000

2 암환자의 전신상태에 대한 평가에 가장 유용한 지표는?

▶ PS(Performance Status)

해설 1) 암환자의 전신상태에 대한 평가에 가장 유용한 지표는 PS이다.

2) 아래에서 PS 분류(ECOG)를 나타낸다.

PS 0: 완전히 문제 없이 활동할 수 있다. 발생 전과 같은 일상생활을 제한 없이 실시할 수 있다.

PS 1: 육체적으로 격렬한 활동은 제한되지만 보행은 가능하며 가벼운 작업이나 자리에 앉아서 하는 작업은 실시할 수 있다. 예: 가벼운 가사, 사무 작업

PS 2: 보행이 가능하며 자신의 신변에 있는 일은 모두 가능하지만, 작업은 할 수 없다. 하루 중 50% 이상을 침대밖에서 보낸다.

PS 3: 한정된 자신의 신변에 있는 일밖에 할 수 없다. 하루 중 50% 이상을 침대나 의자에서 보낸다.

PS 4: 전혀 움직일 수 없다. 자신의 신변에 있는 일은 아무것도 할 수 없다. 전적으로 침대나 의자에서 보낸다.

3) 이 기준은 전신상태의 지표이며 병에 의한 국소 증상으로 활동성이 제한되고 있는 경우는 임상적으로 판단한다.

출처 Oken MM, et al : Toxicity And Response Criteria Of The Eastern Cooperative Oncology Group. Am J Clin Oncol 5 : 649-655, 1982

3 암의 치료효과에 대한 판정은 무슨 분류로?

▶ RECIST 분류

해설 1) 1960년대 이래 객관적인 종양의 축소 효과를 기재하는 정의가 요구되게 되었다. 그 전조가 되었던 것이 1979년에 WHO가 발행한 기준이다. 그러나 크기의 변화를 파악하는 방법, 평가가 가

능한 병변의 정의 등이 애매하고 더욱이 CT나 MRI 등에 대응이 불가능하다고 하는 문제점을 갖고 있었다.

2) 이런 상태에서 재정의되었던 것이 RECIST(Response Evaluation Criteria in Solid Tumors) 분류이다.

출처 1) Therasse P, et la : New guidelines to evaluate to response to treatment in solid tumors. J Natl Cancer Inst92 : 179–181. 2000

2) 고형암의 치료효과 판정에 대한 신지침(RECIST 지침) 일본어역 JCOG 판–(일본임상종양연구그룹 http://www.jcog.jp/SHIRYOU/recist.htm)

4 항종양제의 개발 시험. 제I상, 제II상, 제III상에서의 목적은?

▶ 제I상: 독성의 평가와 최대내량의 설정, 제II상: 유효성 및 안전성에 대한 평가, 제III상: 새로운 표준 치료의 확립

해설 1) 사람을 대상으로 어떤 (치료) 효과를 평가하는 것을 목적으로 적극적으로 계획되어진 연구를 임상 연구라고 부르지만, 항종양 효과를 갖는 약제의 개발에는 3개의 단계가 있다.

2) 목적에 의해, 제I상 시험(Phase I trial)으로부터 제III상 시험(Phase III trial)까지 3단계로 분류되고 있다. 아래에 나타낸다.

① 제I상 시험

- 15~30개의 예에서 표준적 치료법이 없는 암환자를 대상으로 한다.
- 독성을 기준으로 증량한다.
- 처음으로 사람에게 투여하는 시험으로 독성의 평가와 최대내량(Mazimum tolerated dose)을 설정한다.

② 제II상 시험

- 60~100개의 예에서 표준적 치료법이 없는 암환자를 대상으로 한다.

- Single Arm 시험이 일반적이나 가끔 랜덤화 시험을 실시하기도 한다.
- 유효성 · 안전성에 대한 평가가 목적

③ 제III상 시험

- 수백 개의 예를 대상으로 한다.
- 랜덤화 비교시험
- 유용성 · 안전성, 또 생존 기간에 대한 검토를 실시해 새로운 표준 치료의 확립을 목적으로 한다.

출처 항악성종양제의 임상 평가 방법에 관한 지침
http://www.hourei.mhlw.go.jp/hourei/doc/tsuchi/l7110-b.pdf

5 암 약물 요법의 3가지 목적은?

▶ ① 치유, ② 연명, ③ 증상 완화

해설 1) 암 화학 요법의 목적으로는 치유, 연명, 증상 완화의 3가지가 존재한다.

2) 치유를 목표로 하는 암 화학 요법은 부작용을 허용하며 근본적인 치료를 목적으로 하는 강력한 화학 요법이다.
예: 정소종양, 급성 백혈병, 악성 림프종

3) 연명을 목표로 하는 암 화학 요법은 부작용과 효과의 균형을 잡는 화학 요법이다.
예: 다발성 골수종, 대장암, 폐암

4) 증상 완화를 목표로 하는 암 화학 요법은 부작용을 최소한으로 해 단기적인 종양축소 효과를 목적으로 하는 화학 요법이다.
예: 식도암, 위암, 췌암 등.

출처 컨센서스 암치료, 항암제의 부작용: 예기해 임하는 것의 중요성
http://www.cancertherapy.jp/anticancer/2006_autumn/index/html

6 암 화학 요법의 기본 이론은?

▶ Goldie-Coldman 이론

해설

1) 암 화학 요법을 실시하려면 그 배경에 몇 가지 기초적인 이론이 있다는 것을 염두에 둘 필요가 있다.
2) 암 화학 요법의 대표적인 이론으로서 Goldie-Coldman의 이론이 있다. 아래에 나타낸다.
   ① 기본 개념: 암 세포는 시간과 함께 자연스럽게 약제 내성을 획득하며 증식해 나간다.
   ② 임상 응용: 대부분의 유효한 항암제를 동시에 투여하는 것으로서 약제 내성을 획득하기 전에 치유를 목표로 한다. 다제병용 요법, Dose-intensive therapy, 교대 요법 등.
   ③ 본 이론에 의한 대표적인 치료법: 폐소세포암에 대한 CODE 요법, 악성 림프종에 대한 MACOP-B 요법

7 호중구감소자에게 발열이 나타난다면?

▶ 곧바로 혈액배양, 위험도 분류에 따른 항생제를 개시

해설

1) 호중구감소자의 발열은 Oncologic Emergency 이다. 우선 혈액배양 2세트를 포함한 적절한 배양검사를 신속하게 실시하고 위험도 분류에 따른 항생제를 개시한다.
2) 아래에 호중구감소자의 발열 지침을 나타낸다.

출처 NCCN http://www.nccn.org
일본어판 http://www7a.biglobe.ne.jp/~jccnb/nccn_gl/g1l2fev.pdf
IDSA 지침 http://www.idsociety.org

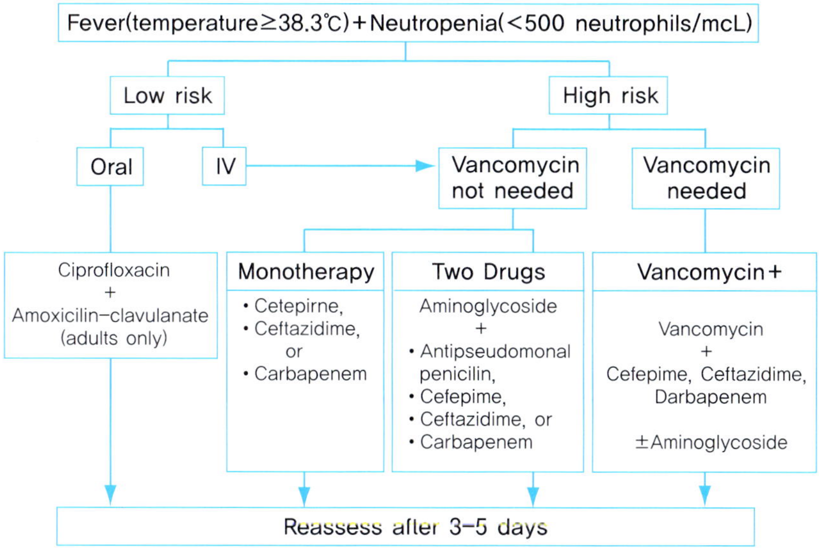

위험도 분류를 위한 지표(21점 이상은 저위험군)

Characteristic	Score
Extent of illness	
No symptoms	5
Mild symptoms	5
Moderate symptoms	3
No hypotension	5
No chronic obstructive pulmonary disease	4
Solid tumor or no fungal infection	4
No dehydration	3
Outpatient at onset of fever	3
Age<60 years	2

8 비스포스포네이트(bisphosphonate) 제제의 적응 병태는?

▶ 고칼슘 혈증과 골전이

해설 1) 비스포스포네이트는 골표면에서 특이적으로 작용해 몇 개의 경로에서 파골세포의 기능을 억제하는 약제이다.

2) 비스포스포네이트는 1970년대부터 골파제트병에 대해 1980년대에는 고칼슘 혈증이나 골다공증에 대한 효과가 인정되고 있어 왔다.
3) 1990년대에는 유방암이나 다발성 골수종에 대해, 2000년대가 되자 한층 더 폭넓은 암종양에 대해서도 골전이나 고칼슘 혈증에 대한 치료 실적이 증명되었다.
4) 본 약제의 주된 적응 병태는 고칼슘 혈증과 골전이이다.
   ① 고칼슘 혈증의 치료
      - 보정 칼슘 값이 12 mg/dL를 넘을 때에 사용한다.
      - 생리식염수 보액, 프로세미드 등과 함께 졸레드론산(zoledronic acid) 4 mg을 100 mL의 생리식염수에 용해해 15분간 점적하거나 혹은 파미드론산 나트륨(pamidronate disodium) 30 mg을 500 mL의 생리식염수에 용해해 2시간에 걸쳐 점적.
      - 효과가 발현하기까지는 수일이 걸리지만 그 효력은 수주간 지속한다.
   ② 골전이의 치료
      - 용골성 변화를 수반하는 골전이가 있는 환자에게 사용한다.
      - 병적 골절(및 그 수술, 방사선 치료), 고칼슘 혈증 등의 이벤트를 억제하는 효과가 있다.
   ③ 부작용에는 2년 이상의 장기 투여로 인한 하골 괴사나 치은염 등이 보고되고 있다.

출처 1) Hortobagyi GN, et al : Efficacy of pamidronate in reducing skeletal complications in patients with breast cancer and lytic bone metastases. Protocol 19 Aredia Breast Cancer Study Group. N Engl J Med 335 (24) : 1785−1791, 1996

2) Hillner BE, et al : American Society of Clinical Oncology guideline on the role of bisphosphonates in breast cancer. American Society of Clinical Oncology Bisphosphonates Expert Panel. J Clin Oncol 18 (6) : 1378−1391, 2000

9 항암제에 의한 오심 · 구토에 대한 치료 알고리즘은?

▶ 우선 항암제의 위험 분류를 확인하고, 다음으로 위험도에 대한 대책

해설 1) 항암제 투여에 수반하는 오심 · 구토에는 치료법의 알고리즘이 확립되어 있다.

2) 우선 항암제마다의 위험도 분류를 확인한다.

3) 다음에 위험도 분류에 따라 대책을 세운다.

① 고위험군

- 항암제 투여 당일(Day 1): 5-HT3 길항제+덱사메타존 16 mg
- 항암제 투여 다음날부터 4일째(Day 2~4): 5-HT3 길항제+덱사메타존 4~8 mg

② 중위험군

- 항암제 투여 당일(Day 1): 5-HT3 길항제+덱사메타존 16 mg
- 항암제 투여 다음날부터 4일째(Day 2~4): 덱사메타존 4~8 mg

③ 저위험군

- 항암제 투여 당일(Day 1): 덱사메타존 4~8 mg
- 항암제 투여 다음날부터 4일째(Day 2~4): 없음

④ 최저위험군

- 대책 없음 또는 저위험군에 준한다.

4) 아래에서 ASCO의 지침을 싣는다.

출처 Kris MG, et al : American Society of Clinical Oncology guideline for antiemetics in oncology : update 2006. J Clin Oncol 24 : 2932-2947, 2006

Emetic Risk of Intravenously Administered Antineoplastic Agents

Emetic Risk(incidence of emesis without antiemetics)	Agents
High(>90%)	Cisplatin Mechlorethamine Streptozotocin Cyclophosphamide≥1,500 mg/m^2 Carmustine Dacarbazine Dactinomycin
Moderate(30 to 90%)	Oxaliplatin Cytarabine>1 g/ m^2 Carboplatin Ifosfamide Cyclophosphamide<1,500 mg/m^2 Doxorubicin Daunorubicin Epirubicin Idarubicin Irinotecan
Low(10% to 30%)	Paclitaxel Docetaxel Mitoxantrone Topotecan Etoposide Pemetrexed Methotrexate Mitomycin Gemcitabine Cytarabine≤1,000 mg/m^2 Fluorouracil Bortezomib Cetuximab Trastuzumab
Minimal(<10%)	Bevacizumab Bleomycin Busulfan 2-Chlorodeoxyadenosine Fludarabine Rituximab Vinblastine Vincristine Vinorelbine

Drug Regimens for the Prevention of Chemotherapy-Induced Emesis by Emetic Risk Category

Emetic Risk Category(incidence of emesis without antimetics)	Antiemetic Regimens and Schedules
High(>90%)	5-HT_3 serotonin receptor antagonist: day 1 Dexamethasone: day 1-4 Aprepitant: day 1, 2, 3
Moderate(30% to 90%)	5-HT_3 serotonin receptor antagonist: day 1 Dexamethasone: day 1 (2, 3) * (Aprepitant: day 1, 2, 3) †
Low(10% to 30%)	Dexamethasone: day 1 (2, 3) *
Minimal(<10%)	Prescribe as needed (see text for details of agent selection)

Abbreviation: 5-HT_3, 5-hydroxytryptamine-3
*May omit days 2 and 3 if aprepitant is given.
For patients receiving a combination of an anthracycline and cyclophosphamide.

10 혈관 외 누출에 대한 고위험군 항암제를 8개 이상 들면?

▶ 아드리아신®(adriacin®), 팔몰루비신®(farmorubicin®), 칼세드®(calsed®), 온코빈®(oncovin®), 필데신®(fildesin®), 나벨빈®(Navelbine®), 탁솔®(taxol®), 탁소텔®(taxotere®)···

해설 1) 혈관 외 누출에 수반하는 반응은 약제에 따라 차이가 있어 고위험 약제에 특히 주의가 필요하다.

2) 항암제의 혈관외 누출 시의 대처

① 항암제 투여를 중지한다.

② 초기 대응을 실시한다. 곧바로 바늘을 빼지 말고, 음압을 걸어 잔류 약물을 조금이라도 회수한다. 스테로이드 연고 도포, 스테로이드 국소주입 등 위험에 따른 치료를 실시한다.

③ 경과를 관찰하며 피부과, 성형 외과적 처치의 필요성에 대해 검토한다.

3) 아래에서 항암제의 혈관외 누출 시의 위험도 분류를 나타낸다.

(1) 고위험군: 기괴사성 항암제

소량의 누출에서도 극심한 고통이 발생하고 종양 · 수포 · 괴사 등의 피부장애를 일으켜 결과적으로 궤양형성에 이르는 경우가 있다.

예: 독소루비신(doxorubicin)(아드리아신®), 에피루비신(epirubicin)(팔몰루비신®), 암루비신(amrubicin)(칼세드®), 빈크리스틴(vincristine)(온코빈®), 빈데신(vindesine)(필데신®), 비노렐빈(vinorelbine)(나벨빈®), 파크리탁셀(pacilitaxel)(탁솔®), 도세탁셀(docetaxel)(탁소텔®) 등.

(2) 위험군: 염증성 항암제

누출 부위에 발적이나 고통을 일으키기도 하지만 궤양으로까지 진전하는 경우는 드물다.

예: 시스플라틴(cisplatin)(randa®), 시클로포스파미드(cyclophosphamide)(endoxan®), 에토포시드(etoposide)(vepesid®, lastet®), 겜시타빈(gemcitabine)(gemzar®), 카보플라틴(carboplatin)(paraplatin®), 이리노테칸(irinotecan)(topotesin®, campto®) 등.

(3) 저위험군: 비염증성 항암제

피하나 근육에의 주사가 가능한 항암제

L-아스파라키나제(L-asparaginase)(leunase®) · 브레오마이신(bleomycin)(브레오®) · 시타라빈(cytarabine)(cylocide®) · 메토트렉사트(methotrexate)(메토트렉세트®) · 페프레오마이신(peplomycin)(페프레오®) · 에노시타빈(enocitabine)(sunrabin®) 등.

암정보 서비스

http://ganjoho.ncc.go.jp/public/dia_tre/attention/chemotherapy/fukusayou/ketukan.html

11 암환자에서의 배부통과 하지마비에 대해서는?

▶ 척수압박을 의심하고, oncologic emergency 로서 대응

해설

1) 척수압박은 유방암, 폐암, 전립선암 등에 많고 배부통과 하지마비를 주 증상으로 하는 oncologic emergency 이다.

2) 발생으로부터 가능한 한 조기에 항부종 요법으로서 대량 스테로이드(덱사메사존)와 농글리세린(글리세올®)을 사용하고, 종양을 축소시키기 위한 국소 방사선 요법, (감수성이 있으면) 화학 요법, 때때로 감압 수술을 실시한다.

출처 Loblaw DA, et al : Systematic review of the diagnosis and management of malignant extradural spinal cord compression : the Cancer Care Ontario Practice Guidelines Initiative's Neuro-Pncology disease Site Group. J Clin Oncol 23 (9) : 2028-2037, 2005

12 상대정맥증후군을 초래하는 2대 질환은?

▶ 폐암과 악성 림프종

해설

1) 상대정맥증후군은 폐암, 악성 림프종 등에 많고 안면부종, 호흡곤란을 주 증상으로 하는 oncologic emergency 이다.
2) 보존적 치료에는 덱사메사존 4 mg 1일 4회, 프로세미드에 의한 이뇨 등이 있으나 최종적으로는 방사선 치료나 화학 요법 등의 원인 치료가 필요하다.
3) 아래에서 상대정맥증후군을 초래하는 악성 질환의 분류를 나타낸다.

Malignant Causes of the Superior Vena Cava Syndrome.☆

Tumor Type	Proportion % (range)	Suggestive Clinical Features
Non-small-cell lung cancer	50 (43-59)	History of smoking: often age >50yr
Small-cell lung cancer	22 (7-39)	History of smoking: often age >50yr
Lymphoma	(1-25)	Adenopathy outside the chest : often age <65yr
Metastatic cancer †	9 (1-15)	History of malignant condition (usually, breast cancer)
Germ-cell cancer	3 (0-6)	Usually, male sex and age <40yr, elevated levels of β human chorionic gonadotropin or alpha-fetoprotein are common
Thymoma	2 (0-4)	Characteristic radiographic appearance on the basis of the location of the thymus: frequently associated with the parathymic syndromes (e. g., myasthenia gravis and pure red-cell aplasia)
Mesothelioma	1 (0-1)	History of asbestos exposure
Other cancers	1 (0-2)	

☆ Data are from Armstrong et al., Yellin et al., Schraufnagel et al., Chen et al., Rice et al., Nicholson et al., and Detterbeck and Parsons.
† Approximately two thirds of the patients who have metastatic cancers have breast cancer.

출처 Wilson LD, et al : Superior vena cava syndrome with malignant causes. N Engl J Med 356 : 1862–1869, 2007

13 종양융해증후군을 일으키는 2대 질환은?

▶ 백혈병, 악성 림프종

해설 1) 종양융해증후군은 백혈병, 악성 림프종, 그 외에 종양량이 많은 암종양에서 급격하게 항암제가 효과를 얻는 경우에 발생한다.

2) 고요산 혈증, 고칼륨 혈증, 고인산혈증, 저칼슘 혈증 등이 일어나 그것에 의해 유발된 신부전, 부정맥 등에 의해 생명의 위험을 초래한다.

3) 치료 전의 위험도 평가로서 중요한 체크 포인트는 ① 종양의 증식 속도가 빠르다, ② 치료 감수성이 있다, ③ 종양량이 많다, ④ 신부전, 고요산혈증, 고 LDH 혈증, 탈수 상태가 치료 전부터 존재한다 등이다.

4) 예방적 치료는 혈액 검사 · 심전도를 계속 주시하면서 ① 보액, ② 요알칼리화, ③ 알로푸리놀(alldpurinol)의 투여이다.

5) 발생 후의 대응으로는 ① 칼슘 보충, ② 양이온교환수지(kayexalate®)의 투여, 보존적 치료에 반응하지 않으면 조기에 혈액정화 요법이다.

14 암환자에게 울렁거림, 식욕 저하, 다뇨가 나타난다면?

▶ 고칼슘 혈증을 의심한다.

해설 1) 암환자에게 울렁거림, 식욕 저하, 다뇨가 나타나면 우선 고칼슘 혈증을 의심한다. 암에 수반하는 고칼슘 혈증은 oncologic emergency 이다.

2) 고칼슘 혈증은 폐편평상피암, 유방암, 골수종, 신암, 방광암, 각

종 골전이 등의 악성 종양에 합병하기 쉽고, 모든 암환자의 20~30%에서 나타난다.

3) 메커니즘으로 골전이 등에 나타나는 용골이 원인인 경우와 PTHrP 생산 종양에 의한 것이 알려져 있다.

4) 종래에는 생리식염수 1일 2,000~3,000 mL 정도의 보액, 프로세미드에 의한 이뇨, 칼시토닌(calcitonin) 제제, 덱사메사존 등으로 치료되어 왔으나 근래에 이르러 비스포스포네이트 제제(zometa®, aredia®)가 등장해 치료효과가 현저하게 향상되었다.

출처 Stewart AF : Clinical practice. Hypercalcemia associated with cancer.
N Engl J Med. 352 (4) : 373–379, 2005, Review. No abstract available.

15 항암제 이상 반응의 기술 방법은?

▶ CTCAE

해설 1) 항암제의 임상 시험이나 일상 임상에 있어서 효과 판성 기순의 RECIST 분류와 더불어 중시되는 것이 바로 이상 반응의 기술 방법인 CTCAE(Common Terminology Criteria for Adverse Events)이다.

2) CTCAE는 미국 NCI에 의해 공표되고 있으나 일본어판도 존재한다.

3) 여기서 쓰이는 부작용 및 이상반응의 언어 사용의 구분은 아래와 같이 이해한다.

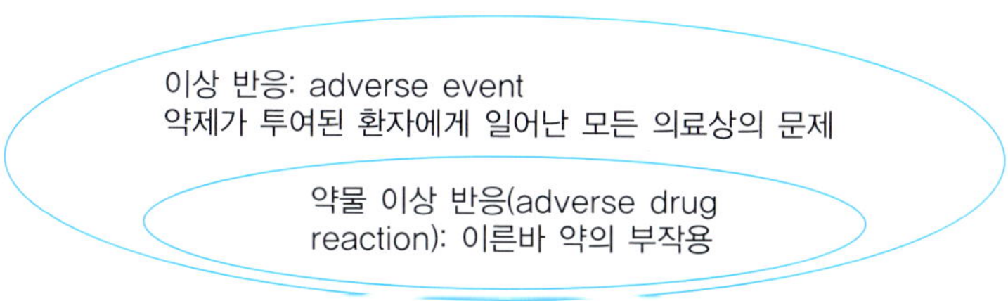

출처 Common Terminology Criteria for Adverse Events v3.0 (CTCAE) http://www.jcog.jp/

16 악성 종양 치료에 대한 최신 정보의 입수는 어디에서?

▶ web site의 암치료 정보 사이트에 접속한다.

해설 1) 주요 암치료 정보 사이트(web site의 소개)에는 아래와 같은 것이 있다.

① 일본국립암센터 암대책정보센터 암정보 서비스
http://ganjoho.ncc.go.jp/

② 암정보 사이트
http://cancerinfo.tri-kobe.org/

③ 캔서네트재팬
http://www.cancernet.jp/

④ 일본암학회
http://www.jca.gr.jp/

⑤ 일본암치료학회
http://jsco.umin.ac.jp/

⑥ 일본임상종양학회
http://jsmo.umin.jp/

⑦ 컨센서스 암치료
http://www.cancertherapy.jp/

⑧ National Cancer Institute
http://www.cancer.gov

⑨ American Society of Clinical Oncology
http://www.asco.org

⑩ 일본암치료인정의기구
http://jbct.jp/

17 일본임상종양학회가 인정한 암 약제 요법 전문의란?

▶ 모든 암종양에 대한 화학 요법 전문가

해설 1) 일본임상종양학회의 암 약물 요법 전문의는 2006년부터 인정되어 2008년 4월 1일 현재 205명이 존재한다.

2) 암 약물 요법 전문의는 모든 암종양에 대한 화학 요법의 전문가로서의 활약이 기대되고 있으며, 아래와 같이 세밀한 기준에 의해 인정받는다.

① 회원 경력 2년 이상

② 2년간의 초기 수련 후에 5년 이하의 암치료 임상 연수(기초계 대학원에서의 2년은 임상 연수 5년 안에 포함될 수 있다)

③ 인정 연수 시설에서의 소정의 연수 커리큘럼에 기초하는 2년 이상의 연수(약물 요법을 주체로)

④ 각과의 기본 학회(일본내과학회 등)의 인정의 · 전문의 자격

⑤ 임상종양학의 논문 1편 이상, 일본임상종양학회 발표 1회 이상

⑥ 교육 세미나 출석(3년간 A, B 세션을 각 1회 이상)

⑦ 과거 5년 이내에 30가지 예에 대한 증례 보고서(약물 요법 예, 3암종 이상, 조혈기를 포함하는 것이 바람직하다)

⑧ 전문의 인정 시험에 합격

18 항악성 종양제의 분류는?

▶ 알킬화제(alkylating agents), 대사 길항제, 항종양성 항생물질, 미소관저해제, 호르몬 유사제, 백금제제, 토포이소메라제(topoisomerase) 저해제, 생물제제, 분자 표적제, 그 외

해설 1) 항악성 종양제의 분류와 대표적인 약제를 아래에 나타낸다.

① 알킬화제

시클로포스파미드(cyclophosphamide), 멜파란(melphalan)

② 대사 길항제
메토트렉세트, 페메트렉시드(pemetrexed), 카페시타빈(capecitabine), 프루오로우라실(fluorouracil), 겜시타빈, 시타라빈
③ 항종양성 항생물질
독소루비신, 다우노루비신(daunorubicin), 이다루비신(idarubicin), 에피루비신, 브레오마이신
④ 미소관저해제
빈크리스틴, 빈데신, 파크리탁셀, 도세탁셀, 비노렐빈(vinorelbine)
⑤ 호르몬 유사제
타목시펜, 레트로졸, 아나스로마이신, 프루타미드, 고세레린(goserelin)
⑥ 백금제제
시스플라틴, 칼보플라틴
⑦ 토포이소메라제 저해제
이리노테칸(irinotecan), 에토포시드(etoposide)
⑧ 생물제제
IFNα, IFNβ, IFNγ, IL−2
⑨ 분자 표적제
트라스트주맙(trastuzumab), 게피티닙(gefitinib), 엘로티닙(erlotinib), 이마티닙(imatinib), 트레티노인(tretinoin)(ATRA)
⑩ 그 외
운지버섯 다당체 제제(PSK), 우베니멕스(ubenimex)

19 분자 표적제를 크게 나누면?

▶ 단일클론항체제제(−mab)와 티로신키나아제(tyrosine kinase) 저해제(−tinib)

해설 1) 분자 표적제는 단일클론항체제제와 티로신키나아제 저해제로 크게 구별된다.

2) 단일클론항체제제는 접미가 mab이 된다. mab=monoclonal antibody
   ① 키메라 항체(-ximab): 리툭시맙, 세툭시맙(cetuximab)
   ② 사람화 항체(-zumab): 트라스트주맙, 베바시주맙(bevacizumab)
3) 티로신키나아제 저해제는 접미가 tinib이 된다. tinib=tyrosine kinase inhibitor. 이마티닙(imatinib), 게피티닙(gefitinib), 엘로티닙 등이 있다.

20 방사선 치료의 치료 가능비란?

▶ 정상세포 내용선량/종양 치사선량

해설

1) 악성 종양의 방사선 치료에는 X선, γ선, 전자선, 중립자선이 있다. 방사선의 전리 작용에 의해 DNA 2본쇄 절단이 일어나면 악성 종양 세포의 분열사가 일어난다.
2) 정상세포 내용선량/종양 치사선량으로 나타나는 '치료 가능비 therapeutic reatio'가 높으면 높을수록, 방사선 치료에 의한 악성 종양의 제어 가능성이 높아진다.
3) 방사선을 작은 선량으로 분할해 조사하면, 정상세포에서는 다음 차례의 조사까지 회복이 진행되어 회복이 늦는 암세포와의 사이에 차이가 생긴다. 따라서 분할 조사를 하는 것으로서 정상세포에서의 피해를 최소한으로 그치게 해 항종양 효과를 증강하는 것이 가능하게 된다.

INDEX

한글/영문 찾아보기

한글 찾아보기

ㄱ

ㅈ

ㅊ

ㅋ/ㅌ

ㅍ

영문 찾아보기

T/V

W

기타